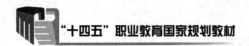

"十四五"职业教育国家规划教材

中等职业教育药学类专业第三轮教材

供中药类专业使用

中医基础 （第3版）

主　编　石　磊　杨永庆
副主编　芮　成　王　轶　朱泽志
编　者　（以姓氏笔画为序）
　　　　王　轶（天津生物工程职业技术学院）
　　　　石　磊（江西省医药学校）
　　　　朱泽志（北京市实验职业学校）
　　　　芮　成（江西省医药学校）
　　　　杜永航（四川省食品药品学校）
　　　　杨永庆（天水市卫生学校）
　　　　范晓侠（安徽阜阳技师学院）
　　　　段华琴（江苏省常州技师学院）
　　　　钱　冲（河南医药健康技师学院）
　　　　瞿　佳（江西省医药学校）

U0206067

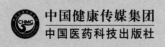
中国健康传媒集团
中国医药科技出版社

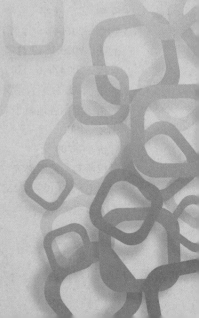

内容提要

　　本教材是"中等职业教育药学类专业第三轮教材"之一，系根据本套教材的编写指导思想和原则要求，结合专业培养目标和本课程的教学目标、内容与任务要求编写而成。本教材具有专业特色鲜明、教学目标职业化、教学内容案例化、技能训练规范化、理论和实践一体化等特点。本教材主要内容包括认识正常人体、学点阴阳五行、辨识病因病机、学会简单的四诊、学会常用的辨证方法、理解防治原则、学会常见病的辨证，涵盖了中医基础理论和常见病辨证等方面知识和技能。本教材为书网融合教材，即纸质教材有机融合电子教材、教学配套资源（PPT、微课等）、题库系统、数字化教学服务（在线教学、在线作业、在线考试），使教学资源更加多样化、立体化。

　　本教材供全国中等职业教育院校中药类专业教学使用，也可作为国家中药士考试、中药调剂员（四级）和中药购销员（四级）培训以及中医药爱好者学习的参考书。

图书在版编目（CIP）数据

中医基础/石磊，杨永庆主编 . — 3 版 . —北京：中国医药科技出版社，2020.12

中等职业教育药学类专业第三轮教材

ISBN 978 – 7 – 5214 – 2177 – 4

Ⅰ.①中… Ⅱ.①石… ②杨… Ⅲ.①中医医学基础 – 中等专业学校 – 教材

Ⅳ.①R22

中国版本图书馆 CIP 数据核字（2020）第 236058 号

美术编辑　陈君杞
版式设计　友全图文

出版　**中国健康传媒集团**｜中国医药科技出版社
地址　北京市海淀区文慧园北路甲 22 号
邮编　100082
电话　发行：010 – 62227427　邮购：010 – 62236938
网址　www.cmstp.com
规格　787mm×1092mm $^1/_{16}$
印张　13 $^3/_4$
字数　273 千字
初版　2011 年 6 月第 1 版
版次　2020 年 12 月第 3 版
印次　2024 年 6 月第 6 次印刷
印刷　大厂回族自治县彩虹印刷有限公司
经销　全国各地新华书店
书号　ISBN 978 – 7 – 5214 – 2177 – 4
定价　**46.00 元**

获取新书信息、投稿、为图书纠错，请扫码联系我们。

出版说明

2011 年，中国医药科技出版社根据教育部《中等职业教育改革创新行动计划（2010—2012 年）》精神，组织编写出版了"全国医药中等职业教育药学类专业规划教材"；2016 年，根据教育部 2014 年颁发的《中等职业学校专业教学标准（试行）》等文件精神，修订出版了第二轮规划教材"全国医药中等职业教育药学类'十三五'规划教材"，受到广大医药卫生类中等职业院校师生的欢迎。为了进一步提升教材质量，紧跟职教改革形势，根据教育部颁发的《国家职业教育改革实施方案》（国发〔2019〕4 号）、《中等职业学校专业教学标准（试行）》（教职成厅函〔2014〕48 号）精神，中国医药科技出版社有限公司经过广泛征求各有关院校及专家的意见，于 2020 年 3 月正式启动了第三轮教材的编写工作。

党的二十大报告指出，要办好人民满意的教育，全面贯彻党的教育方针，落实立德树人根本任务，培养德智体美劳全面发展的社会主义建设者和接班人。教材是教学的载体，高质量教材在传播知识和技能的同时，对于践行社会主义核心价值观，深化爱国主义、集体主义、社会主义教育，着力培养担当民族复兴大任的时代新人发挥巨大作用。在教育部、国家药品监督管理局的领导和指导下，在本套教材建设指导委员会专家的指导和顶层设计下，中国医药科技出版社有限公司组织全国 60 余所院校 300 余名教学经验丰富的专家、教师精心编撰了"全国医药中等职业教育药学类'十四五'规划教材（第三轮）"，该套教材付梓出版。

本套教材共计 42 种，全部配套"医药大学堂"在线学习平台。主要供全国医药卫生中等职业院校药学类专业教学使用，也可供医药卫生行业从业人员继续教育和培训使用。

本套教材定位清晰，特点鲜明，主要体现如下几个方面。

1. 立足教改，适应发展

为了适应职业教育教学改革需要，教材注重以真实生产项目、典型工作任务为载体组织教学单元。遵循职业教育规律和技术技能型人才成长规律，体现中职药学人才培养的特点，着力提高药学类专业学生的实践操作能力。以学生的全面素质培养和产业对人才的要求为教学目标，按职业教育"需求驱动"型课程建构的过程，进行任务分析。坚持理论知识"必需、够用"为度。强调教材的针对性、实用性、条理性和先进性，既注重对学生基本技能的培养，又适当拓展知识面，实现职业教育与终身学习的对接，为学生后续发展奠定必要的基础。

2. 强化技能，对接岗位

教材要体现中等职业教育的属性，使学生掌握一定的技能以适应岗位的需要，具有一定的理论知识基础和可持续发展的能力。理论知识把握有度，既要给学生学习和掌握技能奠定必要的、足够的理论基础，也不要过分强调理论知识的系统性和完整性；注重技能结合理论知识，建设理论－实践一体化教材。

3. 优化模块，易教易学

设计生动、活泼的教学模块，在保持教材主体框架的基础上，通过模块设计增加教材的信息量和可读性、趣味性。例如通过引入实际案例以及岗位情景模拟，使教材内容更贴近岗位，让学生了解实际岗位的知识与技能要求，做到学以致用；"请你想一想"模块，便于师生教学的互动；"你知道吗"模块适当介绍新技术、新设备以及科技发展新趋势、行业职业资格考试与现代职业发展相关知识，为学生后续发展奠定必要的基础。

4. 产教融合，优化团队

现代职业教育倡导职业性、实践性和开放性，职业教育必须校企合作、工学结合、学作融合。专业技能课教材，鼓励吸纳 1～2 位具有丰富实践经验的企业人员参与编写，确保工作岗位上的先进技术和实际应用融入教材内容，更加体现职业教育的职业性、实践性和开放性。

5. 多媒融合，数字增值

为适应现代化教学模式需要，本套教材搭载"医药大学堂"在线学习平台，配套以纸质教材为基础的多样化数字教学资源（如课程 PPT、习题库、微课等），使教材内容更加生动化、形象化、立体化。此外，平台尚有数据分析、教学诊断等功能，可为教学研究与管理提供技术和数据支撑。

编写出版本套高质量教材，得到了全国各相关院校领导与编者的大力支持，在此一并表示衷心感谢。出版发行本套教材，希望得到广大师生的欢迎，并在教学中积极使用和提出宝贵意见，以便修订完善，共同打造精品教材，为促进我国中等职业教育医药类专业教学改革和人才培养作出积极贡献。

数字化教材编委会

主　编　石　磊　杨永庆
副主编　芮　成　王　轶　朱泽志
编　者　(以姓氏笔画为序)
　　　　王　轶（天津生物工程职业技术学院）
　　　　石　磊（江西省医药学校）
　　　　朱泽志（北京市实验职业学校）
　　　　芮　成（江西省医药学校）
　　　　杜永航（四川省食品药品学校）
　　　　杨永庆（天水市卫生学校）
　　　　范晓侠（安徽阜阳技师学院）
　　　　段华琴（江苏省常州技师学院）
　　　　钱　冲（河南医药健康技师学院）
　　　　瞿　佳（江西省医药学校）

中医基础是中药类专业学生必修的一门专业核心课程，它是学生后续学习中药学、方剂与中成药、中药炮制技术、中药调剂技术和中药制剂技术等课程必需的理论基础。党的二十大报告把促进中医药传承创新发展，作为推进健康中国建设的重要内容之一，只有学好中医基础理论和技能才能走好创新和发展之路。

本教材是在上一版的基础上修订而成。本教材保留了上一版教材的之优点，并在此基础上有所创新，具体如下。①明确的课程定位：内容涵盖了全国中医药专业技术资格考试——中药专业（中药士）所需中医基础的全部考点；为了满足中药调剂员岗位问病荐药的需要，本教材与同类教材相比，增加了常见病辨证的内容。②严谨活泼的呈现方式：一方面，本教材具有科学性和规范性，符合严谨性要求；另一方面，本教材图文并茂、栏目灵活、语言通俗，力求展现学生爱学易学的活泼形式。③现代的教学理念：首先是利学，开篇从导学开始，自始至终贯彻一切从利于学生学习出发的理念；其次是辅教，即有助于教师教学。同时，本次修订弥补了上一版之不足，加强了线上学习内容，即纸质教材有机融合电子教材、教学配套资源（PPT、微课等）、题库系统、数字化教学服务（在线教学、在线作业、在线考试），使教学资源更加多样化、立体化。

本教材内容主要有认识正常人体，包括五脏六腑、气血津液和经络；学点阴阳五行，包括阴阳五行的概念、特性、相互关系和在中医学中的应用；辨识病因病机，包括常见病因和基本病机；学会简单的四诊，包括望诊、闻诊、问诊、切诊；学会常用的辨证方法，包括八纲辨证、气血津液辨证、脏腑辨证、六经辨证和卫气营血辨证；理解防治原则，包括预防原则和治疗原则；学会常见病的辨证，包括了十四种常见病的辨证论治。涵盖了中药调剂员（四级）、中药购销员（四级）、中药士等岗位所必需掌握的中医基础理论和常见病辨证等方面知识和技能。

本教材的编写分工如下：第一章（全部）、第二章（第一节）由石磊、瞿佳编写；第二章（第二节、第三节）、第三章（全部）由杨永庆、范晓侠编写；第四章（第一节、第二节）、第五章（第四节）由芮成编写；第五章（第一节、第二节、第三节）

由王轶编写；第六章（第一节、第二节、第五节）和第七章（全部）由朱泽志编写；第六章（第三节和第四节）由钱冲编写；第八章（第一节至第八节）由段华琴编写；第八章（第九节至第十四节）由杜永航编写。

尽管编者力臻完善，书中仍有疏漏与不足之处，恳请同行和读者不吝赐教。

编　者
2020 年 10 月

目录

● 1. 掌握中医学的两个基本特点。

● 2. 熟悉学习中医基础的重要性。

● 1. 掌握五脏的生理功能；五脏与六腑、五体、官窍、五志、五液的关系；气、血、津液的概念和生理功能；经络的概念、组成及生理功能。

● 2. 熟悉六腑的功能；脏与脏之间的关系；气血津液的生成、运行及相互关系；元气、宗气、营气及卫气的生成、分布和功能；十二正经的走向交接、表里关系、分布规律和流注次序。

● 1. 掌握阴阳和五行的概念；阴阳的相互关系和五行的相互关系。

● 2. 熟悉阴阳和五行的特性；对事物进行阴阳和五行分类。

1. 掌握病因的定义、类型；六淫、疠气的概念、性质和致病特点；七情内伤、水湿痰饮、瘀血的概念、形成因素和致病特点。

2. 熟悉饮食失宜、劳逸过度的类型。

1. 掌握望、闻、问、切诊的概念；望神、色、形体、头项五官的基本内容和临床意义；舌诊的基本内容和临床意义；问寒热、汗、疼痛的基本内容和临床意义；切脉的部位、正常脉象的表现；常见病脉的临床意义。

2. 熟悉望排泄物的内容；闻诊中听声音和嗅气味的内容及临床意义；问耳目的内容及临床意义；非常见病脉的临床意义。

1. 掌握八纲及脏腑辨证各证候的临床表现及辨证要点。

2. 熟悉气血津液辨证各证候的临床表现及辨证要点。

1. 掌握中医预防和治疗
   的基本原则。

2. 熟悉中医预防和治则
   的概念。

1. 掌握14种常见病各证
   型的辨证要点。

2. 熟悉各常见病各证型
   之间的鉴别要点。

第一章 导 学

学习目标

知识要求

1. **掌握** 中医学的两个基本特点。

2. **熟悉** 学习中医基础的重要性。

3. **了解** 学好中医基础的五点建议。

 第一节 关于这门课程——史老师回答小明的问题

PPT

实例分析

实例 刚拿到《中医基础》教材，中药班的学生小明很兴奋，因为之前对中医药颇有兴趣。他迫不及待地翻开书本，从头到尾浏览了一下，立即就发懵了，因为大多数名词和说法都很陌生，虽然有的名词也见过，但并不是以前理解的那个意思。他报考中药专业，还是蛮有自信的，因为在中学念书时，最喜欢的课程是生物，每次考试在班上都名列前茅。他的同学是药剂专业的，昨天发了《人体解剖生理学》教材，他借来看了一下，与中学讲的人体生理卫生知识结构差不多，就是内容丰富得多。带着这些疑惑，小明找到了史老师。

问题 小明看了《中医基础》，为什么会发懵呢？

小明问：史老师，我们为什么要学习这门课程？

史老师答：当你告别了中学生活，迈进医药院校的大门学习中药专业，就意味着你将在中医药行业找到自己的职业，学习中医基础正是你迈入美好职业生涯的第一步。在这本书里，我们将通过通俗的语言、活泼的体例、图文并茂的形式，介绍中医基础理论知识和常见病的辨证技能，为今后学习中药学、中药炮制技术、方剂与中成药、中药调剂技术、中药制剂技术等课程打下坚实的基础。

小明问：史老师，这门课程要学习的内容是什么？

史老师答：本书的前七章主要讲述人体的生理、病理、病因、病机、诊法、辨证方法、防治原则等基本理论和基本技能，第八章讲述了常见病症的辨证。

第一章介绍中医学的基本特点；第二章认识正常人体，包括组成人体的脏腑、五体、五官九窍、经络和气血津液；第三章学习阴阳五行，学会运用古代哲学观点，解释人体的生理、病理、诊断、治疗等；第四章辨识病因病机，学会判断导致疾病发生的常见病因以及疾病发生、发展变化和转归的机理；第五章学习简单的四诊，包括望、闻、问、切的方法；第六章学习常用的辨证方法，包括八纲辨证、脏腑辨证、气血津液辨证、六经辨证等；第七章理解防治原则，了解中医预防疾病和治疗疾病的基本原则；第八章学习常见病症的辨证，学会运用前七章所学的知识和技能，对一些常见的疾病进行辨证。

你知道吗

中医"四大经典"

中医学理论体系初步形成于先秦、秦、汉时期，距今有1800多年。这一时期成书的四部著作被多数学者称为中医"四大经典"。

1.《黄帝内经》 分为《素问》和《灵枢》两部分。成书于战国时期，托名黄帝。本书运用阴阳、五行、天人合一的理论，对人体的解剖、生理、病理以及疾病的诊断、治疗与预防，做了比较全面的阐述，确立了中医学独特的理论体系，成为中医药学发展的理论基础和源泉。

2.《难经》 成书于秦汉之际，托名秦越人。本书以问答的形式阐述了人体结构、生理、病因、病机、诊断、治则和治法等。在脉诊、经络、命门、三焦等方面对《黄帝内经》有所补充。

3.《伤寒杂病论》 分为《伤寒论》和《金匮要略》。为东汉末年张仲景著。本书以六经论外感，以脏腑论杂病，确立了辨证论治原则。

4.《神农本草经》 成书于汉代，托名神农。是我国现存最早的药学专著。收载365味药，分为上、中、下三品，并将药分为四性五味，奠定了中药学理论的基础。

小明问：史老师，为什么书中多数名词和说法听起来很陌生，有的又和中学所学的生理卫生知识中出现的名词相同但含义不同呢？

史老师答：书中有的名词很陌生是因为中医药学是一门古老的科学，它是在古代朴素的唯物论和自发的辩证法思想指导下，总结了前人的医疗实践经验的基础上，逐步形成的独特理论体系，许多名词和说法在现代医学科普书籍或文章中很少使用。有的名词与生理卫生知识中的名词相同，但并不是一回事，这是因为中医学与西医学的理论属于两种完全不同的理论体系，早期西医学书籍通过翻译传入中国时，借用了诸多中医学中的名词，借用的名词虽然相同，含义却不完全相同，甚至完全不同。

小明问：我们怎样才能学好这门课程？

史老师答：要想学好本门课程，以下五点建议，希望对你有所帮助。

1. 熟知本教材的专栏 为了提高学习效率，本教材设立了如下专栏。

（1）学习目标 列在每一章的起始处，告知你应知的知识点和应会的技能。学习目标分为三个层次：一是掌握，表明这些是最重要的内容，要求完整说出概念或内容要点，它也是重要考点，考试的比例约占70%；二是熟悉，表明这些是比较重要的内容，要求能够达到再认，即当它出现时你很熟悉，一眼就能从众多对象中挑出，它也是比较重要的考点，考试的比例约占20%；三是了解，表明这些不是重要内容，考试的比例约占 10%。

（2）实例分析　其中有很多引人入胜的故事和病案，目的是引入将要学习的内容。

（3）请你想一想　目的是让同学们开动脑筋，参与课堂讨论，以提高分析问题和解决问题的能力。

（4）你知道吗　是对必学知识的延伸或相关知识的论述，不属于考试的范围，但对学习会有帮助。

（5）目标检测　与学习目标呼应，对学习效果进行检验，可与线上学习平台的自测题结合起来。

2. 熟知中医学的基本特点　中医的整体综合性思维与西医的分析性思维有很大的不同，导致中医基础理论体系与西医基础理论体系也有很大的差别，所以，熟知并理解中医学的两个基本特点，对于学习中医基础有很大的帮助。

3. 成为积极的参与者　包括认真听课、积极参与讨论、认真思考书中提出的问题、积极完成作业、对于重点内容进行记录、重述所学的知识等。

4. 经常性地复习　心理学研究表明，经常性地复习要比考试前突击更有效，正如古人说"学而时习之"。

5. 用好线上学习平台　本课程采用书网融合教材进行教学，在使用纸质教材学习的同时，可以利用线上资源同步学习。

第二节　中医学的基本特点

PPT

实例分析

实例　某年夏天，河北石家庄发生流行性乙型脑炎流行，其时北京著名中医蒲辅周带领数名学生到达石家庄进行治疗。因数月以来雨水偏少，天气炎热，酷暑难当，加之大部分患者的症状表现为高热、脉洪大、舌质红、苔黄燥等，于是辨证为暑温，用白虎汤或竹叶石膏汤进行治疗，疗效确切，病情得到了控制。次年，石家庄再次发生流行性乙型脑炎流行，用去年的方剂治疗，疗效很差。于是又请蒲辅周前往诊治，发现石家庄当时连月阴雨，且多数患者的症状表现为身重肢倦、胸闷不饥、恶寒少汗、身热不扬、面色淡黄、口不渴、苔薄白，脉濡缓，辨证为湿温，改用三仁汤或藿朴夏苓汤治疗。结果，病情很快得到了控制。

问题　为什么同一种病用同一种方剂来治疗，效果不同？中医治病为什么还要考虑气候？

中医药学理论在发展过程中，形成了许多特点，但是最基本的特点有两个：一是受到阴阳五行学说深刻影响的思维特点——整体观念；二是整体观念思想指导下的诊疗特点——辨证论治。

一、整体观念

整体观念包括以下两方面的含义。

（一）人体是一个有机整体

人体是由脏腑、五体、官窍、经络和精气血津液等组成的一个有机整体。人体有机整体的形成，是以五脏为中心，配合六腑及五体、五官九窍，通过经络的联系、气血津液的贯通而实现的（图1-1）。

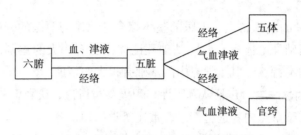

图1-1　人体五大系统构成的通式

脏腑包括五脏、六腑和奇恒之腑。五脏，包括肝、心、脾、肺、肾；六腑，包括胆、胃、小肠、大肠、膀胱、三焦；奇恒之腑，包括脑、髓、骨、脉、胆和女子胞。五脏、六腑（三焦除外）和女子胞居于体腔之内；奇恒之腑形态多属中空，与腑相似，功能是藏精气，又类似于脏，似腑非腑，似脏也非脏，故名。体腔外有五体和五官九窍。五体，包括筋、脉、肉、皮、骨；五官九窍，简称官窍，包括目、舌、口、鼻、耳及前后阴。经络是人体内纵横交错、遍布全身的网络系统。精、气、血和津液是构成人体和维持人体生命活动的基本物质。人体五大系统示意见图1-2。

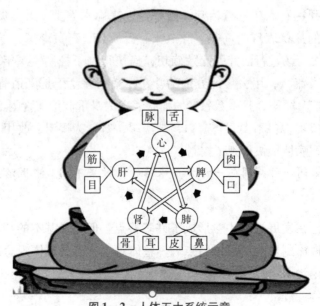

图1-2　人体五大系统示意

人体的整体性，体现在生理、病理、诊断和治疗等各个方面。

1. 生理上的整体性　以五脏为中心的五个子系统，在心的主宰下，构成表里相连、上下沟通、互相促进、相互制约的一个有机整体。

2. 病理上的整体性　脏腑发生病变时，可以通过经络反映于五体、官窍；五体、官窍的病变，可以通过经络影响脏腑；脏腑之间的病变，也可以通过经络互相传变。

3. 诊断上的整体性　可以通过观察外在五体、官窍的变化，推测内在脏腑的病理变化。

4. 治疗上的整体性　中医常用从整体治疗局部病变的方法。

你知道吗

中医学中的脏腑与西医学中的脏器有什么不同？

中医学中的脏腑是对体腔内部器官的总称，主要包括五脏和六腑；西医学所说的脏器也是对人体胸腔和腹腔内器官的统称，包括肝、心、脾、肺、肾、胆、胃、大肠、小肠、膀胱等。中医学的脏腑虽与西医学的脏器在名称、形态、部位上的论述大多相同，但其生理功能、病理含义却不完全相同。中医学某一脏腑的名称，不仅是一个解剖学概念，而且概括了某一类生理、病理现象。中医学某一脏腑的功能可能包括西医学中几个脏器的功能；西医学一个脏器的功能，也可能分散在几个中医学的脏腑功能之中。因此，不能把中医学中某一脏腑与西医学的同名脏器等同看待，也不能把中医学中某一脏腑的疾病与西医学同名脏器的疾病等同看待。

（二）人与环境是一个有机整体

1. 自然环境对人体的影响　自然界提供了人类赖以生存的条件，自然环境的变化必然引起人体的相应反应。这种反应在生理范围内，即是生理适应性；超过了人体的生理范围，即是病理性反应。

（1）昼夜晨昏对人体的影响　日出阳气旺，人体则阳趋表而寤；日落阳气衰，人体阳趋里而寐。人体患病，则旦慧昼安，夕加夜甚。

（2）四季对人体的影响　人体汗、尿、脉、面色等随四季变化而变化；不同的季节，多发病和流行病不同；气候骤变或季节更替，则某些疾病会发作或加剧。

（3）地域对人体的影响　南方气候温暖潮湿，南方人则腠理疏松；北方气候寒冷干燥，北方人则腠理致密。不同的地域，多发病不同；某些地方性疾病，与地域有密切关系。

2. 社会环境对人体的影响　人是最社会化的动物，社会环境对人的身心影响很大。天下太平，人们安居乐业、丰衣足食，则人的身心健康、少病长寿；社会动乱，民不聊生，缺衣少食，则人的抵抗力下降，易罹患疾病。

整体观念的两方面含义见图 1-3。

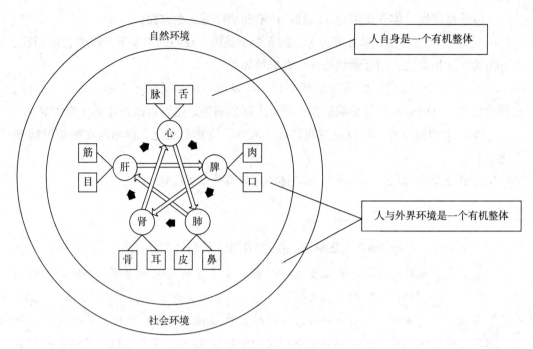

图1-3　整体观念的两方面含义示意

二、辨证论治 微课

辨证论治分为辨证和论治两个步骤。

1. 辨证　就是将四诊所搜集的症状、体征及其他资料，进行分析、综合，辨清病因、病位、病性及邪正关系等情况，最后概括、判断为某种性质的证。其中，症状是指患者主观感觉到的异常现象，如咳嗽、头痛、无力、腹痛等；体征是指医生在检查患者时所发现的异常变化，如舌象、脉象等；证是对疾病发展过程中某一阶段的病理概括，包括病因、病位、病性和正邪关系等信息，如风寒表证、肝胆湿热证等；病是指有特定病因、发病形式、发展规律和转归的一个完整病理过程，如感冒、痢疾、麻疹、中风等。

2. 论治　就是根据辨证的结果，确定相应的治疗方法。

辨证论治有五个环节：第一个环节是通过四诊收集症状、体征等资讯；第二个环节是从病因、病性、病位、邪正关系等方面逐个分析；第三个环节是将病因、病性、病位、邪正关系等方面合并同类项归纳出结果；第四个环节是对结果进行判断，给证型命名；第五个环节就是根据辨证的结果确定治疗方法。

以风寒表证为例，辨证论治的五个环节见表1-1。

表1-1　风寒表证辨证论治的五个环节

辨证论治的环节	内容
四诊	发热恶寒、咳嗽痰白清稀、头痛、苔薄白、脉浮紧
分析	发热恶寒（表）、咳嗽（风）、痰白清稀（寒）、头痛（风）、苔薄（正常或为表）、苔白（正常或为寒）、脉浮（风）、脉紧（寒）

续表

辨证论治的环节	内容
归纳	病因：风、寒；病位：表；病性：寒；邪正关系：实证
判断	风寒表（实）证
论治	辛温解表法

辨证论治是中医在诊断和治疗疾病的过程中最常采用的方法。同一种疾病，在其发展的不同阶段，可产生不同的证，根据辨证论治原则，要采用不同的治疗方法，称为"同病异治"；不同的疾病，又可出现相同或相似的证，根据辨证论治原则，要采用相同的治疗方法，称为"异病同治"。

请你想一想

根据辨证论治原则，得出同病异治和异病同治的结论。那么，"同证同治、异证异治"和"异证同治、同证异治"这两句话正确吗？

综上所述，辨证论治是中医诊断治疗疾病的基本原则。辨证和论治是疾病诊疗过程中互相联系、不可分割的两个部分，是理论和实践相结合的体现。辨证是决定论治的前提和依据，论治是辨证指导下的结果和方法。辨证指导论治，论治反过来又可以检验辨证正确与否。

目标检测

一、单项选择题

1. 人体整体性的形成是以下列何项为中心的（　　）
   A. 六腑　　　　　　　　B. 五脏　　　　　　　　C. 五体
   D. 五官九窍　　　　　　E. 经络

2. 人类昼寤夜寐的生活规律，反映的是（　　）
   A. 辨证论治
   B. 人体是一个有机的整体
   C. 人与社会环境的统一性
   D. 人与自然环境的统一性
   E. 以上都不对

3. 证的概念是（　　）
   A. 疾病的总称　　　　　B. 症状　　　　　　　　C. 体征
   D. 有特定病因、发病形式、发展规律和转归的一个完整病理过程
   E. 是对疾病发展过程中某一阶段的病理概括

4. 病的概念是（　　）
   A. 体征　　　　　　　　B. 证　　　　　　　　　C. 症状

D. 是对疾病发展过程中某一阶段的病理概括

E. 有特定病因、发病形式、发展规律和转归的一个完整病理过程

5. 学习《中医基础》对后续学习影响最小的课程是（　　　）

    A. 中药学　　　　　　　　B. 方剂与中成药　　　　　　C. 中药炮制技术

    D. 中药调剂技术　　　　　E. 中药化学

6. 下列哪个观点与"人是一个有机整体"无关（　　　）

    A. 五个子系统形成互相促进、相互制约的有机整体

    B. 脏腑患病可以反映于体表

    C. 可以通过观察体表变化，测知脏腑的病变

    D. 用调节整体的方法可以治局部疾病

    E. 社会环境可以影响人体

7. "同病异治"和"异病同治"体现了中医学哪个特点（　　　）

    A. 整体观念　　　　　　　B. 辨证论治　　　　　　　　C. 辨病论治

    D. 辨症论治　　　　　　　E. 治未病

8. 下列说法正确的是（　　　）

    A. 异病异治　　　　　　　B. 同症同治　　　　　　　　C. 异证同治

    D. 同证异治　　　　　　　E. 同证同治

二、思考题

1. 举例说明外界环境对人体的影响。

2. 请表述辨证论治的概念。

书网融合……

　　微课　　　　　　　划重点　　　　　　　自测题

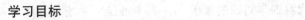

第二章 认识正常人体

学习目标

知识要求

1. **掌握** 五脏的生理功能；五脏与六腑、五体、官窍、五志、五液的关系；气、血、津液的概念和生理功能；经络的概念、组成及生理功能。

2. **熟悉** 六腑的功能；脏与脏之间的关系；气血津液的生成、运行及相互关系；元气、宗气、营气及卫气的生成、分布和功能；十二正经的走向交接、表里关系、分布规律和流注次序。

3. **了解** 心包与三焦的生理功能及相互关系；女子胞的生理功能；奇经八脉的循行规律和功能；经络的临床应用。

能力要求

1. 能够以整体观念为指导，理解五脏六腑、气血津液和经络的功能及其相互关系。

2. 能够通过本章的学习，反过来印证中医整体观念的科学性。

正常人体是由脏腑、五体、官窍、经络和精气血津液等组成的。脏腑、五体、官窍和经络发挥生理功能，必须依赖精气血津液作为物质基础；而精气血津液的生成和代谢，又依赖脏腑、五体、官窍和经络的生理活动。

第一节 五脏六腑

PPT

中医通过观察人体的外部征象来系统地研究人体脏腑的生理功能、病理变化及其相互关系的理论，称为藏象学说。

藏象学说的主要特点体现在两个方面：一是以五脏为中心的整体观，它是以五脏为中心，配合六腑及五体、官窍，以精气血津液为物质基础，以经络系统为通道，联系成为五个功能系统；二是一脏一腑通过经络相互络属形成阴阳表里关系。

五脏是化生和贮藏精气的内脏，它的特点是"藏而不泻""满而不实"，因为五脏所藏的精气处于充满的状态，不能外泄，故有精气之满而无水谷之实；六腑是受盛和传化水谷的内脏，它的特点是"泻而不藏""实而不满"，因为六腑中的水谷处于传化状态，不能停滞，故有水谷之实而无精气之满。

中医藏象学说是如何形成的

藏象学说的形成，主要源于三个方面。

1. 古代解剖学知识的累积 《黄帝内经》中有诸多人体解剖方面的记载。尽管由于种种原因，解剖研究没有深入进行，但其为中医藏象学说的形成，奠定了形态方面的基础。

2. 长期生理、病理现象的观察 例如，由于皮肤受寒，会出现鼻塞流涕、咳嗽的症状，所以认为皮毛、鼻、肺有密切关系。

3. 反复的医疗实践总结 例如，由于用治疗肝的方法能治愈眼疾，久之得出了"肝开窍于目"的理论。

一、五脏六腑的生理功能

实例分析

实例 古时候，有一名叫范进的读书人，为考取功名，寒窗苦读足足到了五十多岁，多次考试均名落深山。这日，又是考试放榜，范进看榜后，自己把两手拍了一下，笑了一声，道："噫! 好了! 我中了!"说着，往后一跤跌倒，牙关紧咬，不省人事，变得疯疯癫癫起来。

问题 为什么范进中举后会疯了呢? 用中医理论能解释吗。

(一) 心系统

1. 心系统的组成 心系统由心及手少阴心经、小肠及手太阳小肠经、脉及面、舌等构成（图2-1）。

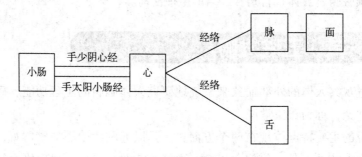

图2-1 心系统组成示意

2. 心的生理功能

（1）**心主血脉** 是指心具有推动血液在脉中运行的功能。心脏和脉管相连，形成一个密闭的系统，血液通过心的推动作用运行于脉中。

心要完成主血脉的生理功能，必须具备三个条件（图2-2）。①心气充足：心气是推动血液的动力，心脏搏动是心气的主要运动形式。心脏是人体血液循环的枢纽。②脉管通畅：脉管为血之府，是血液运行的通道。③血液充盈：血液必须充盈于脉中，才能正常运行。

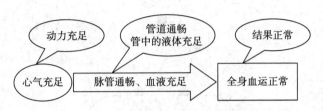

图2-2 心主血脉与三个必备条件的关系示意

心主血脉的功能正常与否，可以从面色、舌象、脉象和胸部的感觉中反映出来。心气充沛，血液充盈，脉道通利，则面色红润、舌色淡红润泽、脉象和缓有力、胸部舒畅；若心血亏虚，则可见面色淡白无华、舌质淡白、脉细无力，常觉心悸；若心血瘀阻，则见面色青紫、舌质紫暗或有瘀点瘀斑、脉涩或结代、心前区憋闷疼痛等；若心火亢盛，可见面色红赤、舌尖红赤芒刺、口舌生疮等。

（2）心主藏神 是指心有主管人体的精神、意识和思维及一切生理活动的功能，又称心主神志或心主神明。神有广义和狭义之分。广义的神，是指人体生命活动的外在表现，如人的整体形象以及面色、眼神、言语、肢体活动和姿态等；狭义的神，是指人的精神、意识和思维活动。

中医认为，人的精神、意识和思维活动与五脏均有关，但主要属于心的生理功能。心主藏神的生理功能正常，则表现为精神振奋、神志清晰、思维敏捷、对外界信息反应灵敏和正常。若心不藏神，就会出现精神意识思维活动的异常表现，如失眠多梦、神志不宁、谵语、狂乱，或精神萎顿、反应迟钝、昏不识人等。

心主藏神的功能与心主血脉的功能是分不开的。血液是心神活动的物质基础，所以心主藏神的功能只有通过心主血脉的功能才能得以实现（图2-3）。

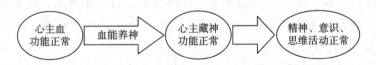

图2-3 心主血脉与心主神志的关系示意

综上所述，心的生理功能是主血脉，主神志。其生理特点是在五行中属火，起主宰生命活动的作用，故心被称为"五脏六腑之大主""君主之官"。

3. 心与五体、五官九窍、五液、五志的关系（图2-4）

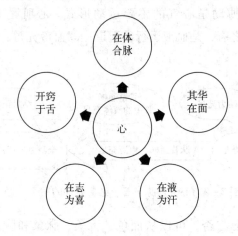

图2-4 心与五体、五官九窍、五液、五志的关系示意

（1）心在体合脉，其华在面 心在体合脉，是指心与五体中的脉有密切关系，即心的功能状态，可以从脉搏反映出来。原因如下：心与脉在结构上相连；心具有主血脉的功能，全身的血和脉都由心所主。所以，心的功能正常，则脉搏和缓有力、节律均匀；心血不足或心气不足，则脉象细弱无力；心血瘀阻，则脉象涩或结、代等。

心其华在面，是指心的功能状态，可以从面部的色泽反映出来。由于心主血脉，而面部的血管丰富且皮肤薄嫩，因而易于观察心主血脉的功能状况。若心的功能正常，则面部红润有泽；若心气不足或心血不足，则面色淡白无华；若心血瘀阻，则面唇青紫。

（2）心开窍于舌 是指心的功能状态，可以从舌的色泽反映出来。原因如下：心经的经筋和别络，均上系于舌，心之气血可以通过经脉上输于舌；心主血脉，而舌面上无表皮覆盖（被覆黏膜），且血管丰富，易于观察。舌是发音器官之一，有助于语言的表达。

若心的功能正常，则舌体红润光泽、言语流利；若心阳虚弱，则舌体淡白胖嫩；若心阴亏虚，则舌质红绛、瘦薄；若痰迷心窍，则舌强而言语不利；若心火上炎，则口舌生疮。

（3）心在液为汗 是指五液中的汗与心的功能关系密切。汗为津液所化，血与津液又同源，津液是血液的重要组成部分，而血又为心所主，故有"汗为心之液"之说。

人在精神紧张或受惊时，往往出汗增多、面红、脉数。心气不足、心阳不足，则可出现自汗；心阳暴脱，则可见大汗淋漓。汗出过多，也会损伤心阴和心阳。

（4）心在志为喜 是指五志中的喜与心的功能有密切关系。这是因为五志皆以五脏精气为物质基础，喜以心血为物质基础。

心的功能正常，能使人保持良好的心境和积极的情绪；适度的喜，能缓和人的紧张情绪，使人精力充沛、正气充沛、气血畅通而健康少病。但过喜则会伤心，使心的功能过亢，则人喜笑不休；如心的功能不及，则人易悲。

心的功能正常时的外在表现见图2-5。

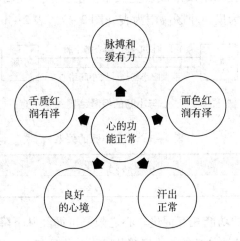

图2-5 心功能正常的外在表现

请你想一想

心主血脉与心主神志、在体合脉、开窍于舌、其华在面、在液为汗、在志为喜等有何关系？

4. 小肠的生理功能

（1）小肠主受盛和化物　小肠主受盛是指小肠具有接收胃传下来的食糜状态的水谷并贮存一定时间的功能。小肠主化物是指小肠具有进一步消化食糜状态的水谷的功能。

（2）小肠主分别清浊　是指小肠能将消化后的饮食物分成清、浊两部分，又称分清别浊。清，是指水谷精微，水谷精微经小肠吸收后，通过脾的升清作用上输心肺，化生气血津液；浊，是指食物糟粕，小肠将其再分成两部分，液体糟粕入膀胱而成尿，固体糟粕传至大肠形成大便，分别从前后二阴排出体外（图2-6）。

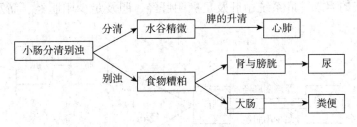

图2-6 小肠分别清浊功能示意

小肠受盛和化物功能正常，则消化功能正常，二便正常；小肠受盛化物功能失职，可出现腹部胀痛、腹泻等症状。

5. 心与小肠的关系　五脏和六腑之间，通过经脉互相络属形成表里关系。脏属阴，为里，其经脉属脏络腑；腑属阳，为表，其经脉属腑络脏。属于表里关系的脏腑，在生理上相互配合，病理上相互影响。

心与小肠通过经脉互相络属形成表里关系。手少阴心经属心络小肠，手太阳小肠经属小肠络心。心属阴为里，小肠属阳为表（图2-7、表2-1）。

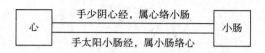

图2-7　心与小肠的经脉络属关系示意

表2-1　心与小肠的关系

心	属阴	为里	五脏
小肠	属阳	为表	六腑

生理上，心与小肠的功能相互促进。心之阳气可循经脉下降于小肠，温煦小肠，促进小肠受盛化物、分别清浊的功能；小肠吸收精微，化生气血，使心有所主，神得所养。

病理上，心与小肠的病变相互影响。心火可循经下移小肠，导致小肠实热，灼伤津液，出现小便频数、短赤、灼热疼痛等症状；小肠实热可循经上熏于心，导致心火上炎，出现心烦、面赤、失眠、舌尖红赤或口舌糜烂等症状。

（二）肝系统

实例分析

实例　施今墨先生是京城四大名医之一，曾治愈一名眼疾患者。赵某某，男，46岁。起病急骤，两目肿赤而痛，时已两日，畏光，怕风，头晕，口燥，舌苔薄白，六脉弦数。急用清肝热，散风邪之法治之。处方用龙胆草、木贼、密蒙花、黄菊花、桑叶、白蒺藜等十三味中药。患者服药三剂，两目赤肿全消。当时京城流行眼结膜炎，施先生用此法治之，多获良效。

问题　施今墨先生治眼疾目赤肿痛，为什么用清肝火的方法？

1. 肝系统的组成　肝系统由肝及足厥阴肝经、胆及足少阳胆经、筋及爪、目等构成（图2-8）。

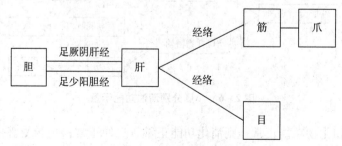

图2-8　肝系统组成示意

2. 肝的生理功能

（1）肝主疏泄 是指肝具有疏通、畅达全身气机的功能。如果肝疏泄功能正常，则全身气机调畅，各脏腑功能正常（图2-9）。

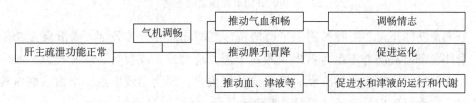

图2-9 肝主疏泄主要的影响

若肝疏泄不及，则气机郁滞，出现胸胁、乳房、少腹、前阴等部位胀闷不适、走窜作痛等症状；由于气能行血，若肝疏泄太过，肝气上逆，血随气涌，则出现头目胀痛、面红目赤等，甚至出现吐血、咯血、昏厥等症状。

调畅气机是肝主疏泄功能的主要体现，而调畅气机会对人体形成以下几方面的影响。

1）对情志活动的影响 情志活动正常依赖气机的调畅，所以人的精神情志活动，虽然由心所主，但与肝的疏泄功能关系密切。

肝疏泄功能正常，则气机调畅，气血和调，心情就愉悦而舒畅，则表现为性格开朗、心态平和；如肝疏泄不及，肝气郁结，气血郁滞，则情志抑郁，可出现闷闷不乐、多疑善虑等症状；若肝疏泄太过，肝气亢而上逆，气血逆乱，则情志亢奋，会出现急躁易怒等症状。

2）对脾胃功能的影响 肝主疏泄，气机调畅，可促进脾主升清和胃主降浊，使脾胃的纳运功能正常进行。肝的疏泄功能还可促进胆汁的生成和排泄。胆汁具有促进消化的作用。

肝疏泄功能正常，则脾气能升，胃气能降，胆汁也正常排泄。如肝疏泄功能失常，脾气不升，可出现眩晕、泄泻等症状；胃气不降，则可出现呕吐、呃逆、嗳气、腹胀、便秘等症状；如胆汁排泄受阻，则可见胁下胀痛、口苦、黄疸等症状。

3）对血和津液的影响 血的运行和津液的输布均依赖气的推动和温煦。肝的疏泄功能正常，气机畅通，血液的运行和津液的输布也因之畅通无阻。如肝失疏泄，气机郁滞，久则气滞血瘀，可见局部刺痛、舌有瘀点或瘀斑，甚或形成癥瘕积聚、月经不调等症；肝失疏泄，气机郁滞，气不行水，水液内停，可见痰饮、水肿等症。

（2）肝主藏血 是指肝具有贮藏血液和调节血量的功能。主要体现在以下两方面。

1）贮藏血液 血液生成后，一部分通过心主血脉的功能运行全身，剩余部分藏于肝中备用。

2）调节血量 肝按照人体各部位生理需要进行血量的调节。当人体活动剧烈，如运动或劳动时，四肢的血液需要量增加，肝就将所藏之血输向四肢；饱餐后血液就集中在胃肠；当人体安静休息时，血液需要量减少，多余的血贮藏于肝以作贮备（图2-10）。

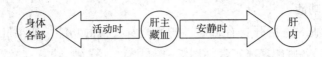

图 2－10　肝调节血量功能示意

肝藏血功能正常，则肝的阴阳平衡协调，血液能濡养身体各部。若肝藏血功能失常，身体各部血液濡养不足，可出现两目干涩、视物昏花或夜盲、筋脉拘急、肢体麻木、妇女月经量少或经闭等症状；肝藏血功能失常，还会出现呕血、咯血、衄血等出血症状，妇女可出现月经量多、崩漏等症状。

综上所述，肝的生理功能是主疏泄，主藏血。其特点是在五行属木，主动、主升，被称为"将军之官"。

3. 肝与五体、五官九窍、五液、五志的关系（图 2－11）

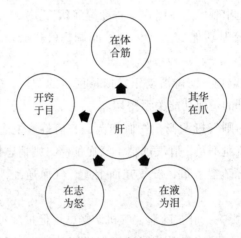

图 2－11　肝与五体、五官九窍、五液、五志的关系示意

（1）肝在体合筋，其华在爪　肝在体合筋，是指肝与五体中的筋有密切关系。筋，是附着于骨而聚于关节，联结肌肉、骨骼、关节，专司运动的组织，包括现代解剖学的肌腱和韧带等。躯体的屈伸和转侧、肢体关节的屈伸运动，均依赖筋和肌肉的收缩和弛张，而筋的收缩和弛张运动的功能有赖于肝血的滋养。如肝血充足，则筋得濡养，舒缩自如，躯体关节运动自如、灵活有力且能耐受疲劳；若肝血不足，则筋失所养，可出现关节筋脉拘急、屈伸不利、抽搐、震颤及肢体麻木等症状。

爪又称爪甲，包括人体的指甲和趾甲。肝其华在爪，是指爪甲的荣枯可以反映肝的功能状态。爪乃筋之外延，所以称"爪为筋之余"。爪与筋的营养来源相同，均依赖肝血的滋养。如肝血充足，爪甲得养，则外形略呈弧形、坚韧光滑、红润有泽；若肝血不足，爪甲失养，则出现爪甲软薄粗糙、色白无华，甚至变形、脆裂等。

（2）肝开窍于目　五脏六腑的精气都能上注于目，因此五脏六腑均与目有内在的联系，但肝与目的关系最为密切，因为肝的经脉与目系相连，肝血通过肝的经脉上注于目。目的视觉功能主要依赖肝血的滋养。

肝血充足，则视物清楚、视力正常；肝血不足，目失滋养，则两目干涩、视力减退；肝火上炎熏灼于目，则目赤肿痛、目睛生翳；肝胆湿热，可见两目发黄；肝风内动，可见两目斜视、上视。临床上许多眼疾从肝治疗，往往可收到显著的疗效。

（3）肝在液为泪　肝开窍于目，泪从目出，故泪为肝之液。肝的功能正常，则泪液的分泌量适中，目中润泽而泪不外溢。当异物侵入目中，泪液即可大量分泌，起到清洁眼和清除异物的作用。

病理情况下可见泪液分泌异常，如肝阴不足，常见泪液分泌减少，两目干涩；肝经湿热，可见目眵增多；肝经风热，可见目赤而迎风流泪等。

（4）肝在志为怒　怒是由于不良的精神刺激所产生的的愤怒情绪，可使肝的疏泄失常，大怒可导致肝的阳气升发太过而血随气逆，出现头痛、呕血，甚则突然昏仆等症状。肝的阴血不足，肝的阳气升泄太过，则人容易发怒。所以说"怒为肝之志""肝在志为怒"。

肝功能正常的表现见图 2-12。

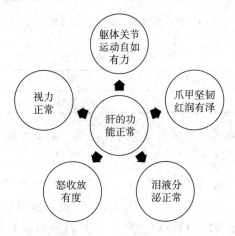

图 2-12　肝功能正常的表现

4. 胆的生理功能（图 2-13）

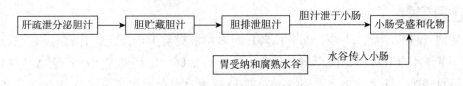

图 2-13　胆的生理功能示意

（1）胆主贮藏与排泄胆汁　胆汁源于肝，由肝分泌而成，需要时通过胆管排泄于小肠以助饮食物的消化。胆汁贮藏和排泄正常，则饮食物可正常消化；如胆汁排泄受阻而不畅，就会影响饮食物的消化，可出现胁下胀痛、食欲减退、腹胀便稀、呕吐黄绿水等症状；若肝胆湿热，胆汁上溢则见口苦；胆汁外溢浸渍肌肤，则可出现黄疸等症。

（2）胆主决断　是指胆与人的判断能力、决策魄力密切相关。胆主决断的功能，关系到人勇怯的个性特征和助正抗邪的强弱能力。如胆气充盛，则能协助心准确判断事物和做出决定，表现为自我意识和言行准确果敢，还能抵御和消除惊恐等精神刺激的不良影响；若胆气虚弱，则表现为言行怯懦，处事优柔寡断；若胆热痰扰，则可出现心悸失眠、遇事易惊、多梦等症。需要说明的是，这里的胆与西医解剖学的胆不同。

请你想一想

在前面学习过的知识中，中医脏腑的概念与现代解剖学的同名内脏概念比较，有哪些相似？ 有哪些完全不同？

5. 肝与胆的关系　肝与胆通过经脉互相络属形成表里关系。足厥阴肝经属肝络胆，足少阳胆经属胆络肝。肝属阴为里，胆属阳为表（图2-14、表2-2）。

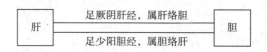

图2-14　肝与胆的经脉络属关系示意

表2-2　肝与胆的关系

肝	属阴	为里	五脏
胆	属阳	为表	六腑

在生理上，肝与胆的功能相互促进。肝的疏泄，有利于胆汁的生成与排泄；胆汁的排泄，也有利于肝的疏泄。

在病理上，肝与胆的疾病常相互影响，可以通过经脉表里相传。如肝失疏泄，则胆汁的生成与排泄不利；反之，胆汁的排泄异常，也可影响肝的疏泄。所以，临床上常见肝胆火旺、肝胆湿热等肝胆同病的病变，治疗时肝胆病常同治，在药物的作用上，疏肝药常有利胆的作用，泻肝火的药也能泻胆火。

（三）脾系统

实例分析

实例　赵某，女，36岁。3个月来月经周期常提前1周以上，出血量多，行经七八日，甚至十余日，血色淡，质清稀，皮肤常有紫斑，以经期尤著，平素常感神疲乏力，倦怠嗜卧，头晕目眩，气短懒言，四肢麻木，面色萎黄不华，不思饮食，便溏，腹胀。现月经来潮第6天，因诸证加重，故来诊治。

问题　赵某经期延长（正常的经期为3~5天），出血量多，皮肤紫斑，是什么原因导致的？

1. 脾系统的组成　脾系统由脾及足太阴脾经、胃及足阳明胃经、肉及唇、口等构成（图2-15）。

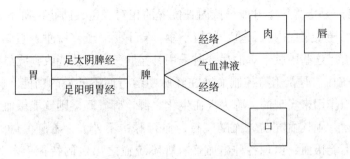

图 2 - 15　脾系统组成示意

2. 脾的生理功能

（1）脾主运化　是指脾具有将水谷化为精微，并将精微转输到全身的功能。脾主运化包括两方面。

1）运化水谷　是指脾具有消化水谷和吸收、输布精微的功能。饮食入胃后，依赖脾的运化功能，才能将水谷转化为精微物质，转输到心肺，布散于全身，从而使各个脏腑、组织、器官得到充足的营养，维持正常的生理功能活动。

脾气健运（即运化水谷的功能正常），气血就旺盛，脏腑、形体、官窍得其养，功能就健全；脾失健运，则水谷运化障碍，可出现腹胀、食少、腹泻、消瘦、四肢无力等症状。所以古人称脾为"后天之本""气血生化之源"。

2）运化水液　是指脾具有吸收、输布水液的作用，又称运化水湿。脾能将津液吸收并转输到全身，并将多余的水液输送到肺、肾和膀胱等脏腑。如脾气健运，则水液代谢平衡；若脾失健运，则水液代谢障碍，可见痰饮、水肿、腹泻等病变。

水谷和水液在体内消化、吸收和布散示意见图 2 - 16。

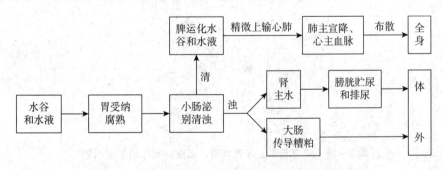

图 2 - 16　水谷和水液在体内消化、吸收和布散示意

（2）脾主升清　是指脾气的运动以上升为主。具体表现在以下两方面。

1）升精微　是指脾气能将水谷精微等营养物质向上输入心肺，通过心肺的作用化生气血津液，营养全身及头目。

如脾能升清，则水谷精微能正常吸收和输布，气血化生充足，机体生命活动旺盛；若脾气不升，则水谷精微吸收和输布障碍，气血化生不足，可出现神疲乏力、头晕目眩、腹胀、泄泻等症状。

2）举内脏　是指脾气上升能维持内脏位置的相对稳定，防止内脏下垂。如脾气虚弱升举无力，可导致某些内脏下垂，如胃下垂、肾下垂、子宫脱垂、直肠脱垂（脱肛）等，临床上在治疗这些内脏下垂的病变时采用补益脾气的方法能收到明显的效果。

（3）脾主统血　是指脾有控制血液在经脉中运行而不外溢的功能。脾的统血功能是通过气的固摄作用来实现的。脾为气血生化之源，脾气旺盛则气能摄血（图2-17）。

如脾气健运，则气血充盈，血随气行，血行脉中不外溢；若脾失健运，气血化源不足，则气虚不能摄血，出现各种出血症。脾不统血之出血的特征：多为肌衄及下部出血，病势缓，血色浅淡质稀，并伴有气虚证的表现。

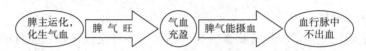

图2-17　脾主运化与脾主统血的关系

综上所述，脾的生理功能是主运化、升清，主统血。其特点是在五行中属土，以升为健，喜燥恶湿。其与胃被合称为"气血生化之源""后天之本"和"仓廪之官"。

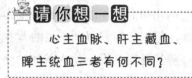

请你想一想

心主血脉、肝主藏血、脾主统血三者有何不同？

3. 脾与五体、五官九窍、五液、五志的关系（图2-18）

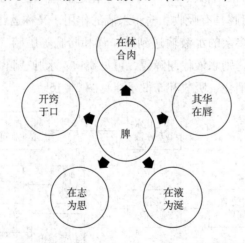

图2-18　脾与五体、五官九窍、五液、五志的关系示意

（1）脾在体合肉，其华在唇　肉又称肌肉，包括现代解剖学中肌肉组织、皮下组织和脂肪。脾在体合肉是指全身的肌肉都要依赖脾运化的水谷精微来营养。四肢肌肉最发达、活动量大，四肢肌肉状况最能体现脾在体合肉。所以中医有"脾主四肢"之说。

如脾气健运，则四肢肌肉丰满、壮实有力、活动轻健；若脾失健运，则四肢倦怠、肌肉消瘦或痿废不用。

脾其华在唇，是指口唇表面为黏膜，能够清晰地反映口唇肌肉的血色；口唇肌肉血运丰富，脾为气血生化之源，口唇色泽能很好地体现脾胃功能状态和全身营养状态。如脾气健运，则口唇红润有泽；若脾失健运，则口唇淡白无华。

（2）**脾开窍于口** 是指脾的运化功能好坏可从饮食口味反映出来。口腔是进食、辨味、泌涎和磨食等的官窍。若脾气健运，则食欲和口味正常；若脾失健运，则可出现食欲不振、口淡乏味；湿邪困脾，可见口甜而黏等症状。

（3）**脾在液为涎** 是指涎的量和质可反映脾的功能。涎是较清稀的口中津液，有滋润口腔、湿润食物和助饮食消化作用。若脾气健运，则涎分泌适度，不溢于口腔之外；若脾胃阴虚，则涎分泌量少，而见涎少口干、吞咽不利、饥不欲食的症状；若脾胃湿热，则可出现口中黏涎；脾胃不和，则可出现涎多、流涎等症状。

（4）**脾在志为思** 思是指思考、思虑。脾在志为思是指脾与五志中的思有密切关系。思虽为脾之志，但思发于脾而成于心，亦与心主神志的功能有关。正常的思考对人体的生理活动无不良影响，但思虑过度，所思不遂，则可致脾气滞结，运化失常，而见不思饮食、脘腹胀满等症状。

脾功能正常的表现见图 2 - 19。

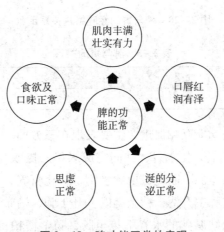

图 2 - 19 脾功能正常的表现

请你想一想

从脾主运化、升清功能出发，说一说它与脾主统血、脾在体合肉、开窍于口、其华在唇、在液为涎、在志为思的关系。

4. 胃的生理功能

（1）**胃主受纳和腐熟水谷** 是指胃具有接受和容纳饮食物，并将饮食物进行初步消化形成食糜的作用。饮食物经口咀嚼后，由食管、贲门而入胃，由胃接受和容纳，所以胃又有"太仓""水谷之海"之称。饮食物进入胃中，经胃气和胃津的初步消化腐熟而形成食糜。

胃受纳、腐熟水谷的功能正常，则消化吸收功能正常。如胃气虚弱，则受纳和腐熟功能减弱，可见少食纳呆、食后脘胀、大便稀溏等症状；如饮食停滞胃脘，则可见嗳气酸腐、脘腹胀痛等症；如胃火亢盛，则腐熟功能亢进，出现消谷善饥、胃中嘈杂等症。

（2）**胃主通降**　是指胃将腐熟后的食糜下传小肠，并促进糟粕下传大肠的作用。饮食物入胃，经胃的腐熟后，必须将食糜下传小肠，在小肠进一步消化。食糜向小肠的通降，又促进了糟粕下传大肠和大便排出体外，因此，胃主通降作用还包括对小肠、大肠的作用。

胃主通降又称胃主降浊，它是相对于脾主升清的功能而言的，只有二者平衡协调，才能摄其所需，排其所弃。中医有"胃以降为顺""胃以降为和"的说法。

如胃通降功能正常，则食欲正常、大便通畅。胃失和降，则会出现恶心、呕吐、嗳气、呃逆、厌食、大便不通等症。

5. 脾与胃的关系　脾与胃通过经脉互相络属形成表里关系。足太阴脾经属脾络胃，足阳明胃经属胃络脾。脾属阴为里，胃属阳为表（图2-20、表2-3）。

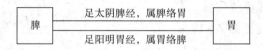

图2-20　脾与胃的经脉络属关系示意

表2-3　脾与胃的关系

脾	属阴	为里	五脏
胃	属阳	为表	六腑

在生理上，脾与胃的功能互相促进，主要表现在三方面。①脾化胃纳，相辅相成：胃主受纳和腐熟水谷，脾主运化水谷，共同完成水谷的摄取与消化、精微的吸收和转输。脾与胃相互配合，人才能不断地摄取饮食物，补充营养，化生气血，以营养全身。②脾升胃降，相反相成：脾主升清，精微得以上升于肺，输布全身，并促进浊气下降；胃主降浊，胃降才能把受纳腐熟的水谷下传至肠，肠中糟粕得以下传排出体外，并促进清气上升。③一燥一湿，燥湿相济：脾为阴脏，喜燥而恶湿；胃为阳腑，喜润而恶燥。脾运化水液，胃才得津以润，胃得津润，胃气才得以降；水津降，脾才得以运化水液以燥湿。

脾胃在生理上相互联系，在病理上疾病也可以通过经脉表里相传，主要表现在两方面。①纳化失调：脾不能运化则胃不能纳食，出现食少纳呆等症状；同样，胃不能腐熟也会影响脾的运化，出现腹胀、便溏、泄泻等症。②脾胃升降失调：脾不升清，可导致胃不降浊，在出现眩晕、泄泻等症状的同时，可出现恶心呕吐、脘腹胀满等症状；反之，胃气不降也会影响脾的升清。

（四）肺系统

🗂**实例分析**

实例　入秋，突然寒潮来袭，天气骤冷。早晨，年轻的父亲王某，骑上电动车带上 5 岁儿子，匆忙将其送入幼儿园。赶到办公室，离上班时间就差 1 分钟。下午 2 点左右，接到幼儿园老师电话告知，他的儿子出现发热畏风、咳嗽、鼻塞、流鼻涕、打喷嚏，并伴有腹痛、腹泻的症状。王某一听，后悔没来得及给儿子添衣裤。立刻飞奔赶到幼儿园，将儿子送到儿童医院就诊。

问题 王某儿子少穿衣受凉，怎么会引起咳嗽、鼻塞流涕、腹泻等系列的症状呢?

1. 肺系统的组成 肺系统由肺及手太阴肺经、大肠及手阳明大肠经、皮及毛、鼻等构成（图 2 -21）。

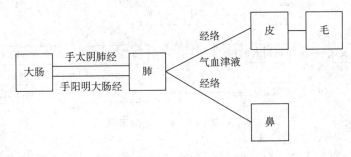

图 2 -21 肺系统组成示意

2. 肺的生理功能

（1）肺主气、司呼吸 肺主气包括主呼吸之气和主一身之气。

1）肺主呼吸之气 是指肺具有吸入自然界清气和排出体内浊气的功能。肺是体内外气体交换的场所，通过肺的呼吸，自然界清气被吸入，体内浊气被呼出。肺不断地吸清呼浊，吐故纳新，直接影响气的生成，调节气的升降出入运动，从而保证了人体新陈代谢的正常进行。

肺主呼吸功能正常，则气道通畅，呼吸平稳均匀；如邪气犯肺，影响肺呼吸功能，则可见咳嗽、喘促、胸闷、呼吸不利等症。

2）肺主一身之气 是指全身各脏腑之气都归肺主管，包括以下两方面（图 2 -22）。①主司气的生成：人体一身之气的生成，特别是宗气的生成，与肺有密切关系。肺吸入的自然界清气和脾胃运化的水谷精微，是生成气（特别是宗气）的主要来源。肺呼吸功能正常与否，不仅影响宗气的生成，也影响全身之气的生成。肺气虚不仅会导致呼吸功能减弱，也直接影响一身之气，出现少气懒言、声音低弱、倦怠乏力等症。②调节全身气机：肺的呼吸运动，即是气的升、降、出、入运动的具体表现形式。肺有节律地一呼一吸，对全身之气的升降出入运动起着重要的调节作用。

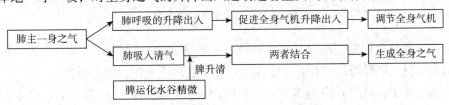

图 2 -22 肺主一身之气功能示意

肺主一身之气的功能正常，各脏腑之气才能旺盛；肺主一身之气的功能失常，会影响宗气的生成和全身之气的升降出入运动。

（2）肺主宣发和肃降 肺主宣发是指肺气具有向上、向外的升宣和布散的功能。肺主宣发包括三方面的含义（图2-23）。①呼出浊气：体内新陈代谢过程中所产生的浊气，通过血液的运载，经肺的呼气功能排出体外。②布散水谷精微和津液：肺可将脾胃所运化的水谷精微和津液，向上、向外布散于周身及体表。③宣发卫气：肺将卫气宣发至体表肌肤，以发挥卫气温煦、防御和调节汗孔开合的作用。

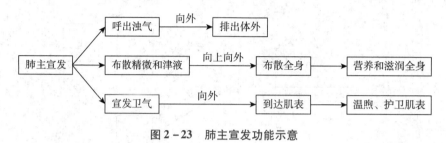

图2-23 肺主宣发功能示意

肺主宣发的功能正常，肺主呼吸的功能才能正常，才可顺利呼出体内浊气，保证呼吸均匀；宣发正常，津液、精微布散于周身及体表，则皮毛润泽；卫气布散于肌表，腠理致密，则邪气不易入侵，人体不易感受外邪。

病理情况下，肺气失宣，浊气不能顺利呼出，可见胸闷、憋气、气促、咳喘等症；精微和津液不能布达周身及体表，可见皮毛枯槁、憔悴及痰饮、水肿等症；卫气不能达肌表，腠理开合失常，可见自汗、易感冒或无汗等症状。

肺主肃降是指肺具有向下通降和肃清呼吸道异物的功能。肺主肃降包括三方面含义（图2-24）。①吸入清气：通过肺的肃降吸入自然界清气，并向下布散，由肾来摄纳。②布散水谷精微和津液：肺在脏腑中，位置最高，可将水谷精微和津液向下布散，并将代谢后的津液送至肾，化为尿液，下输膀胱。③清除异物和病邪：肺可将呼吸道的异物和病邪清除，保持呼吸道的清洁和无邪状态。

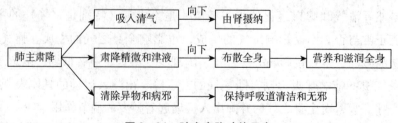

图2-24 肺主肃降功能示意

肺的肃降功能正常，津液、精微布散于各脏腑器官，以保证其功能正常；清气吸入并摄纳于肾，则呼吸均匀并有一定深度；呼吸道清洁无邪，则肺部少病。

病例情况下，肺的肃降功能失常，精微和水液不能布散，代谢后的水液不能化为尿液排出体外，可见水肿、痰饮、小便不利等症；肺气不降，清气不能下降于肾，可见呼吸表浅、气促等症；肺内异物和病邪不能清除，可引起咳嗽、气喘等多种疾病。

肺的宣发和肃降是相反相成的矛盾运动的两个方面。在生理情况下，肺的宣发和肃降功能相互依存、相互制约。病理情况下，如肺的宣发功能失常，则肃降功能也不能正常，反之亦然。若宣发和肃降的功能失去平衡，就会发生肺失宣发或肺失肃降的病变。

请你想一想

如何理解肺的宣发和肃降相反相成？ 在学过的内容里，还能举出其他相反相成的事例来吗？

（3）肺主通调水道 是指肺的宣发、肃降具有疏通和调节体内水液的输布、运行和排泄的功能，主要体现在以下两方面（图 2 - 25）。

1）宣发疏通上部外部的水道 肺通过宣发作用，将津液向上和向外布散于周身及体表，并通过宣发卫气，使一部分代谢后的水液转化为汗液，经汗孔排出体外。

2）肃降促进水液下行 肺通过肃降作用，将津液向下输布于各脏腑器官以滋润、营养，一部分代谢后的水液经过肾和膀胱的气化作用生成尿液，排出体外。由于肺具有通调水道的功能，故有"肺主行水"之说；又由于肺居上焦，又有"肺为水之上源"之说。

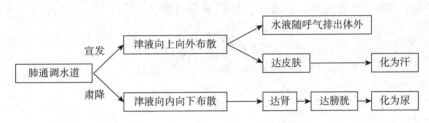

图 2 - 25 肺主通调水道功能示意

如肺的宣发、肃降功能正常，水道通畅，人体各脏腑组织器官得到津液的滋润、营养，汗液、尿液的排泄也正常；若肺失宣降，则津液不布，水液停聚体内，则见汗、尿排泄异常，还会发为水肿、痰饮等病证。

（4）肺朝百脉、主治节 肺朝百脉是指肺与百脉相通，全身的血液都要通过百脉会于肺，经过肺的呼吸实现身体内外的气体交换；肺主治节是指肺对全身起治理调节作用，主要体现在以下四方面。①调节呼吸运动：通过肺主呼吸、朝百脉，将浊气排出体外，将清气输送到全身。②调节全身气机：通过肺主呼吸、朝百脉，呼吸之气升降出入，对全身气机起调节作用。③辅助心的功能：通过肺主呼吸、朝百脉，自然界之清气与脾胃运化的水谷精微结合生成宗气，贯心脉推动血液运行。④调节水液代谢：通过肺主宣发、肃降，通调水道，调节水液的输布和排泄。因此，肺朝百脉、主治节的功能，是对肺的主要生理功能的高度概括（图 2 - 26）。

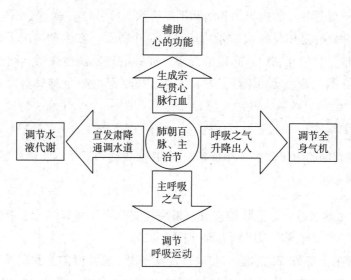

图 2 – 26　肺朝百脉、主治节功能示意

综上所述，肺的生理功能是主气，主宣发、肃降，主通调水道，朝百脉、主治节。其特点是在五行中属金，为娇脏，易感外邪。在脏腑中位置最高，被称为"华盖"，又因近于心，被称为"相傅之官"。

3. 肺与五体、五官九窍、五液、五志的关系（图 2 – 27）

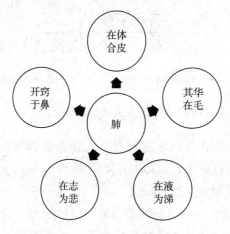

图 2 – 27　肺与五体、五官九窍、五液、五志的关系示意

（1）肺在体合皮，其华在毛　是指五体中的皮及毛的功能和荣枯与肺的功能有密切关系。皮毛包括人体的皮肤、汗孔和毫毛，皮肤覆盖在身体表面，是抵御外邪的屏障，具有防止外邪入侵、排汗、调节体温和辅助肺呼吸的作用。肺与皮毛的关系，主要体现在以下两方面。①肺输精于皮毛：肺的宣发能将水谷精微、津液、卫气布散于体表、温润皮毛，使皮毛具有正常的防御外邪的功能。②皮肤助肺呼吸：汗孔又称"气门"或"玄府"，汗孔的开合可辅助肺的呼吸。

正常情况下，人的体温恒定，是因为人的产热与散热达到平衡状态，靠肺的宣发将水液输于皮肤，化为汗液而排出体外，通过排汗来散热调节体温，使人在气候炎热、衣被厚或运动量大、产热多时，不至于发热。

肺的功能正常，则腠理致密，毫毛润泽，体温正常，人体健康少病；如肺气虚弱，宣发失常，则腠理疏松，可见毫毛枯槁、自汗、发热、易感冒等症状；若寒邪袭表，肺宣发失常，汗孔闭塞，可影响肺呼吸功能，见无汗而喘等症。

（2）**肺开窍于鼻**　是指鼻的通气、嗅觉、助发音等功能与肺密切相关。鼻是肺系的组成部分，是呼吸道的入口。若肺气和，则呼吸通利，嗅觉灵敏；如肺有病变，则可见鼻塞流涕、嗅觉失灵等症状。

（3）**肺在液为涕**　涕是鼻内分泌的无色透明的津液，有滋润鼻窍的作用。肺功能正常，则涕的分泌量适宜，鼻腔润泽而涕不外流；如邪气犯肺，涕的色、质、量均可改变。如风寒犯肺，涕质清稀色白；风热袭肺，涕质稠色黄；燥邪犯肺，鼻腔干燥无涕。所以根据涕的色量质的不同变化，可判断肺功能是否正常和致病邪气的性质。

（4）**肺在志为悲（忧）**　悲、忧均是不良刺激引起的消极情绪活动，悲即悲伤，忧即忧愁。悲和忧的含义略有区别，悲是对已经出现的不幸而产生的悲伤、痛苦的情绪活动；忧是对可能会发生的不幸产生的忧虑、担心的情绪活动。悲和忧对人体的生理活动的影响基本相同，所以有"肺在志为悲"或"肺在志为忧"之说。如肺的功能失职，则对外界不良刺激的反应耐受性降低，极易产生悲伤和忧愁的情绪活动；悲和忧的情绪活动也容易影响肺的主气功能，使肺气生成不足，所以悲（忧）过度最易损伤肺气，引起胸闷、气短等症。

肺功能正常的表现见图 2 - 28。

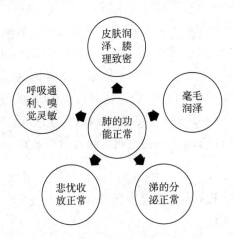

图 2 - 28　肺功能正常的表现

4. 大肠的生理功能　主要是传导糟粕。大肠接受小肠传下的食物残渣，吸收其中的部分水分，其余形成大便排出体外。如大肠传导功能正常，则大便通畅，干湿适中。若大肠虚寒，无力吸收水分，则会出现肠鸣、腹痛、泄泻等症状；大肠实热，肠道失润，则会出现大便干燥、排出困难等症状。

5. 肺与大肠的关系　肺与大肠通过经脉互相络属而构成表里关系。手太阴肺经属肺络大肠，手阳明大肠经属大肠络肺。肺为脏属阴主里，大肠为腑属阳主表（图2-29、表2-4）。

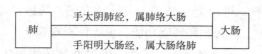

图2-29　肺与大肠的经脉络属关系示意

表2-4　肺与大肠的关系

肺	属阴	为里	五脏
大肠	属阳	为表	六腑

生理上，肺气肃降，使津液下行滋润大肠，有利于大便排泄糟粕。大肠传化糟粕，也有利于肺气的肃降，使呼吸均匀而保持一定的深度。肺与大肠的功能是互相促进的。

病理上，肺与大肠的疾病可以通过经脉表里相传。如肺气虚失于肃降或肺热伤津，则津液不能下行，大肠失润，可出现大便不通的病变；若大肠实热，腑气不通，也会影响肺气的肃降，而见胸闷、咳喘等症。

（五）肾系统

实例分析

实例　柳某，男，67岁。近半年来，夜尿增多，每夜均须起床排尿三四次，尿量较多。近一周来，日间咳嗽或喷嚏时小便流出，衣裤尽湿。患者精神疲惫，面色淡白，气短声怯，听力下降，两腿酸软，行动迟缓，舌淡苔白，脉弱。刘医生给患者开了中成药金匮肾气丸。柳某去药房拿到药后大感意外，因为2年前，他为治疗尿少、排尿困难，服用过同样的药物。他心想，今天刘医生是不是因为接诊的患者太多，忙中出乱，开错了处方？赶紧去找刘医生问个究竟。刘医生告诉他，这正是中医的奥妙之处，放心照方吃药吧。柳某服药一段时间后，果然病情大有好转。

问题　该患者两次就诊出现了一系列相反的症状，为什么医生用同一个中成药来治疗？

1. 肾系统的组成　肾系统由肾及足少阴肾经、膀胱及足太阳膀胱经、骨及齿、耳及前后阴等构成（图2-30）。

2. 肾的生理功能

（1）肾主藏精　是指肾具有封藏人体精气的功能。精的概念，有广义和狭义之分。广义的精又称精气，是指一切精微物质，如气、血、津液和水谷精微等；狭义的精，是指肾所藏之精，包括先天之精和后天之精。肾所藏之精，有两个来源：一是来源于父母的生殖之精，即先天之精，它与生俱来，是构成胚胎的原始物质；二是来源于人出生之后，脾胃运化的水谷精微和脏腑生理活动化生的精气经过代谢平衡后的剩余部

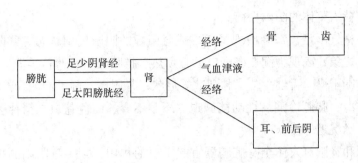

图 2 - 30 肾系统组成示意

分,即后天之精,藏于肾。先天之精与后天之精相互依存,先天之精赖后天之精的不断培育和充养;后天之精又赖先天之精的活力资助,方能不断地摄入和化生。先天之精与后天之精虽然来源不同,但二者密切结合融为一体,共同组成肾中之精(图2 - 31)。

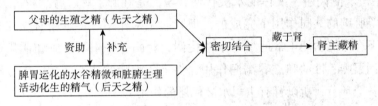

图 2 - 31 先天之精与后天之精的关系

肾精与肾气是同一种物质的两种存在状态。肾精是有形的,肾气是无形的,肾精散则化为肾气,肾气聚则化为肾精。二者处在不断相互转化的动态平衡中。肾中精气的生理作用,主要体现在以下几方面。

1)促进人体生长、发育和生殖功能成熟 人从出生经过生长、发育、成熟、衰老以至死亡这一自然规律,与肾中精气的盛衰密切相关。肾中精气是决定人体生长发育的根本;齿、骨、发和生殖能力的改变就是肾中精气从渐盛到衰老的外在表现。当肾中精气不足时,小儿生长发育迟缓;青年则性器官成熟推迟;中年人则性功能减退出现不孕、不育或早衰;老年人则衰老更加迅速(表2 - 5)。所以,填精补肾是治疗生长发育迟缓、不孕、不育、早衰、延缓衰老的主要方法。

表 2 - 5 人体生长、发育与肾精(气)的关系

人体	生	长	壮	老	已(死)
肾气	始盛	盛	极盛	衰	竭

2)调节人体阴阳平衡 肾阴和肾阳,是指肾中精气的两种不同的生理作用。肾阴又称真阴、元阴、肾水、命门之水,是人体阴液的根本,是肾中精气中对人体各脏腑器官起滋养、濡润作用的部分;肾阳又称真阳、元阳、肾火、命门之火,是人体阳气的根本,是肾中精气中对人体各脏腑器官起推动、温煦、固摄、防御和气化作用的部分。所以肾阴和肾阳是人一身阴阳的根本,在生理状态下,二者相互依存、相互为用、

相互制约，维持人整体的阴阳平衡。

如果肾中精气不足，常会出现肾阴虚或肾阳虚的阴阳失调状态。肾阴虚，阴不制阳，产生虚热之象，表现为潮热盗汗、五心烦热、腰膝酸痛、遗精早泄、眩晕、耳鸣、五心烦热、口咽干燥、舌红少苔、脉细数等症状；肾阳虚，阳不制阴，产生虚寒之象，表现为畏寒肢冷、腰膝冷痛、性功能减退、不孕不育、面色苍白、精神萎靡、反应迟钝、舌淡胖、脉沉迟等症。

由于肾阴和肾阳对人体全身脏腑器官起重要的作用，是一身阴阳的根本，所以肾阴或肾阳亏损，就会导致其他脏腑的阴阳虚衰；反之，某一脏腑阴阳的虚衰，日久必然会引起肾阴或肾阳的亏损。又由于阴阳互根，所以肾阴虚损到一定程度会导致肾阳也虚；反之，肾阳虚损到一定程度会导致肾阴也虚，形成肾的阴阳两虚。

（2）肾主水　是指肾具有主管人体水液的输布、排泄，维持体内水液代谢平衡的功能。

1）肾主司水液代谢　人体的水液代谢，虽然是在肺、脾、肾、胃、大肠、小肠、三焦、膀胱等脏腑的共同作用下完成的，但肾起主宰作用。各脏腑必须在肾的阴阳协调平衡状态下，才能功能正常地参与水液代谢，肾阴、肾阳是各脏腑阴阳的根本，肾对各脏腑起到温煦、推动和滋养濡润作用，促进各脏腑的功能活动，主管和调节人体水液代谢的各个环节，所以肾有主司水液代谢的作用。

2）肾主司尿液生成和排泄　生理情况下，通过胃的摄入、脾的运化输布、肺的宣发肃降，水液代谢过程中各脏腑形体官窍代谢后产生的浊液（废水），通过三焦水道下输于肾，在肾阳的蒸腾气化作用下，分为清浊两部分：清者通过三焦上腾于肺，重新参与水液代谢；浊者化为尿液进入膀胱，在肾与膀胱之气的推动下排出体外。

肾主水液功能正常，则水液代谢平衡，尿量正常，无少尿、水肿。肾主水功能失调，则开合失常，当肾开多合少（主要是固摄功能失职）时，可出现尿多、尿频、小便清长；当肾合多开少（主要是推动功能失职）时，可见尿少、水肿等症状。

请你想一想

脾主运化水湿、肺主通调水道、肾主水三者有何不同？还有哪些脏腑与水液的代谢有关？

（3）肾主纳气　纳，受纳、固摄之意。肾主纳气，是指肾具有摄纳肺吸入之清气，保持吸气有一定深度，防止呼吸浅表的功能。肾主纳气，对人体的呼吸运动具有重要意义。人体的呼吸，虽为肺所主，但吸入之气，必须下归于肾，由肾气为之摄纳，呼吸才能具有一定的深度。所以正常的呼吸是肺肾两脏相互协调的结果，所以说"肺为气之主，肾为气之根"。肾的纳气功能，实际上是肾的封藏作用在呼吸运动中的体现（图2-32）。

若肾中精气充足，摄纳正常，则肺的呼吸均匀，有一定的深度。若肾气亏虚，摄纳无权，吸入之气不能归纳于肾，就会出现呼多吸少、动则喘甚等肾不纳气的症状。

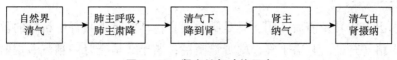

图 2-32 肾主纳气功能示意

综上所述,肾的生理功能是主藏精,主水、主纳气。其特点是主封藏,内寓真阴真阳。肾被称为"作强之官",又称"水火之脏"。

3. 肾与五体、五官九窍、五液、五志的关系(图 2-33)

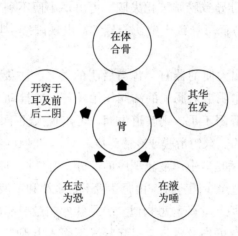

图 2-33 肾与五体、五官九窍、五液、五志的关系示意

(1)肾在体合骨 这是因为肾精能化生骨髓,髓居骨内,有滋养骨骼的功能。骨骼构成人体的支架,具有支撑人体、保护内脏和进行运动的作用。因骨髓是肾精化生而成,所以,肾精具有促进骨骼的生长、发育和修复骨折的作用。

如果肾精充足,则骨髓充盈,骨骼得到骨髓的滋养,肢体活动轻劲有力。如果肾精虚少,骨髓空虚,在小儿就会出现囟门迟闭、骨软无力;在成人就会出现腰膝酸痛,骨质脆弱,易于骨折,骨折后不易愈合等症。

齿是骨之外延,故有"齿为骨之余"和"齿为肾之标"之说。骨与齿的营养同出一源,均有赖于肾精的充养。若肾精充足,则牙齿坚固有力而不易脱落;肾精不足,则牙齿易于松动,咀嚼无力,甚至脱落。根据"肾在体合骨"的理论,临床常用补益肾精的方法治疗骨骼及牙齿病变。

(2)肾其华在发 是指头发的生长、脱落和荣枯是肾中精气盛衰的反映。头发之营养来源有二:一是精,头发的生长根源于肾,与禀赋有关,肾藏精,肾精能滋养头发,所以说"肾其华在发";二是血,头发的滋养有赖于血,故有"发为血之余"之说。

发的生长状态,是肾中精气盛衰的反映。青壮年时,肾中精气充足,精血充沛,则头发光泽黑润;老年人肾中精气不足,精血衰微,毛发花白,枯槁无泽而易脱落,这是正常的生理现象。但因久病或早衰出现头发稀疏、枯槁、早白者,则与肾精不足和血虚有关。

（3）肾开窍于耳及前后二阴　耳是听觉器官，耳的听力与肾中精气的盈亏有密切关系。肾中精气充足，上濡于耳，则听觉敏锐；老年或早衰肾中精气亏虚时，可见听力减退，或见耳鸣、重听甚则耳聋。

前阴是男女尿道口和外生殖器的总称，是排尿、男子排精及女子排出月经、娩出胎儿的器官。肾与前阴的关系，主要体现在排尿和生殖两方面。肾中精气化生的"天癸"，能促进前阴器官的发育和功能发挥。肾中精气充足，则排尿和生殖功能正常。若肾中精气虚衰，一方面可导致膀胱气化失职，可出现小便不利、尿少、尿频、余沥不尽和水肿等症状；另一方面可导致生殖功能异常，出现阳痿、早泄、月经不调以及不孕不育等症。

后阴即肛门，是排出大便的器官。肾与后阴的关系，主要体现在排泄大便方面。大便的排泄，有赖于肾中阴液对肠道的濡润作用及肾阳的推动、温煦作用。肾中精气充盈，则大便通畅。如肾阴不足，则肠道失润，可出现大便干结、便秘等症；如肾阳不足，则可出现五更泄泻、久泻滑脱或冷秘等症。

（4）肾在液为唾　唾是口中津液较稠厚的部分，有滋润口腔和湿润食物以助消化的作用。肾之阴液，通过足少阴肾经，由肾达舌下之金津和玉液二穴，分泌出唾。

（5）肾在志为恐（惊）　惊与恐相似。惊是骤然刺激引起的精神紧张；恐是自感畏惧和害怕。惊恐过度，可伤及肾气，引起肾气不固，出现二便失禁症状；引起肾不主骨，见两腿软弱无力，不能站立。恐也与心主神志有关，故恐导致的病证也常见其他神志失常的症状。

肾功能正常的表现见图2-34。

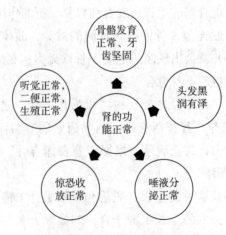

图2-34　肾功能正常的表现

4. 膀胱的生理功能　主要是贮尿和排尿。在人体的水液代谢过程中，含有浊物、多余的水液经肾阳的气化功能生成尿液，下输膀胱，尿液在膀胱贮存至一定量即可及时自主地排出体外。膀胱病变可出现尿痛、尿涩、尿少，甚至癃闭，或尿频、遗尿、尿失禁等症。

5. 肾与膀胱的关系　肾与膀胱通过经脉互相络属形成表里关系。足少阴肾经属肾络膀胱，足太阳膀胱经属膀胱络肾。肾属阴为里，膀胱属阳为表（图 2 - 35、表 2 - 6）。

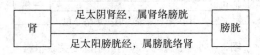

图 2 - 35　肾与膀胱的经脉络属关系示意

表 2 - 6　肾与膀胱的关系

肾	属阴	为里	五脏
膀胱	属阳	为表	六腑

生理上，肾与膀胱的功能相互促进。尿的生成以及膀胱的贮尿和排尿，有赖于肾中精气的蒸腾气化。肾中精气充足，固摄和推动等功能正常，则膀胱开合有度，尿液排泄贮存自如，不但能使膀胱贮存尿液而不泄，而且使其贮存到一定程度时得以及时排除体外。

病理上，肾与膀胱疾病可以通过经脉表里相传。如肾中精气不足，固摄无权，则可导致膀胱失约，出现尿频、遗尿、尿失禁等症状；若肾中精气不足，推动无力，或膀胱开合失常，则可导致水液不化，出现水肿、小便不利、尿少、癃闭等症状。

（六）心包与三焦

1. 心包　是心脏外的包膜，具有保护心脏的功能，又称心包络。当外邪侵犯心脏时，心包代心受邪。心包受邪与心受邪所表现出的症状是一致的，如热入心包证，常表现为神昏、谵语等心主藏神功能失常的症状。

2. 三焦　概念有二：一是六腑之一的三焦，是指脏腑之间和脏腑内部的间隙所形成的通道；二是上焦、中焦、下焦的合称，是部位的划分，即横膈以上称为上焦，包括心、肺；膈与脐之间称为中焦，包括脾、胃；脐以下为下焦，包括肾、大肠、小肠、膀胱、女子胞等。肝在解剖位置上属中焦，但按其生理病理特征，中医将其归为下焦。

（1）六腑之一的三焦的功能

1）三焦是元气运行的通道　人体的元气只有通过三焦这个通道，才能输布全身。

2）三焦是水液运行的通道　水液代谢是通过脾、肺、肾等脏腑的功能协同完成的，但必须借助三焦这个通道才能正常输布和排泄。

（2）上、中、下三焦的功能

1）上焦如雾　是对上焦所属脏腑心肺的功能概括，是指心肺对气血的输布作用。

2）中焦如沤　是对中焦所属脏腑脾胃的功能概括，是指脾胃对水谷的消化作用。

3）下焦如渎　是对下焦所属脏腑肾、大肠、小肠的功能概括，是指肾、大小肠对糟粕的排泄作用。

3. 心包与三焦的关系　心包与三焦通过经脉互相络属而构成表里关系。手厥阴心包经属心包络三焦，足少阳三焦经属三焦络心包。心包为脏属阴主里，三焦为腑属阳主表（图2-36）。

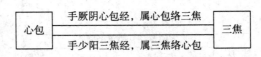

图2-36　心包与三焦的经络脉属关系示意

你知道吗

女子胞的主要生理功能

女子胞，又称胞宫、子宫、子脏、胞脏，位于小腹正中部，是女性的内生殖器官，主要生理功能如下。

1. 主持月经　月经，又称月信、月事、月水。健康的女子，到了14岁左右，肾气充盛，产生天癸，冲任二脉通畅，女子胞发育成熟，月经初潮，以后会1个月左右周期性排血一次。直到49岁左右，肾气渐衰，天癸竭，冲任二脉不通，出现月经紊乱，直到绝经。如果肾中精气不充，冲任二脉气血不足，就会出现月经不调、经闭或不孕等症。

2. 孕育胎儿　胞宫是女性孕育胎儿的器官。女子月经来潮，便有受孕生殖的能力。受孕之后，月经停止来潮，脏腑经络气血皆下注于冲任，到达胞宫以养胎。胎儿在胞宫内生长发育，10个月左右，从胞宫娩出。若肾虚冲任不固，或血虚不能养胎，气虚不能摄胎，则可出现胎动不安或滑胎。

二、脏与脏之间的关系

实例分析

实例　小王是某学校的学生，近日感觉腹胀、腹泻、食欲减退、恶心、怕油腻、口苦、胁部（肝区）胀痛。开始时自认为进食了不洁食物，仗着平时身体很好，觉得扛两天就会过去。不想一周后，发现皮肤、眼（巩膜）发黄，尿黄。赶紧去医院检查，中医诊断为肝胆湿热证（西医诊断为急性黄疸型肝炎）。

问题　小王患肝胆湿热证（胁痛、口苦、眼发黄等），为什么会引起脾失健运（腹胀、腹泻、食欲减退等）呢？

（一）心与肺的关系（图2-37）

1. 肺气助心血运行　气行则血行，肺通过主气、生成宗气、主宣降、朝百脉等生理功能来助心行血。无论是肺气虚弱还是肺失宣降，均可导致心血运行失常，出现胸闷、心率改变，甚至唇青舌紫等血瘀表现。

2. 心血载肺气布散　血为气之母，肺吸入之清气必须由心血运载，才能布散全身。因此，心阳不足、心气虚弱、心脉瘀阻等导致血运失常时，也会影响肺气的宣降，出现咳嗽、气喘等症状。

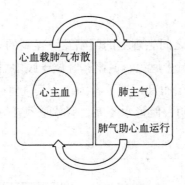

图 2 - 37　心与肺的关系示意

（二）心与脾的关系（图 2 - 38）

1. 血液生成方面　脾主运化，气血化源充足，则心有所主；心火温煦脾阳（火生土），则使脾气健运，化生气血，则血液充盈，形成良性循环。

2. 血液运行方面　心主血脉，推动血液运行，脾主统血，固摄血液，二者共同维持血液的正常运行。

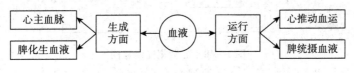

图 2 - 38　心与脾的关系示意

病理上，两脏病变常相互影响，如思虑伤脾、暗耗心血或脾不统血致血液流失，均可形成心脾两虚证，出现心悸、失眠、多梦、眩晕、面色无华、腹胀、泄泻、体倦乏力等症状。

（三）心与肝的关系（图 2 - 39）

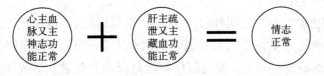

图 2 - 39　心与肝在情志调节方面的关系示意

1. 血液运行方面　心主血，推动血液在脉中运行。肝藏血，贮藏血液和调节血量；肝又主疏泄而促进血行。所以，血液的运行离不开两脏功能协调。由于两脏在血液运行方面的密切关系，临床上心血虚与肝血虚常并见，产生心肝血虚，出现心悸、失眠、眩晕、肢体麻木、月经量少或闭经等症状。

2. 情志方面　心主藏神而主管精神、意识和思维活动，肝主疏泄，畅达气血而调节情志。所以，心肝两脏病变，往往可见心烦失眠、急躁易怒等精神情志方面的异常表现。

（四）心与肾的关系

1. 心肾相交　是指心肾之间生理上的阴阳互济互制的动态平衡关系，又称水火既济。心位于胸中居上焦，五行中属火，属阳；肾位于腹中居下焦，五行中属水，属阴。在上者为天，其气宜降，降已而升；在下者为地，其气宜升，升已而降。心火必须下降于肾，与肾阳共同温煦肾阴，使肾水不寒；肾水必须上济于心，与心阴共同滋养心阳，使心火不亢（图2-40）。

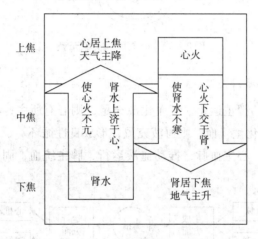

图2-40　心肾相交示意图

如肾水不足，不能上济于心，或心火妄动，下伤肾阴，导致心肾之间的平衡被破坏，出现心烦、失眠、遗精等症状，称为"心肾不交"或"水火不济"。

2. 精神互用　心主藏神，神是精的外在表现，心神可协调脏腑的功能，维持肾中精气，故可以益精；肾藏精，精舍志，精是神的物质基础，故积精可以养神。神赖血养，志须精舍，心神肾精，相交互用，故说"精神互用"。

（五）肺与脾的关系

1. 气的生成方面　肺主气司呼吸，吸入自然界的清气；脾主运化水谷，化生水谷精微。自然界的清气和水谷精微是生成气的两个主要来源。所以肺与脾功能的强弱，关系到人体之气的盛衰。另外，肺与脾的功能可以相互促进。肺的气津需要脾运化水谷精微不断补充；脾的运化有赖于肺宣降布散水谷精微（图2-41）。肺脾病变可相互影响，如脾气虚损，可导致肺气不足，形成肺脾气虚证，出现纳少、腹胀、泄泻、咳嗽痰多、气短乏力等症状。

2. 津液代谢方面　肺主宣发和肃降，通调水道；脾主运化水液，吸收和布散水液。肺脾两脏在水液代谢中占有重要地位。若脾失健运，水液内停，则会聚湿生痰成饮，痰饮壅肺，肺失宣降，可出现喘咳痰多等症状，所以说"脾为生痰之源，肺为贮痰之器"。同样，肺病日久，也可使水湿内停而困脾，导致脾失健运。

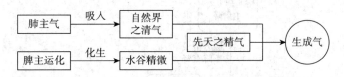

图 2 - 41　肺与脾在气的生成方面的关系示意

（六）肺与肝的关系

肺与肝的关系，主要体现在气机升降调节方面。肝居膈下，属下焦，五行中属木，应五方之东，肝之气当升；肺居膈上，属上焦，五行中属金，应五方之西，肺之气当降。肝气升于人身之左，肺气降于人身之右，与自然界之气升于东而降于西相应。所以，肝升与肺降在人体气机升降平衡协调中起重要作用（图 2 - 42）。

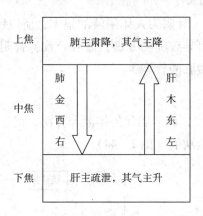

图 2 - 42　肺与肝在调节气机升降方面的关系示意

若肝升太过，或肺降不及，则可致气火上逆，可出现呛咳甚至咯血等症状，称为"肝火犯肺"或"木火刑金"；若肺失清肃，燥热内盛，也可引起肝失疏泄，出现咳嗽、胸胁胀痛、头晕头痛、面红目赤等症状。

（七）肺与肾的关系

肺属金，肾属水，两者为母子关系，在生理上相互促进，病理上相互影响。这种密切关系，被称为"金水相生"。主要体现在三方面。

1. 水液代谢方面　肺主宣发和肃降，通调水道，有赖于肾的蒸腾气化功能；肾主水液，主持和调节全身水液代谢，有赖于肺的宣降将水液不断下输膀胱。肺失宣降，必累及于肾，出现尿少、水肿等症状；肾气化不利，则水上泛于肺，出现咳嗽、气喘等症状。

2. 呼吸方面　肺主气司呼吸，肾主纳气。肺吸入之自然界清气，必须下降至肾，由肾中精气来摄纳，故有"肺为气之主，肾为气之根"之说（图 2 - 43）。若肾中精气不足，则摄纳无权，可见呼多吸少、呼吸表浅等症状；肺气久虚，必累及于肾，导致肾不纳气，可出现动则气喘等症状。

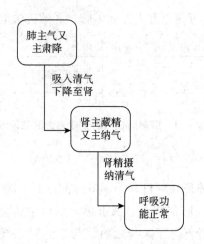

图 2-43　肺与肾在呼吸方面的关系示意

3. 肺肾之阴互相资生　肾阴为人体阴液的根本，所以肺阴虚可损及肾阴；反之，肾阴虚不能上滋于肺，亦可导致肺阴亏虚，最后导致肺肾阴虚，出现两颧嫩红、骨蒸潮热、盗汗、干咳音哑、腰膝酸软等症。

（八）肝与脾的关系

1. 运化方面　肝主疏泄，调节胆汁的排泄和分泌，促进脾的运化功能；脾胃的运化失职，也可影响肝的疏泄功能（图 2-44）。

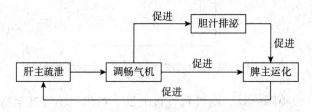

图 2-44　肝与脾在运化方面的关系示意

若肝失疏泄导致脾失健运，则可出现精神抑郁、胸胁胀满、纳少腹泻等症状；脾胃湿热可致肝的疏泄和胆汁的排泄不畅，出现纳呆、厌油、黄疸等症状。

2. 血液调节方面　血液的运行，主要由心主血脉的功能来实现，但与肝和脾的功能密切相关。肝主藏血，能贮藏血液和调节血量；脾主运化和统血，能化生和固摄血液。脾之运化生血，有赖肝之疏泄；肝所藏之血，有赖脾之生血统血。此外，肝主藏血和脾主统血均有防止出血的作用（图 2-45）。

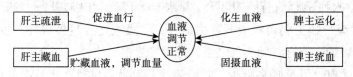

图 2-45　肝与脾在血液调节方面的关系示意

（九）脾与肾的关系

1. 后天与先天相互促进 肾为先天之本，脾为后天之本。肾阳温煦脾阳使其健运，此为先天促进后天；脾气运化补充肾之精气使其壮大，此为后天促进先天（图2-46）。脾肾患病，常相互影响、互为因果。肾阳不足，不能温煦脾阳，则脾阳必虚；脾阳不足，久之必损肾阳，最终均会导致脾肾两虚。

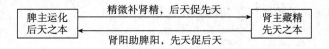

图2-46 脾与肾先天后天相互促进的关系示意

2. 津液代谢方面 肾中精气的气化蒸腾作用，能促进脾的运化；脾运化水湿，协助肾调节水液代谢（图2-47）。脾肾阳虚，则水液代谢失调，出现形寒肢冷、腰膝酸痛、腹部冷痛、水肿、小便不利、五更泄泻等症状。

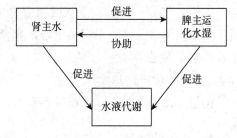

图2-47 脾与肾在津液代谢方面的关系示意

（十）肝与肾的关系

1. 肝肾同源 有两方面含义。①精血同源：肾藏精，肝藏血，精和血同源于水谷精微，且肝血旺盛，则化精藏肾，肾精充足，则化血藏肝。肝血与肾精的这种同生互化的关系，称为"精血同源"（图2-48）。病理上，精血的病变常互相影响。肾精亏损，可导致肝血不足；肝血不足，也可导致肾精亏损。②阴液互补：由于精血同源，肝肾之阴也息息相通，在生理上可互补、互用，病理上可相互影响。但必须指出，肝阴与肾阴之间，肾阴占主导地位。肾阴不足，肝阴必虚；肝阴不足日久，也可导致肾阴不足，最终均可导致肝肾阴虚。治疗时，以补肾阴为主。

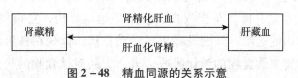

图2-48 精血同源的关系示意

2. 藏泄互用 肝主疏泄与肾主封藏之间存在相反相成的关系。肾主藏精，则可使生殖之精不致妄泄；肝主疏泄，则男子精满溢泄或女子月经按时而下。若二者失调，则可出现女子月经过多、男子遗精滑精，或女子经少经闭、男子阳强不泄等症状。

请你想一想

精血同源、水火既济、先天与后天相互促进、金水相生分别指哪两脏之间的关系？

PPT

第二节　气血津液

气血津液是构成人体和维持人体生命活动的基本物质，既是脏腑经络等组织器官生理活动的产物，又是脏腑经络等组织器官生理活动的物质基础。无论是生理还是病理方面，气血津液和脏腑经络之间都存在密切关系。

一、气

实例分析

实例　某男，40岁。下班回家后总想躺在床上，浑身没有一点力气；爬几步楼梯就上气不接下气；平时很容易出汗，稍活动则汗出更甚；记忆力也越来越差，刚买的书也会忘了放在哪儿；常感觉心慌，心脏时不时地乱跳几下。进行西医各项目检查（包括心电图检查）却没有问题。

问题　这是病了吗？对照所学知识，为他做出诊断。

（一）气的概念

气，是人体内活力很强、运行不息、无形可见的极细微物质，是构成人体的最基本的物质，也是维持人体生命活动的最基本的物质。

（二）气的生成

人体的气，禀受父母的先天之精气和后天摄取的水谷精气与自然界的清气，通过肺、脾、胃和肾等脏腑生理活动作用而生成。肾与先天之气生成关系密切，脾胃和肺与后天之气生成关系密切。

（三）气的运动

气的运动变化称为气机。气的运动形式，一般归纳为升、降、出、入四种。升，是指气自下向上的运动；降，是指气自上向下的运动；出，是指气由内向外的运动；入，是指气自外向内的运动。气的升降出入运动，具体体现在各脏腑经络等组织器官的生理活动中。如脾对饮食物的消化吸收为升，胃肠对饮食物的传化为降；肺在呼吸运动过程中排出体内的浊气为出，吸入自然界的清气为入等。

气机调畅，是指局部气机升降出入和顺，全身气机升降出入平衡协调。例如，从局部看，肝气升于左、脾气升清和肾水上济等都是气机调畅；肺气降于右、胃气和降和心火下交等亦都是气机调畅。从全身看，心降和肾升、肺降与肝升以及胃降与脾升平衡协调都是气机调畅。气机失调或气机紊乱，是指局部气机升降出入太过或不及，以及全身气机升降出入失去平衡。气机失调有多种表现形式，如气机受阻或不畅，称为"气滞"；气升太过或气本应降反升，称为"气逆"；气降太过或气本应升反降，称为"气陷"；气不能内守而外泄，称为"气脱"；气结聚于内，称为"气闭"。

你知道吗

气运动的意义

气机的升降出入，对于人体的生命活动至关重要。如先天之气、水谷之气和清气，都必须经过升降出入散布全身，发挥其生理功能。同时，人与自然环境的联系和适应，也离不开气的运动，如人吸入清气，呼出浊气；摄入食物和水液，排出大便、尿液、汗液等都是气运动的体现。气的升降出入运动是人体生命活动的根本，气的运动一旦停止，也就意味着生命活动的终止。

（四）气的功能

气有五大功能，具体如下。

1. 推动功能 是指气具有激发和推动的功能。气是活力很强的精微物质，能激发和促进人体的生长发育以及各脏腑、经络、五体和官窍等的生理功能；能促进血、津液等液态物质的运行；促进津液的生成、输布和排泄；促进大便的排泄等。

2. 防御功能 是指气具有抗邪、驱邪和修复的功能。气能保卫机体，免受外邪入侵；在机体罹邪之后，气能驱邪外出；在机体损伤时，气能使机体自我修复，恢复健康。

3. 固摄功能 是指气稳固、统摄血、津液等液态物质，以防止无故流失的功能。气能控制血液在脉中流动而不外溢；气能控制排泄物和分泌物（汗液、尿液、唾液、涎、泪、精液、肠液、大便等）的排泄与分泌；气能固护内脏不下垂；气能固护胎儿。

4. 气化功能 是指气通过正常运动变化而产生各种变化的功能。通过气的升降出入的运动变化，可以实现精、气、血、津液的新陈代谢及其相互转化。气化作用能促进饮食物转化成水谷精微，然后再化生成为气、血、精和津液；能促进津液转化成为汗液和尿液；能促进消化后的食物残渣转化成为糟粕。

5. 温煦功能 是指气具有的产热保温功能。在气的产热保温作用下，人体体温维持恒定。人体在恒温状态下，脏腑、五体、官窍等能保持其应有的活力，血和津液等各种液态物质也不致凝滞。

你知道吗

气虚和气虚体质

气虚是指气的不足导致的一种病理变化。气的推动、温煦、固摄、气化、防御等功能活动减退，可引起倦怠乏力、少气懒言、自汗、易于感冒等症状。

气虚体质是指人体脏腑功能失调，气的化生不足，以疲乏、气短、自汗等气虚表现为主要特征的体质。具体表现：少气懒言，声音低落无力，易心悸，易头晕或站立时眩晕，易出虚汗，喜静恶动，平素抵抗力弱，病后康复缓慢，舌淡红，舌边有齿痕，脉弱。性格内向，不喜冒险。发病倾向：易患感冒、气虚眩晕、内脏下垂，妇女分娩后易患产后虚羸、产后目疾等。

（五）人体中较重要的几种气

1. 元气　又称原气，是生命的原动力，是以先天精气为基础，赖后天精气充养，而根源于肾的气。元气是生命的本始之气，在胚胎中已经形成，是构成人体和维持人体生命活动的原始物质，是人体最基本、最重要的一种气。

（1）生成　赖肾中精气所化生，赖后天水谷精微的培养。元气根于肾，从胚胎时开始，禀受于父母的先天之精气，不断化生，布散全身。化生元气的过程中，肾精不断被消耗，必须赖脾胃运化的水谷精微不断滋养和补充。所以，元气的盛衰与先天禀赋有关，但后天的饮食、锻炼、精神、劳作和疾病因素等也可改变其强弱。

> **请你想一想**
>
> 从气的生成、分布、功能三个方面辨别元气、宗气、营气和卫气。

（2）分布　元气发于肾间，通过三焦，沿经络系统和腠理间隙循行全身，内至五脏六腑，外达肌肤腠理，无处不到。

（3）功能　元气能推动和调节人体的生长发育及生殖功能。人体的生、长、壮、老、已，与元气的盛衰密切相关。元气充沛，则人体生长、发育正常；元气不足，则人体生长发育迟缓或早衰。

元气还能推动和调节各脏腑经络、五体和五官九窍的生理功能。元气充沛，各脏腑经络、五体和五官九窍的功能就旺盛；元气不足，则各脏腑经络、五体和五官九窍的功能就低下。

2. 宗气　是由肺吸入的清气与脾胃运化的水谷精微结合而形成并聚于胸中的气。胸中宗气所聚之处称为"气海"，又名"膻中"，所以古有"膻中为气海"之说。"虚里"，位于左乳下，是古人用以诊察宗气盛衰的部位。

（1）生成　宗气是由肺吸入的自然界清气和脾胃运化的水谷精微相互结合而成。脾胃运化的水谷精微，经脾的升清作用上输于肺，与肺吸入的自然界清气结合而化生为宗气。

（2）分布　宗气积于胸中，上出于肺，循喉咙而走息道，推动呼吸；贯注心脉，推动血行；沿三焦向下注于丹田（下气海），并注入足阳明胃经之气街（相当于腹股沟外）而下行于足。

（3）功能　①走息道司呼吸：上出息道（咽喉）的宗气，有促进肺呼吸运动的作用，并且与言语和声音的强弱有关。②行气血：宗气能贯注心脉，协助心脏的搏动，推动血液运行、调节心率和心律。

3. 营气　又称荣气（古"营"与"荣"通）。营气与卫气相对而言属阴，所以又称"营阴"。营气是与血同行脉中、具有营养作用的气，它与血可分而不可离，故常"营血"并称。

（1）生成　营气由水谷精微中的精华部分所化生。在脾胃的受纳、腐熟和运化作用下，饮食水谷化生为精微，并由脾升清上输至肺，水谷精微中精华的部分进入脉中，成为营气。

（2）分布　营气行于脉中。营气出于中焦，经肺进入脉中后，沿十四经脉循行，营运于全身。

（3）功能　①营养机体：营气循脉流注全身，流于内则滋养五脏六腑，布于外则灌溉五体官窍。营气是机体生理活动所必需的营养物质。②化生血液：营气与津液相合，注入脉中，化为血液。营气是化生血液的主要物质。

4. 卫气　是行于脉外、具有保卫作用的气。与营气相对而言属阳，故又称"卫阳"。

（1）生成　卫气由水谷精微中剽疾的部分所化生。由脾胃运化的水谷精微上输至肺，在肺的作用下，水谷精微中的剽疾部分被布散到经脉之外，成为卫气。

（2）分布　卫气行于脉外。卫气在肺的宣发作用下，循行于脉外，运行于皮肤、分肉之间，熏于肓膜，布散于胸腹。

（3）功能　①防御外邪：卫气既有抵御外邪入侵的作用，又有驱邪外出的作用。②温养机体：卫气的温养作用，可以维持人体的体温恒定。人体体温的恒定是维持正常生命活动的必要条件。③控制汗孔开合：卫气能控制汗孔的开合，调节汗液的排泄，以维持体温的恒定和水液代谢的平衡。

二、血

🔖实例分析

实例　某女，40岁，机关秘书。由于工作原因，经常熬夜赶稿，随着年龄增长，常感心力交瘁，头晕目眩，不需熬夜也睡不好觉，月经也不正常，多延后而且血量很少，同事说她脸色苍白，她自己观察指甲也没有血色。同事劝她去看中医调养一下。

问题　你认为中医会怎样诊断？

（一）血的概念

血行于脉中，是具有营养和滋润作用的红色液体，是构成人体和维持人体生命活动的基本物质之一。

（二）血的生成

水谷精微和肾精是血液化生的物质基础，脾胃为血液化生之源，脾胃运化的水谷精微所产生的营气和津液是血液的主要构成成分；脾胃运化的水谷精微由脾气上输心脉，在心气的作用下变成红色血液；水谷精微上注于肺脉，与肺吸入的清气相融合化生血液。另外，肾精也能化生血液，故有"精血同源"之说。

（三）血的运行

血液在生理状态下，循行于脉中，沿着脉管布散全身，环流不息。脉道通畅和完整是血液正常运行的必要条件。由于全身的血液都在脉中运行，所以脉被称为

> 🛌**请你想一想**
> 血的运行要在哪几个脏腑配合下进行？

"血府"。血液循行于脉中，是其发挥生理功能的重要条件。在某些因素作用下，血液溢出脉外时，就会丧失其生理功能。

心、肺、肝和脾四脏对于血液的运行起重要作用。心主血脉，是血液循环的动力，也是血液在脉管中能正常地沿着一定方向循行的保证。肺主气，与宗气生成有关，宗气能贯心脉，助心行血；肺朝百脉，全身的血液都要汇流于肺进行气体交换，且全身血液的布散是在肺气作用下进行的。肝主疏泄，调畅气机，促进血行；肝主藏血，贮藏和调节血量，且能防止出血。脾主统血，使血循行于脉中，不致外溢。

（四）血的功能

1. 营养和滋润作用　血液是由水谷精微所化生，含有人体所需的各种营养物质。血液沿着脉管而环流周身，将各种营养物质送至脏腑、五体和官窍，使它们得到充分的营养和滋润，以维持正常的生理活动。

血液的盈亏可以从皮肤黏膜、肌肉、爪甲和毛发等部位反映出来。若血液充盈，则可见面色红润，肌肉壮实，毛发润泽等表现；若血液亏虚，则可见面色、爪甲、睑结膜、口唇和舌质等部位淡白无华，肌肤干燥，肢体麻木，毛发枯槁等表现。

2. 神志活动的物质基础　神志活动的产生和维持，必须以血液为物质基础。只有血液充足，才能神志清晰、精神充沛和思维敏捷。若失血、血虚、血热或血液运行失常，均会产生不同程度的精神失常。如心肝血虚，常有惊悸、失眠和多梦等表现；失血过多者，可有烦躁、恍惚、昏迷，甚至死亡等表现。

> **请你想一想**
> 如果血的功能失常，人体会出现哪些症状？

三、津液

实例分析

实例　王某，18 岁。10 天前患感冒出现发热、咽喉肿痛，4 天前晨起发现眼睑及头面部水肿，尿少，颜色像浓茶。他赶紧到附近的中医院去看病，医生让他做小便和血液常规检查，西医诊断为急性肾小球肾炎，中医诊断为水肿，认为主要与肺功能失常有关，给他开了几副宣肺利水的中药，服药后诸症明显改善。

问题　水肿多与肾有关，为什么还与肺有关呢？

（一）津液的概念

津液是机体一切正常水液的总称，主要指各组织器官内的液体，也包括一些分泌物和代谢产物，如胃液、肠液及泪、涕、唾、汗液、尿液等。

津和液虽同属水液，但在性状、功能及分布等方面有所不同。性质较稀薄，流动性较大，布散于体表皮肤、肌肉和孔窍等部位者，称为津；性质较稠厚，流动性较小，布散于骨节、脏腑和脑髓等部位者，称为液。津和液本属一体，两者同源于饮食水谷，在运行和代谢过程中可以相互转化和补充，在病理耗损时可相互影响，所以在一般情况下，常津液并称，不予严格区分。但在"伤津"和"脱液"的辨证论治中有所不同，须加以区分。

（二）津液的生成

津液来源于饮食水谷，主要由脾、胃、小肠和大肠等脏腑共同作用而生成。

1. 脾胃　胃受纳饮食中的水分，由脾气将其中的部分津液向上输送到肺，再由肺输布全身。

2. 小肠　水谷进入小肠后，小肠再进一步吸收，将其中的清轻津液上输到脾，脾气将其向上输送到肺，通过肺的宣发肃降功能布散全身。水液代谢后的产物经肾和膀胱排出体外。

3. 大肠　接受小肠运送来的食物和水分，将其中的水分重新吸收，也上输到脾，由肺输布全身。

（三）津液的运行

津液的运行主要与脾的传输、肺的宣降、肾的蒸腾气化及三焦水道有关。津液的输布和排泄过程大致如下：脾将吸收来的水液上输到肺，一部分水液经肺的宣发外至皮毛和口鼻，废物经呼气和汗孔排泄；另

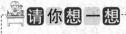

请你想一想

如果津液运行失常，可能会出现哪些病证？

一部分水液经肺的肃降下达于肾，经肾的气化作用及小肠的分清别浊作用，清者吸收利用，浊者化为尿液，通过膀胱排出体外。脾、肺、肾等脏相互协调，密切配合，共同完成津液的输布和排泄过程。

（四）津液的功能

1. 滋润和濡养　津液中含有多种营养物质，所以津液既有滋润作用，又有濡养作用。一般来说，津主要发挥滋润作用，液主要发挥濡养作用。如津液布散于体表，能滋养肌肤毛发；流注于孔窍，能滋养和保护眼、鼻、口等；注入髓，能充养骨髓、脑髓和脊髓；流于关节，能滑利关节；灌注于脏腑，能滋养内脏。

2. 参与血液生成　津液能渗入血脉，成为化生血液的主要成分之一。津液可根据血液的浓度变化，出入脉道内外，以调节血液的浓度。

你知道吗

津液与血液如何相互调节

当血液浓度升高时，津液就会渗入脉中稀释血液，并补充血量。当体内的津液亏少时，血中的津液可以从脉中渗出脉外补充津液。

四、气血津液的相互关系

实例分析

实例 公元 1321 年，元代名医朱丹溪出游路过桃花坞，见当地女子个个面若桃花、白里透红，经过一番调查之后，发现当地女子都爱喝一种汤，即自制的桃红汤。他研究桃红汤的成分，发现里面有桃仁，还有红花。朱丹溪由此创立了一个经典美容养颜妙方——桃红四物汤。桃红四物汤是在四物汤的基础上加桃仁和红花研制而成，具有养血活血行气的功效。

问题 活血为什么要行气？

（一）气与血的关系

1. 气为血之帅 是指气对血有化生、推动、统摄等作用，具体表现如下。

（1）气能生血 是指气具有化生血液的作用。气之所以能生血，有两个原因：其一，气化是血液生成的动力。饮食物转化成水谷精微，水谷精微转化成营气和津液，营气和津液转化为血等，都是气化作用的结果。其二，气（主要指营气）是化生血液的原料。营气与津液相合，注入脉中，可化为血液。所以，生理上，气旺则血旺；病理上，气虚则血少。临床治疗血虚时，常配伍补气药，就是因为"有形之血不能自生，生于无形之气"。

（2）气能行血 是指气具有推动血液运行的作用。具体来说，心主血脉，推动血液运行；肺主气而朝百脉，促进血液运行；肝主疏泄，调畅气机，保证血行通畅。所以，生理上，气行则血行；病理上，气滞则血瘀。活血化瘀方中配伍行气药，正是依据气能行血这一原理。

（3）气能摄血 是指气具有统摄血液，使之循行于脉中而不外溢的作用。气的固摄作用是通过脾气来完成的。若脾气旺盛，气固摄作用强，则血行脉中不外溢；若脾气虚弱，气不摄血，则出现各种出血症。治疗时常用益气补脾法。

2. 血为气之母 是指血为气的物质基础，血能化气，并作为气运行的载体。具体表现如下。

（1）血能载气 血是气的载体，气必须依附于血，否则就会漂浮不定而无所归。气依附于血而得以存在体内，并以血为载体运行全身。若血虚不足，则气也易衰；若大出血，则气随血脱。

（2）血能养气 是指气的充盛及其功能的发挥离不开血液的濡养。在人体各个部位中，血不断地为气的生成和运动提供营养。人体一旦失去血的供养，会出现气虚或气的功能丧失等病变。

（二）气与津的关系

气和津液均是构成和维持人体生命活动的基本物质。气与津液相对而言，气属阳，无形而主动；津液属阴，有形而主静。所以，气和津液的关系，与气和血的关系十分相似。气和津液的关系，可以概括为如下四方面。

1. 气能生津　是指气具有化生津液的作用。饮食水谷转化为津液，赖脾胃之气的运化功能。若脾胃之气旺盛，则津液生成充足；若脾胃气虚，则津液化生不足。

2. 气能行（化）津　是指气具有推动津液运行的作用。肺、脾、肾与三焦等脏腑之气的升、降、出、入，不断地推动着津液在体内的运行、输布和排泄。所以气行则水化，气虚或气滞则水停。治疗痰饮和水肿等病证时，方中常配伍补气或行气药，就是依据"气能行津"这一理论。

3. 气能摄津　是指气具有控制津液排泄的作用。若阳气旺盛，在气的固摄作用下，体内的津液维持着代谢平衡；若阳气虚弱，气不摄津，则体内津液过多地经汗、尿等途径外流。临床治疗多汗、多尿等病证时常用益气摄津法。

4. 津能载气　是指津液具有充当气的载体的作用。气无形而善动，必须依附于有形之津液，才能保存于体内。若津液生成、输布和排泄正常，津液充足，则气得以存于体内；当津液损伤时，气随津泄，可导致气虚；当津液大量丢失时，气随津脱，可产生亡阳之危证。

（三）血与津液的关系

血和津与气相对而言，均属于阴。它们同属于液态物质，都有滋润和濡养作用。在生理上，代谢时可相互转化和相互补充；病理上，损伤时可以相互影响。它们之间的关系主要体现在如下两方面。

1. 津血同源　是指津液和血同源于水谷精微。津液和血都是由水谷精微化生，二者的作用也十分相似。它们在生理上盛则同盛，在病理上衰则同衰。

2. 津血互化　是指津液与血之间可以相互转化和相互补充。津液渗入脉中，则成为血的一部分；血中水分渗于脉外，则成为津液。

第三节　经络

PPT

经络是人体组织结构的重要组成部分。人体气血津液的运行，脏腑器官的功能活动，以及相互之间的联系和协调，均须通过经络系统运输传导、联络调节的功能得以实现，并使之成为一个有机的整体。

经络学说，是研究人体经络系统的组织结构、生理功能、病理变化及其与脏腑形体官窍、气血津液等相互关系的学说，是中医理论体系的重要组成部分。

实例分析

实例　列车上有一年轻男性旅客突发疾病，列车紧急广播寻找医生，乘客中有两位医生很快赶到患者身边，患者主诉上腹部疼痛、身冷乏力等，经医生望、闻、问、切后，诊断为胃寒腹痛，医生针刺患者双腿的足三里穴并行针，患者说"腿麻了，都麻到踋趾了"，拔针后，医生问："肚子还疼吗？"患者答："咦？不疼了。"医生又告知他一些注意事项，此后两天的旅程中，这名旅客再未发病。

问题　腹痛为什么在腿上治疗？为什么足三里穴如此神奇？

一、经络的概念及组成

（一）经络的概念

经络是经脉和络脉的总称，是人体运行气血，联络脏腑肢节，沟通上下内外，感应传导、调节功能平衡的通道。

经，有路径之意，经脉是分布于人体组织深部、纵行的主干，并有一定的循行路线；络，有网络之意，络脉循行部位较浅，纵横交错，网络全身，无处不至。经脉和络脉彼此紧密联系，如环无端，把人体构成一个统一的整体。

（二）经络的组成

经络系统主要由经脉和络脉组成（图2-49）。

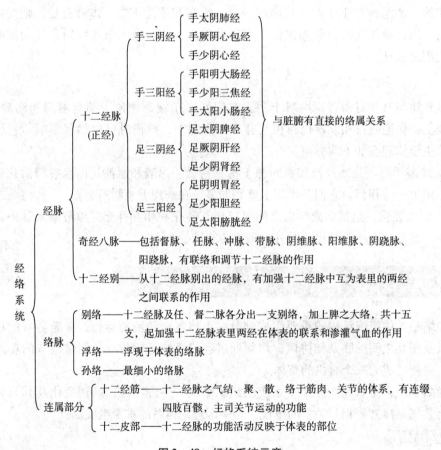

图2-49　经络系统示意

1. 经脉　包括正经和奇经。正经有十二条，又称"十二正经"，包括手三阴经、足三阴经、手三阳经、足三阳经。十二经脉对称分布于人体两侧，与脏腑有直接的络属关系，相互之间也有表里关系。奇经有八条，即督脉、任脉、冲脉、带脉、阴跷脉、阳跷脉、阴维脉、阳维脉，合称为"奇经八脉"。奇经的分布不像十二正经那样规律，与脏腑没有直接的络属关系，相互之间也无表里关系。

2. 络脉 包括别络、浮络及孙络。别络有十五条，是络脉中较大者，有本经别走邻经之意，可加强十二经脉互为表里的两经之间在体表的联系。十二正经与任督二脉各有一支别络，加上脾之大络，合称"十五别络"。浮络是循行于人体浅表部位，浮而易见的络脉。孙络是最细小的络脉。

（三）十二经脉

1. 命名 十二经脉对称地分布于人体的两侧，分别循行于上肢或下肢的内侧或外侧，每一条经脉分别隶属于一脏或一腑。凡循行于上肢的经脉称为手经，循行于下肢的经脉称为足经。内侧为阴经，外侧为阳经。阴经隶属于脏，阳经隶属于腑。

2. 走向和交接规律 十二经脉中气血流行的起止点和方向也各有其规律，经脉走向和交接规律如下：手之三阴经从胸走手，交手三阳经；手三阳经从手走头，交足三阳经；足三阳经从头走足，交足三阴经；足三阴经从足走腹（胸），交手三阴经，如此循环不断。阴经与阳经在手足交接，阳经与阳经在头面部交接，阴经与阴经在胸腹交接（图2-50）。

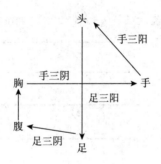

图 2-50 十二经脉走向交接规律示意

3. 分布规律 十二经脉分布有一定规律。①头部：手足三阳经在头面交接，故称头为"诸阳之会"。阳明经行于额面部，少阳经行于头侧部，太阳经行于面颊、头顶及头枕部；足厥阴经循行至巅顶。②躯干部：手三阴经从腋下出于体表，手三阳经行于肩胛部，阳明经行于前、太阳经行于后、少阳经行于侧面，足三阴经行于腹面。行于腹部的经脉，自内向外为足少阴肾经、足阳明胃经、足太阴脾经和足厥阴肝经。③四肢部：阴经行于内侧，太阴在前、厥阴在中、少阴在后，足三阴经在足内踝上8寸以下为厥阴在前、太阴在中、少阴在后；阳经行于外侧，阳明在前、少阳在中、太阳在后（表2-7）。

请你想一想

根据十二经脉的循行规律，足太阳膀胱经在头部、躯干部、四肢部是如何循行的？

表2－7　十二经脉的名称及分布特点

阴经名称	阳经名称	分布特点
手太阴肺经	手阳明大肠经	上肢前缘
手厥阴心包经	手少阳三焦经	上肢中线
手少阴心经	手太阳小肠经	上肢后缘
足太阴脾经	足阳明胃经	下肢前缘
足厥阴肝经	足少阳胆经	下肢中线
足少阴肾经	足太阳膀胱经	下肢后缘

注：1. 阴经行于肢体内侧，阳经行于肢体外侧；2. 足三阴经在足内踝上8寸以下为厥阴在前、太阴在中、少阴在后

4. 表里关系　手足三阴经与三阳经，通过各自的经络相互沟通，组成六对表里关系。相为表里的两条经脉，在四肢末端交接。阴经属脏络腑，阳经属腑络脏。如足阳明胃经属胃络脾，足太阴脾经属脾络胃。表里关系加强了表里两经的联系，促进了互为表里的脏与腑在生理上的相互协调和配合。

5. 流注次序　见图2－51。

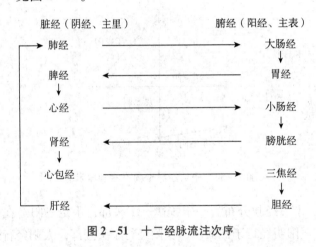

图2－51　十二经脉流注次序

你知道吗

各经脉气血流注的次序是怎样的

十二经脉是气血运行的主要通道，它们首尾相连、依次衔接，故而脉中气血的运行也是依次传注的。始于肺经，止于肝经，周而复始，如环无端。气血除了循十二经流注外，还通过多种途径和方式运行往复。营气行于脉中，按十二经走向，按时循经运行；卫气行于脉外，昼行于阳，夜行于阴，环周运行；经别中的气血着重表里经内部的循环；络脉中的气血着重于体表的弥漫布散；奇经八脉以蓄溢方式调节气血运行。它们之间既有体系大小主次的区别，又有着密切的联系。它们共同组成了以十二经为主的完整的气血循环流注系统。

（四）奇经八脉

奇经八脉，是督脉、任脉、冲脉、带脉、阴跷脉、阳跷脉、阴维脉、阳维脉的总称。奇经是与正经相对而言的，其分布不像十二经脉那样有规律，与五脏六腑没有直接的络属关系，相互之间也没有表里关系，异于十二正经，故称"奇经八脉"。

奇经八脉是经络系统中重要的经脉，在经络系统中发挥着联系、调节等作用，奇经八脉异于十二正经，其功能也具有自己的特点，主要表现于以下几方面。①加强十二经脉的联系：奇经八脉在分布过程中，加强了十二经脉间的联系，补充了十二经脉在分布上的不足。②调节十二经脉气血：十二经脉气血满溢，就会注入奇经八脉，蓄以备用；十二经脉气血不足，奇经中所储存的气血则溢出给予补充，以保障十二经脉对气血的需求。③与某些脏腑关系密切；奇经八脉虽然未与脏腑有直接的属络关系，但在循行过程中与脑、髓、女子胞、肝、肾等组织有较为密切的联系。

1. 督脉 起于胞中，下出会阴，沿脊柱上行，至风府穴处进入颅内，络脑，并沿头部正中线，经头顶、额部、鼻部、上唇，到上唇系带处。"督"，有总督、统率之意。督脉的主要功能：一是调节阳经气血，为"阳脉之海"；二是反映脑、髓、肾的功能。

2. 任脉 起于胞中，下出会阴，沿阴阜、腹部和前正中线上行，至咽喉，上行至下颌部，环绕口唇，沿面颊，分行至目眶下。"任"，有妊养之意。任脉的主要功能：一是调节阴经气血，为"阴脉之海"；二是主胞胎，与女子月经来潮及妊养、生殖功能有关。

3. 冲脉 起于胞中，下出会阴，从气街部起与足少阴经相并，夹脐上行，散布于胸中，再向上行，经喉，环绕口唇，至目眶下。冲脉的主要功能：一是调节十二经气血，为"十二经脉之海"；二是调节月经，主生殖。

4. 带脉 起于季胁，绕身一周，环行于腰腹部。带脉能约束纵行诸经，主司妇女带下。

二、经络的生理功能

经络的生理功能主要有运行全身气血，联络脏腑肢节，沟通上下内外，感应传导，调节功能平衡等方面。

1. 沟通联系 人体的脏腑、形体、官窍等组织功能的协调统一，依赖经络的沟通联系作用。经络在人体内所发挥的沟通联系作用主要表现为沟通脏腑与体表、脏腑与官窍、脏腑之间及经脉之间的联系等。

2. 运输渗灌 经络作为运行气血的主要通道而具有运输气血的作用，可布散和渗灌气血到脏腑、形体、官窍，它们得到了气血的充分濡养，可发挥各自的功能。

3. 感应传导 经络系统具有感应、传导针灸或其他刺激等信息的作用。如对经穴刺激，局部产生酸、麻、胀的感觉及沿经脉走向传导，就是经络感应传导作用的体现。

4. 调节平衡 经络系统通过沟通联系、渗灌气血、感应传导等作用，对各脏腑组织器官的功能活动进行调节，使复杂的生理功能相互协调，从而维持阴阳的动态平衡。

三、经络的临床应用

1. 阐释疾病的病理变化　经络与疾病的发生、传变有密切的关系。经络的功能正常，则其联系调节、感应传导等功能均正常，能运行气血，濡养脏腑组织，起着抵御外邪、保卫机体的作用。若某一经络功能异常，就易遭受外邪的侵袭；经络又是病邪传注的途径，不仅是外邪由表入里的传变途径，也是内脏之间、内脏与体表组织间病变相互影响传变的途径。

2. 指导疾病的诊断　由于经络有一定的循行部位和脏腑络属，经络可以反映所络属脏腑的病证。在临床上，就可以根据疾病所表现的症状，结合经络循行的部位及所联系的脏腑，进行分析，作为临床诊断的依据。如胁痛，多病在肝胆，因胁部是肝经和胆经的循行之处。

3. 指导疾病的临床治疗　经络学说早已被广泛用于指导临床各科的治疗，特别是针灸、按摩和中药处方。如针灸学中的"循经取穴法"，就是经络学说的具体应用。如本节"实例分析"中治疗患者胃痛，就是运用经络学说的内容，采用针灸治疗，循经远取足三里穴，达到快速起效的治疗目的。中药药性的归经理论亦是经络学说的具体应用，如麻黄有发汗、平喘和利尿的功效，能调节肺和膀胱的功能，故麻黄归肺、膀胱经。

你知道吗

经络学说是如何产生的

经络学说是我国古代人民在长期的生活、医疗实践过程中，主要通过施用砭刺、导引推拿等方法，进行保健或治疗时，结合患者的感传现象，积累了丰富的经验，并依据当时的解剖生理知识，加之古代哲学思想的渗透影响，逐步上升为理论而产生的。

早在 3000 多年前我国医家就对针灸的临床经验进行了总结。长沙马王堆出土的周代医书就有"足臂十一脉灸经"和"阴阳十一脉灸经"的记载。战国时期成书的《黄帝内经》对经络已经有详细的论述，初步形成了经络学说。

目标检测

一、单项选择题

1. 被称为"君主之官"的脏腑是（　　）

　　A. 肝　　　　　　　　B. 心　　　　　　　　C. 脾

　　D. 肺　　　　　　　　E. 肾

2. 被称为"华盖"的脏腑是（　　）

　　A. 心　　　　　　　　B. 肝　　　　　　　　C. 脾

D. 肺　　　　　　　　　　E. 肾

3. 血液运行最主要依赖于（　　）

A. 肝气　　　　　　　B. 脾气　　　　　　　C. 肺气

D. 心气　　　　　　　E. 肾气

4. 脾主统血的含义是（　　）

A. 脾气推动血液运行

B. 脾主运化，化生血液

C. 脾气温煦血液，使其不凝滞

D. 脾气固摄血液，使其不溢于脉外

E. 以上都不是

5. 人的视觉功能主要依赖于（　　）

A. 心主血脉　　　　　B. 肺主气　　　　　　C. 肝藏血

D. 脾统血　　　　　　E. 肾藏精

6. 下列脏与脏之间的关系被称为"水火既济"的是（　　）

A. 心与脾　　　　　　B. 肝与肺　　　　　　C. 心与肾

D. 肺与肾　　　　　　E. 心与肺

7. "朝百脉、主治节"的脏腑是（　　）

A. 心　　　　　　　　B. 肝　　　　　　　　C. 脾

D. 肺　　　　　　　　E. 肾

8. 具有泌别清浊功能的六腑是（　　）

A. 大肠　　　　　　　B. 小肠　　　　　　　C. 三焦

D. 胆　　　　　　　　E. 胃

9. 主藏血的脏腑是（　　）

A. 肾　　　　　　　　B. 肝　　　　　　　　C. 脾

D. 肺　　　　　　　　E. 心

10. 被称为"骨之余"的是（　　）

A. 发　　　　　　　　B. 毛　　　　　　　　C. 齿

D. 爪　　　　　　　　E. 舌

11. 肝在液为（　　）

A. 汗　　　　　　　　B. 泪　　　　　　　　C. 涎

D. 涕　　　　　　　　E. 唾

12. 肾在志为（　　）

A. 怒　　　　　　　　B. 喜　　　　　　　　C. 忧

D. 恐　　　　　　　　E. 思

13. "精血同源"是用以说明哪两脏的关系（　　）

A. 肾与心　　　　　　B. 肾与脾　　　　　　C. 肝与心

D. 肝与肾   E. 心与脾

14. 推动人体生长发育及脏腑功能活动的气是（　　）

    A. 元气   B. 宗气   C. 营气

    D. 卫气   E. 肺气

15. 下列哪一脏与血液循行没有直接关系（　　）

    A. 肝   B. 心   C. 肺

    D. 脾   E. 肾

16. "吐下之余，定无完气"的理论根据是（　　）

    A. 气能生津   B. 气能行津   C. 气能摄津

    D. 津能载气   E. 津能化气

17. 临床出现自汗、多尿、出血、遗精等症，为气的何种功能减退（　　）

    A. 推动作用   B. 温煦作用   C. 防御作用

    D. 气化作用   E. 固摄作用

18. 气血的生成与哪个脏腑的关系最密切（　　）

    A. 肝   B. 心   C. 肺

    D. 脾   E. 肾

19. 正经是指（　　）

    A. 十二经筋   B. 十二经别   C. 十二经脉

    D. 十二皮部   E. 十五别络

20. 手三阴经的走向是（　　）

    A. 从头走手   B. 从手走头   C. 从胸走手

    D. 从手走胸   E. 从胸走腹

二、思考题

1. 脾的生理功能是什么？

2. 肺主宣发肃降包括哪几个方面？

3. 心主血脉功能与心主神志、心在体合脉、其华在面、开窍于舌、在志为喜、在液为汗有何关系？

4. 试述气与血的关系。

5. 试述经络系统的组成。

书网融合……

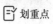
划重点

自测题

第三章　学点阴阳五行

学习目标

知识要求

1. **掌握**　阴阳和五行的概念；阴阳的相互关系和五行的相互关系。
2. **熟悉**　阴阳和五行的特性；对事物进行阴阳和五行分类。
3. **了解**　阴阳和五行在中医药学中的应用。

能力要求

　　能够运用古代朴素的唯物论和自发的辩证法思想理解中医基础理论，同时认识到用之解释复杂的生命现象所存在的局限性。

第一节　阴阳

PPT

实例分析

　　实例　太极阴阳图被称为"中华第一图"。从孔庙大成殿梁柱，到楼观台、白云观的标志物；从中医、武术到书刊封面、会徽会标，太极图无不体现其中。这种广为人知的太极图，形状如阴阳两鱼互纠在一起，被习称为"阴阳鱼太极图"。

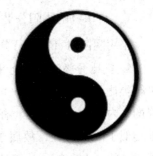

　　问题　太极阴阳图为什么把阴阳交界线画成了S形曲线而不是直线？又该如何理解和辨别阴阳呢？

一、阴阳的概念

　　阴阳最初是指阳光的向背，即向日为阳，背日为阴。后来引申说明气候的寒暖，方位的上下、左右等。

　　阴阳，是对自然界相互关联的某些事物和现象对立双方属性的概括。阴和阳既可代表两个相互对立的事物，又可代表同一事物内部所存在的相互对立的两个方面。如天地、寒热、动静、升降、昼夜、上下、左右、男女等。

二、阴阳的特性和事物的阴阳分类

（一）阴阳的特性

1. 普遍性 阴阳学说认为自然界的事物之间存在着普遍联系，如皇天后土、昼夜变化、四季更替、寒热温凉、血气、男女等事物和现象。这些相关联的事物，在同一范畴、同一层面内，若属性相反，就可以用阴阳概括。

2. 相对性 是指事物的阴阳属性并不是一成不变的，阴阳属性可相互转化，如属阴的寒证在一定条件下可以转化为属阳的热证，属阳的热证在一定条件下可以转化为属阴的寒证；阴阳之中复有阴阳，即阴中有阳、阳中有阴。如昼为阳，夜为阴，白昼的上午与下午相对而言，则上午为阳中之阳，下午为阳中之阴；夜晚的前半夜与后半夜相对而言，则前半夜为阴中之阴，后半夜为阴中之阳。阴阳属性随比较对象而变，如人体内六腑与五脏分阴阳，六腑主传泻水谷属阳，五脏主藏精气属阴；六腑与四肢比较，则六腑居内属阴，四肢在外为阳。

3. 关联性 阴阳所概括的一对事物或现象应共处于统一体中，或一事物内部对立的两个方面。若不在一个统一体中，无关联性的事物或现象，如寒与上、昼与外等，则不能用阴阳概括说明。

4. 规定性 阴阳学说对阴阳各自属性有着明确的规定，具有不可变性和不可反称性，如光明、温暖、向上等，是阳的特性；晦暗、寒冷、向下等，是阴的特性。

（二）事物的阴阳分类方法

采用阴阳对事物进行分类，一般使用如下两种方法。

1. 类比分类法 是将事物的特性与阴阳的特性进行类比的一种方法。一般来说，相对静止的、下降的、内守的、晦暗的、有形的、抑制的、寒冷的，都类似于阴的特性，故属于阴；与之相对应的，剧

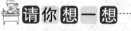
请你想一想
运用类比分类法对身边事物进行阴阳分类。

烈运动的、上升的、外向的、明亮的、无形的、躁动的、兴奋的、温热的，都类似于阳的特性，故属于阳。

2. 特别指定法 对于无法类比的事物则采用特别指定法来进行分类。如奇数、甲、左等为阳，偶数、乙、右等为阴。

常见事物的阴阳属性归类见表3-1。

表3-1 事物阴阳属性归类

属性	时间	空间				季节	温度	性状	亮度	事物运动状态			
阳	昼	天	上	外	南	春夏	温热	清	明亮	上升	兴奋	运动	亢进
阴	夜	地	下	内	北	秋冬	寒凉	浊	晦暗	下降	抑制	静止	衰退

三、阴阳的相互关系

1. 对立制约 是指阴阳双方既是相互对立的统一体，又存在着相互削弱的关系。如春夏气候之所以温热，是因为春夏阳气上升抑制了寒凉之气；秋冬气候之所以寒冷，是因为秋冬阴气抑制了温热之气。这说明了热能制寒、寒能制热的对立制约关系。

2. 互根互用 阴阳互根是指阴阳互相依存的关系。阴阳相互依存，共处一个统一体中，任何一方都不能脱离对方而单独存在。如上为阳，下为阴，没有上就无所谓下，没有下就无所谓上。说明阴阳任何一方的存在都是以对方的存在作为前提条件，二者既对立又统一。

阴阳互用是指阴阳相互促进的关系。如气与血相对而言，血为阴，气为阳。气为血之帅，气能生血、行血和摄血；血为气之母，血能养气和载气，气和血是互相为用的。

3. 消长平衡 是指相互对立的阴阳双方，不是处于静止状态，而是处在阴消阳长或阳消阴长的运动变化之中。阴和阳之间的平衡不是静止的和绝对的平衡，而是在一定时间、一定限度内，在阴消阳长、阳消阴长之中维持着相对的动态平衡。以四时变化来说，从冬季到春、夏季，气候从寒冷逐渐转暖变热，即是阴消阳长的过程；从夏季到秋、冬季，气候从炎热逐渐转凉变寒，即是阳消阴长的过程。

阴阳的相互制约和相互消长，是事物运动变化的量变过程，它使事物处于相对的平衡状态，生物才有生、长、化、收、藏和生、长、壮、老、已的发展变化。

4. 相互转化 是指阴阳对立的双方，在一定条件下可以各自向相反的方向转化，即阴可以转化为阳，阳可以转化为阴。阴阳的相互转化，是事物运动变化的质变过程，它代表着自然界新事物的产生，这种现象的发生取决于条件是否满足，如常说的"物极必反"，"极"便是指条件满足，事物的性质就要发生改变。

你知道吗

阴阳交感

阴阳交感，是指阴阳二气在运动中相互感应而交合的过程。阴阳交感是万物化生的根本条件，没有阴阳交感，新的事物和新的生命就不能产生。

在自然界，天之阳气下降，地之阴气上升，阴阳二气交感，形成云、雾、雷电、雨露等；在人类，男女媾精，产生新的生命。

阴阳交感是在阴阳二气运动达到和谐状态下产生的。老子《道德经》说"道生一，一生二，二生三，三生万物，万物负阴而抱阳，冲气以为和"，讲的就是这个道理。阴阳二气处于不断运动中，当它们在运动过程中相遇而处于和谐状态时，就会发生交感而孕育出新的生命。

四、阴阳学说在中医药学中的运用

实例分析

实例　小李，男，18 岁，着衣单薄，一日远足郊外，突遇气温骤降而冒风淋雨，回家后即觉身冷哆嗦、额头烫手、头痛乏力等身体不适，其母入厨，熬生姜汤一碗，令其热服，之后加盖衣被、卧床休息。一会儿，小李觉得周身温暖，似有汗出，随后，头痛等身体不适消失，恢复如常。

问题　小李得了什么病证？生姜汤为什么能治解除此病证呢？

1. 划分人体的组织结构　人体部分结构阴阳属性归类见表 3-2。

表 3-2　人体部分结构阴阳属性归类

属性	表里	腹背	内外	上下	脏腑	气血	肾
阴	里	腹	内	上半身	脏	血	肾阴
阳	表	背	外	下半身	腑	气	肾阳

2. 概括人体的生理状态　人体的阴阳平衡是阴阳学说对人体生理状态的概括。人体的阴阳平衡，体现在人体的阴精（物质）和阳气（功能）之间的对立统一之中。阴精是阳气的物质基础，没有阴精，无以化生阳气；没有阳气，就无以化生阴精。物质和功能的动态平衡，是人体生命活动的基础。

3. 说明人体的病理状态　人体的阴阳失调是阴阳学说对人体病理状态的概括。人体是否发生阴阳失调，取决于两方面因素：一是正气，分为阴精和阳气；二是邪气，泛指所有致病因素，也分阴邪和阳邪。疾病的过程，是正气与邪气相互斗争的过程，其结果则可以用阴阳失调，即阴阳的偏盛或偏衰来概括。阴阳偏盛，包括阳偏盛和阴偏盛；阴阳偏衰，包括阳偏衰和阴偏衰。

4. 指导疾病的诊断治疗　调整人体的阴阳是阴阳学说对人体疾病的治疗原则的概括。所谓调整阴阳，就是补其不足，损其有余，恢复阴阳的相对平衡（图 3-1）。

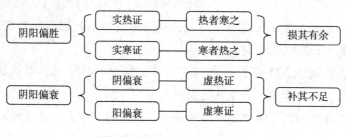

图 3-1　调整阴阳过程示意

你知道吗

药物性能的阴阳属性

阴阳学说可以用来概括药物的性能。药性有寒、热、温、凉四种。寒凉的药物能够减轻或消除机体的热象，属阴；温热的药物能够减轻或消除机体的寒象，属阳。药味有酸、苦、甘、辛、咸五种。辛、甘属阳，酸、苦、咸属阴。药物有升、降、浮、沉的作用趋向，升浮属阳，沉降属阴。

药物治疗疾病的原理，就是用药物的阴阳之偏，治疗疾病的阴阳之偏。

第二节 五行

PPT

实例分析

实例 《儒林外史》里有个范进中举的故事：范进一直坚持科举考试，多年未曾高中，生活过得穷困潦倒，最害怕的人就是他的岳父胡屠夫。有一天，他终于中举，欣喜之余，狂病发作，怎么办？这时有人出了个主意，让他平时最害怕的岳父吓他一下，他因为狂喜过度引发的狂证自然就好了。胡屠夫走到范进跟前，凶神恶煞地打了范进一巴掌，痛骂他一顿。范进惊吓之余，吐出一口痰，狂病就好了。

问题 范进为什么会发狂？他的狂病怎么会因为胡屠夫的一巴掌就好了呢？

一、五行的概念

五行，即木、火、土、金、水五种物质及其运动变化。五行中的"五"，是指木、火、土、金、水五种构成世界的基本物质或基本元素；"行"，是指这五种物质的运动变化及其相互联系。切不可将五行看作是静态的，而应看作是五种动态的相互作用。

二、五行的特性和事物五行属性的归类

（一）五行的特性 微课

五行的特性是对木、火、土、金、水五种自然物质的表象及性质的直观抽象的理性概念，是分析、归纳各种事物现象的属性，研究其内部相互关系的基本依据。

1. 木的特性 "木曰曲直"，是指木具有生长、能曲能伸、升发、喜欢调达舒畅，恶抑郁的特性。引申为凡具有升发、伸展、条达特性的事物或现象，归属于"木"。

2. 火的特性 "火曰炎上"，是指火具有发热、温暖、向上的特性。引申为凡具有温热、升腾、茂盛性能的事物或现象，归属于"火"。

3. 土的特性 "土爰稼穑"，是指土具有载物、生化的特性，故称土载四行，为万物之母。引申为凡具有生化、承载、受纳性能的事物或现象，属于"土"。

4. 金的特性 "金曰从革"，是指金具有能柔能刚、变革、肃杀、收敛、清洁的特性。引申为凡具有肃杀、收敛、清洁性能的事物或现象，归属于"金"。

5. 水的特性 "水曰润下"，是指水具有滋润、就下、闭藏的特性。引申为凡具有寒凉、滋润、就下、闭藏性能的事物或现象，归属于"水"。

（二）事物五行属性的归类

五行学说以天人相应为指导思想，以五行为中心，将自然界的各种事物和现象，以及人体的生理病理现象，按其属性进行归纳，将人体的生命活动与自然界的事物和现象联系起来，形成了联系人体内外环境的五行结构系统，用以说明人体以及人与自然环境的统一性（表 3 - 3）。

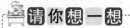

请你想一想

如何对中药的性味进行五行归纳？

表 3 - 3　五行属性归类

自然界							五行	人体						
五音	五味	五色	五化	五气	五方	五季		变动	五脏	六腑	五官	形体	情志	五声
角	酸	青	生	风	东	春	木	肝	胆	目	筋	怒	呼	握
徵	苦	赤	长	暑	南	夏	火	心	小肠	舌	脉	喜	笑	忧
宫	甘	黄	化	湿	中	长夏	土	脾	胃	口	肉	思	歌	哕
商	辛	白	收	燥	西	秋	金	肺	大肠	鼻	皮毛	悲	哭	咳
羽	咸	黑	藏	寒	北	冬	水	肾	膀胱	耳	骨	恐	呻	栗

你知道吗

中医的思维——取象比类

取象比类，是古代人们一种认识事物的方式。"取象"，即从事物或现象的形态中找出最能反映本质的特有征象；"比类"，是通过比较而归类，即以五行特性为基准，与某种事物所特有的征象相比较，以确定其五行归属。

首先，以五行之象类可以推五脏的功能作用。如肝象木而曲直，心象火而炎上，脾象土而安静，肺象金而刚决，肾象水而润下。其次，以五行之象类推五脏外合体窍、通于天气的理论。将人体脏腑、器官、生理部位和情志活动与外界的声音、颜色、季节、气候、方位、味道等分门别类地归属在一起。如心脏，其基本功能是主神明，主血脉，宇宙万物中的赤色、徵音、火、夏、热、南方、苦味等均可归属于心。

三、五行的相互关系

（一）五行的正常调节机制

五行的生克制化规律是五行结构系统在正常情况下的自动调节机制（图 3 - 2）。

1. 相生规律　相生即递相资生、助长、促进之意。五行之间互相滋生和促进的关系称为五行相生。五行相生的次序是：木生火，火生土，土生金，金生水，水生木。

在相生关系中，任何一行都有"生我""我生"两方面的关系，《难经》把它比喻为"母"与"子"的关系。"生我"者是母，"我生"者是"子"。所以五行相生关系又称"母子关系"。以火为例，木能生火，则木为火之母；火能生土，则土为火之子。

余可类推。

2. 相克规律　相克即相互制约、克制、抑制之意。五行之间相互制约的关系称为五行相克。五行相克的次序是：木克土，土克水，水克火，火克金，金克木。这种克制关系也是往复无穷的。

在相克的关系中，任何一行都有"克我""我克"两方面的关系。以土为例，"克我"者木，则木为土之"所不胜"。"我克"者水，则水为土之"所胜"。余可类推。在上述生克关系中，任何一行皆有"生我"和"我生""克我"和"我克"四个方面的关系。

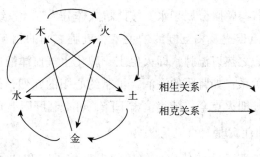

图 3-2　五行相生相克

3. 制化规律　五行中的制化关系，是五行生克关系的结合。相生与相克是不可分割的两个方面，生中有克（化中有制）、克中有生（制中有化），相反相成，才能维持和促进事物相对平衡协调和发展变化。五行之间这种生中有制、制中有生、相互生化、相互制约的生克关系，称为制化。五行制化的规律是：木克土，土生金，金克木，余可类推。

生克制化规律是一切事物发展变化的正常现象，在人体则是正常的生理状态。在这种相反相成的生克制化关系中，可以看出五行之间协调平衡是相对的。五行学说用这一理论来说明自然界气候的正常变迁和自然界的生态平衡，以及人体的生理活动。

（二）五行的异常关系

五行生克制化关系遭到破坏时，就会出现子母相及和相乘相侮。

1. 子母相及　及，影响所及之意。子母相及是不正常的相生现象，即病理现象，包括母病及子和子病及母两个方面。如木行，影响火行，为母病及子；影响水行，则为子病及母。

2. 相乘相侮　实际上是反常情况下的相克现象。

（1）相乘规律　乘，即乘虚侵袭之意。相乘即相克太过，超过正常制约的程度，使事物之间失去了正常的协调关系。五行之间相乘的次序与相克次序相同，如木（肝）亢乘土（脾）证。

相克和相乘是有区别的，前者是正常情况下的制约关系，后者是正常制约关系遭到破坏的异常相克现象。在人体，前者为生理现象，而后者为病理表现。但是近人习惯将相克与反常的相乘混同，病理的木乘土，也称木克土。

（2）相侮规律　侮，即欺侮，有恃强凌弱之意。相侮是指五行中的任何一行本身太过，使原来克它的一行，不仅不能制约它，反而被它所克制，即反克，又称反侮，如木（肝）火刑金（肺）证。

四、五行学说在中医药学中的应用

（一）说明脏腑的生理功能及其相互关系

1. 划分人体的结构系统　肝与胆分属于木；心与小肠分属于火；脾与胃分属于土；肺与大肠分属于金；肾与膀胱分属于水，按此将人体分为五大系统。

2. 说明脏腑间相互促进及相互制约的关系　五脏之间的相互促进关系：如肝藏血以济心，即木生火；心之热以温脾，即火生土；脾化生气血津液以充肺，即土生金等。五脏之间的相互制约关系：如肾阴的滋润，可制约心阳的亢烈，即水克火；心的阳热，可防止肺气过于清肃，即火克金；肺气清肃下降，可抵制肝阳上亢，即金克木等。

（二）解释脏腑间在病理上的相互影响

用相生关系可以说明疾病的传变，包括"母病传子"和"子病犯母"两个方面。如肾水为母脏，肝木为子脏，肾水不能滋养肝木而致肝阴不足，即"母病传子"。

用相克关系亦可说明疾病的传变，包括"相乘"传变和"相侮"传变两个方面。如肝火犯脾胃，属木乘土；肝火犯肺，即属木侮金（木火刑金）。

（三）用于疾病的诊断

由于五脏与五色、五音、五味及相关脉象的变化有一定的联系，临床诊断疾病时，就可以综合四诊所得的资料，根据五行所属及生克乘侮变化规律，诊断病情。如面见赤色，口苦，脉洪，可诊断为心火亢盛；面见青色，喜食酸味，脉弦，可诊断为肝病。若脾虚患者面见青色，为木来乘土；心脏病患者面见黑色则为水来克火等。

（四）指导五脏疾病的治疗

1. 指导脏腑用药　包括五色入五脏、五味入五脏等。

2. 控制疾病传变　根据母子相及和相乘相侮的疾病传变规律，一脏受病可波及其他四脏。因此，在治疗时除针对所病之脏进行处理外，还应调整其他脏腑，以控制其传变，如肝气过旺必乘脾土，实脾土可防传变。

3. 确定治疗法则

（1）运用五行相生规律，确定相生治法　"虚则补其母，实则泻其子"，如"滋水涵木法"，水生木，即滋肾阴以养肝阴；培土生金法"，土生金，即健脾气以补肺气。

（2）运用五行相克规律，确定相克治法　如"抑木扶土法"，木克土，则疏肝健脾；"培土制水法"，土克水，则补脾利水。

4. 指导情志疗法　情志生于五脏，五脏之间存在着生克关系，所以情志之间也存在着这种关系。临床上可以用情志相互制约的关系治疗情志疾病。

目标检测

一、单项选择题

1. 阴阳的最初含义是（　　）
   A. 日月　　　　　　　　B. 动静　　　　　　　　C. 日光向背
   D. 气候寒暖　　　　　　E. 水火

2. 阴阳的属性是（　　）
   A. 绝对的　　　　　　　B. 不变的　　　　　　　C. 相对的
   D. 量变的　　　　　　　E. 质变的

3. 阴阳相互转化是（　　）
   A. 绝对的　　　　　　　B. 有条件的　　　　　　C. 偶然的
   D. 必然的　　　　　　　E. 量变的

4. 以下属于阴的功能是（　　）
   A. 推动　　　　　　　　B. 温煦　　　　　　　　C. 滋润
   D. 兴奋　　　　　　　　E. 升散

5. 言人身脏腑之阴阳，心为（　　）
   A. 阳中之阳　　　　　　B. 阳中之阴　　　　　　C. 阴中之阳
   D. 阴中之阴　　　　　　E. 阴中之至阴

6. 一昼夜中属于阴中之阳的是（　　）
   A. 上午　　　　　　　　B. 下午　　　　　　　　C. 中午
   D. 前半夜　　　　　　　E. 后半夜

7. 春夏属于阳，秋冬属于阴。但春与夏相比，春属于阴，夏属于阳，这说明（　　）
   A. 阴阳的普遍性　　　　B. 阴阳的相关性　　　　C. 阴阳的相对性
   D. 阴阳的可分性　　　　E. 阴阳的统一性

8. 下列何项生理功能属于阳（　　）
   A. 沉降　　　　　　　　B. 收敛　　　　　　　　C. 抑制
   D. 推动　　　　　　　　E. 滋润

9. 阴胜则发生（　　）
   A. 假寒证　　　　　　　B. 虚热证　　　　　　　C. 实寒证
   D. 虚寒证　　　　　　　E. 实热证

10. "热者寒之"的治疗方法适用于（　　）
    A. 假寒证　　　　　　　B. 虚热证　　　　　　　C. 实寒证
    D. 虚寒证　　　　　　　E. 实热证

11. 下列不属于阳的是（　　）
    A. 色青白　　　　　　　B. 脉浮大　　　　　　　C. 声高
    D. 色鲜明　　　　　　　E. 烦躁

12. "益火之源，以消阴翳"的治法适用于（　　）

    A. 假寒证　　　　　　　B. 虚热证　　　　　　　C. 实寒证

    D. 虚寒证　　　　　　　E. 实热证

13. 表示"阴邪"的是（　　）

    A. 阴胜则阳病　　　　　B. 阳胜则阴病　　　　　C. 阴虚阳亢

    D. 阴损及阳　　　　　　E. 阴阳互损

14. 春夏阳气上升抑制了寒凉之气，所以春夏气候温热。这体现了（　　）

    A. 阴阳转化　　　　　　B. 阴阳对立制约　　　　C. 阴阳互根互用

    D. 阴阳消长　　　　　　E. 阴阳平衡

15. 四季更迭体现了（　　）

    A. 阴阳转化　　　　　　B. 阴阳对立制约　　　　C. 阴阳互根互用

    D. 阴阳消长　　　　　　E. 阴阳平衡

16. 从冬季到春夏季，气候从寒冷逐渐转暖变热。这体现了（　　）

    A. 阴阳转化　　　　　　B. 阴阳对立制约　　　　C. 阴阳互根互用

    D. 阴阳消长　　　　　　E. 阴阳平衡

17. 按五行生克关系，肝为脾之（　　）

    A. 母　　　　　　　　　B. 子　　　　　　　　　C. 所胜

    D. 我生　　　　　　　　E. 所不胜

18. 属于子病及母的是（　　）

    A. 肺病及肾　　　　　　B. 肝病及肾　　　　　　C. 心病及肾

    D. 脾病及肾　　　　　　E. 肝病及心

19. 根据五行相克规律，肺的所不胜是（　　）

    A. 肝　　　　　　　　　B. 肾　　　　　　　　　C. 心

    D. 脾　　　　　　　　　E. 以上都不是

20. 情志与五行配属，思属于（　　）

    A. 木　　　　　　　　　B. 土　　　　　　　　　C. 金

    D. 水　　　　　　　　　E. 火

二、思考题

1. 人体如何分阴阳？

2. 肺气不足采取的治疗方法是什么？符合五行的哪个治疗原则？

书网融合……

 微课　　　　 划重点　　　　 自测题

▷▷ 第四章 辨识病因病机

学习目标

知识要求

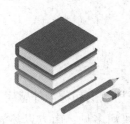

1. **掌握** 病因的定义、类型；六淫、疠气的概念、性质和致病特点；七情内伤、水湿痰饮、瘀血的概念、形成因素和致病特点。
2. **熟悉** 饮食失宜、劳逸过度的类型。
3. **了解** 结石、寄生虫、外伤、虫兽伤的致病概况。

能力要求

能够将典型的特征症状归结于常见病因。

第一节 常见病因

PPT

实例分析

实例 李明放暑假时和朋友一起外出旅游，正好遇上高温酷暑，李明在烈日下步行一段时间后就觉得身体不舒服，口干，两眼发黑，又有点想吐，一直到晚上，还是觉得闷热，全身没劲，不想吃东西，次日仍然觉得头昏，肢体困重。

问题 李明出现不舒服现象的原因是什么？

病因又称致病因素，是引起疾病的原因。病因与病证之间有着特定的规律性和因果关系，也就是说，没有一定的病因，就不可能发生相应的病证。如火邪（病因）侵犯人体可产生耗气伤津、易致疮疡、易致出血等证候。

常见的病因有以下四类。①外感病因：是指从皮毛或口鼻侵入人体的致病因素，如六淫、疠气等。②内伤病因：如七情内伤、饮食失宜、劳逸过度等。③病理产物性病因：其本身是由于脏腑功能失调所产生的病理产物，但反过来又可成为某些疾病的致病因素，如痰饮、瘀血等。④其他病因：如虫兽伤、外伤、寄生虫等。

一、外感病因

（一）六淫

六淫是风、寒、暑、湿、燥、火（热）六种外感病邪的统称。自然界四季中存在着风、寒、暑、湿、燥、火六种不同的气候变化，在正常的情况下，是自然界万事万物生长的基本条件，中医学称为"六气"。人类在长期的进化过程中已经适应，所以正常的六气不易致病。只有气候变化异常（六气太过或不及，或气候的变化过于急骤），超过了正常人体的生理适应能力，或人体正气不足，对气候变化的适应能力和抵御病邪侵袭的能力下降时，六气才会侵入人体，从而导致疾病的发生（图4-1），此时便称为"六淫"，又称"六邪"。

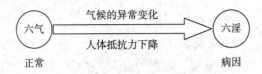

图4-1 六淫与六气的联系与区别

1. 六淫共同的致病特点

（1）**外感性** 六淫致病多从肌表、口鼻侵犯人体，所以六淫所致疾病称为外感病。

（2）**地域性** 六淫致病，有明显的地域多发性。如北方以寒病多见，南方以热病多见，西方以燥病多见，东方以风病多见，中部以湿病多见。

（3）**季节性** 六淫致病，常有明显的季节多发性。如冬季多寒病，夏季多暑病，秋季多燥病，春季多风病，长夏多湿病等。

（4）**相兼性** 六淫可单独致病，又可两种或以上同时侵犯人体而致病。如伤风、伤暑，为单独致病；风寒感冒、湿热泻痢，为两邪致病；而风寒湿痹，则为三种邪气相兼为患。

2. 六淫不同的致病特点

（1）**风邪** 是指具有自然界风之轻扬开泄，善动不居特性的外邪。风为阳邪。风邪侵犯人体引起的疾病称为外风病。风为百病之长，是六淫中最为常见、最易中人的邪气，致病极为广泛。风是春天的主气。风邪致病以春季为多，但四季均有（表4-1）。

表4-1 风邪的性质和致病特点 📱微课1

性质	致病特点
轻扬开泄	易于侵袭阳位：病位在上，如头痛、咽痒、面目水肿；病位在表，腠理开张发泄，如发热、汗出、恶风
善行数变	病位游移不定：如风疹发无定处、此起彼伏，行痹肢节游走性疼痛；发病急骤，变化无常：如风疹、荨麻疹发病较急、时隐时现，小儿风水病短时间会出现头面一身悉肿
动摇	肢体异常运动：如破伤风之四肢抽搐、角弓反张、直视上吊
多兼他邪	常为外邪致病的先导：寒、湿、燥、热等邪气，多依附于风

你知道吗

常见的风证

1. 风邪袭表 风邪侵犯肌表，导致营卫不和，症见发热、恶风、汗出、头痛、脉浮缓。

2. 风邪犯肺 上症兼见咳嗽咽痒、鼻塞流涕，为风邪外袭、肺卫失宣所致。

（2）**寒邪** 是指具有自然界寒之阴冷、凝结、收引特性的外邪。寒为阴邪。寒邪侵犯人体产生的病证称为外寒证。寒是冬天的主气，寒邪为病，冬季多见（表4-2）。

表4-2 寒邪的性质和致病特点

性质	致病特点
寒凉	易伤阳气，表现寒象：寒邪伤于肌表，郁遏卫阳——"伤寒"；寒邪直中于里，伤及脏腑阳气——"中寒"
凝滞	阻滞气血，多见疼痛：如局部冷痛，得温则减、遇寒加重
收引	腠理、筋脉收缩拘急：如无汗、脉紧、筋脉拘急

你知道吗

常见的寒证

1. 外感寒邪 寒邪袭表，毛孔闭塞，卫阳不能宣发，而有恶寒、发热、无汗等症。肺合皮毛，寒邪犯肺，肺气宣降失职，则见鼻塞、咳嗽等症。寒邪客于经络，经脉拘急收引，气血不通，常见头痛、身痛、关节疼痛等症。

2. 寒中脾胃 过食生冷或腹部受凉，寒邪损伤脾胃阳气，导致脾失健运，胃失和降，则见肠鸣、呕吐、腹泻、腹痛等症。

（3）**暑邪** 是指感受夏至以后、立秋以前自然界中的火热外邪。暑为阳邪。暑邪侵犯人体引起的疾病称为暑病。暑是夏天的主气，具有明显的季节性。暑邪致病有阴阳之分，在炎夏之日，气温过高，或烈日暴晒过久，或工作场所闷热而引起的热病，为中于热，属阳暑；而暑热时节，过食生冷，或贪凉露宿，或冷浴过久所引起的热病，为中于寒，属阴暑（表4-3）。

表4-3 暑邪的性质和致病特点

性质	致病特点
炎热	表现阳热之象：如壮热、心烦、面赤、烦躁、脉象洪大
升散	上犯头目，扰及心神：如头昏目眩、心烦闷乱而不宁；易于伤津耗气：伤津则口渴喜饮、唇干舌燥、尿少色黄；耗气则气短乏力、倦怠懒言，甚则突然昏倒、不省人事
夹湿	多见暑湿夹杂：如发热、烦渴，常兼见四肢困倦、胸闷呕恶、大便溏泻不爽

你知道吗

常见的暑证

1. 伤暑 是伤于夏季暑热的病证，症见身热汗多、心烦、口渴喜饮、气短乏力、脉虚数等。

2. 中暑　多为在烈日或高温环境下工作而引起，其证有轻重之分。轻者只有头晕、胸闷、恶心等症状；重者可见突然昏倒、不省人事、冷汗不止、四肢不温，脉大而虚等症。

（4）湿邪　是指自然界中具有水湿之重浊、黏滞、趋下特性的外邪。湿为阴邪。湿邪侵犯人体引起的疾病称为外湿病。湿是长夏的主气。长夏湿气最盛，故长夏多湿病，此外，久处潮湿环境、淋雨涉水等原因使湿病四季均可发生（表4-4）。

表4-4　湿邪的性质和致病特点

性质	致病特点
重浊	易于损伤阳气：如脾阳不振，运化无权，水湿停聚，发为泄泻、水肿； 多见头身肢体困重：如头重身重，着痹之肢节酸重疼痛； 排泄物和分泌物秽浊不清，黏滞不爽：如大便溏泄黏腻不爽、下痢脓血黏液、小便浑浊涩滞不畅、妇女黄白带下过多、湿疹脓水秽浊
黏滞	易于侵袭阴位：病位在下，如下肢水肿、小便浑浊、泄泻下痢、带下； 易于阻遏气机：如胸闷、脘阻、腹胀
趋下	病情缠绵难愈：起病缓慢隐袭、病程较长、反复发作

你知道吗

常见的湿证

1. 表湿　湿邪侵犯肌表，卫气不宣，其症见恶寒发热、汗出而热不退、头身酸痛、胸闷、口不渴、舌苔薄白而腻、脉濡而缓。

2. 湿痹（着痹）　湿邪侵袭经络关节，其症见肢体酸痛沉重、痛有定处，甚则难以转侧、肌肤麻木。

（5）燥邪　是指自然界中具有干燥、收敛、清肃特性的外邪。燥分阴邪和阳邪，燥为秋天的主气，五行属金，属阴邪；其临床表现有津液干少现象，有燥从火化之说，故又属阳邪。感受自然界燥邪引起一系列干燥失润症状的疾病称外燥病（表4-5）。

表4-5　燥邪的性质和致病特点

性质	致病特点
干燥	易于耗伤津液：如口干唇燥、鼻咽干燥、皮肤干燥甚则皲裂、毛发干枯不荣、小便短少、大便干结
涩滞	易于伤肺：如干咳少痰，或痰黏难咳，或痰中带血，甚则喘息胸痛

（6）火邪　是指自然界具有炎上或灼热特性的外邪，又称热邪或温邪。火为阳邪。感受自然界热邪引起以发热为主症的疾病称为热病。火为阳盛所生，旺于夏季，但四季均可发生（表4-6）。

表 4-6 火（热）邪的性质和致病特点

性质	致病特点
燔灼急迫	表现阳热之象：如壮热、面赤、烦躁、舌红、脉洪数； 易于伤津耗气：热盛伤津则汗出、口渴喜饮、咽干舌燥、尿少便干，"壮火食气"则倦怠乏力、少气懒言； 易致生风动血：热极生风则高热、四肢抽搐、两目上视、角弓反张、扩张血脉、加速血行、灼伤脉络，迫血妄行则致出血； 易致阳性疮痈：如疮疡局部红、肿、热、痛
炎上	主要侵犯人体上部：如头痛、耳鸣、咽喉红肿疼痛、牙痛、齿龈红肿

（二）疠气

疠气，是一类具有强烈传染性的外感病因，又称瘟疫、疫气、疫毒、毒气、乖戾之气等。疠气通过空气和接触传染。

疠气与六淫不同，不是气候变化形成的致病因素，而是一种人们的感官不能直接观察到的微小物质（病原微生物），即"毒"邪（表 4-7）。疠气经口鼻等途径由外入内，故属于外感病因。由疠气而致的具有剧烈流行性、传染性的一类疾病，称为疫、疫病、瘟疫（或温疫）等。温病与瘟疫不同，温病为多种外感急性热病的总称，无传染性和流行性。疠气致病实际上包括了西医学中的许多传染病，如流行性感冒、急性严重呼吸综合征、新型冠状病毒肺炎、霍乱、鼠疫等。

表 4-7 疠气与六淫的区别

区别	六淫	疠气
侵入途径	肌表、口鼻	口鼻、皮肤、饮食、虫类叮咬、血液、性接触
发病特点	与正气强弱有关，且传变由表及里、由浅入深	来势猛烈，发病急骤
传染性	可有传染性	传染性强
预后	良	差

疠气的致病特点如下。

1. 传染性强，易于流行 疠气主要通过空气传染，从口鼻而入；也可通过食物自口而入或蚊叮、虫咬自皮肤传染。疠气既可大面积流行，也可以散在发生，预防与隔离是防止疠气流行的关键。

2. 发病急骤，传变迅速，病情危重 疠气致病，大多发病急骤，来势凶猛，病情危重，变化多端。

3. 一气一病，症状相似 一种疠气引起一种相应的疫病；某一种疫病的患者，其临床症状基本相似。

二、内伤病因

（一）七情内伤

七情是指喜、怒、忧、思、悲、恐、惊七种情志变化，是人体对外界事物和现象的不同情志反应。七情在人体正常状态下不会使人发病。只有过于突然、强烈或持久的不良情志刺激，超过了人心理承受和调节能力，引起脏腑气血功能紊乱，才会成为致病因素（图4-2）。因七情致病，直接影响内脏，是造成内伤疾病的主要因素，故称为"七情内伤"。

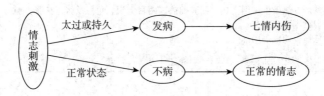

图4-2 情志刺激人体后的反应

七情内伤的形成与社会因素、疾病因素、体质因素等有关。社会因素有社会政治、经济、文化、人际关系、工作环境、家庭婚姻等；疾病因素如急性或长期发病均可导致情志内伤，对疾病的认知程度也是诱发情志变化的主要因素；不同体质类型的人心理适应能力有很大程度的差异。七情的致病特点如下。

1. 直接伤及脏腑 情志活动以脏腑气血为物质基础，是由脏腑功能活动产生的，因此七情太过则直接作用于内脏，导致内脏功能活动失常。不同的情志异常，常作用于相应的内脏，造成不同的损伤，一般是反伤本脏（又称自伤），即过怒伤肝、过喜伤心、过思伤脾、过悲伤肺、过恐伤肾（图4-3）。

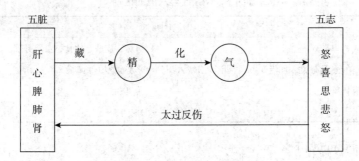

图4-3 五脏与五志的关系

以上规律并不是绝对的，由于人体是一个有机的整体，七情损伤内脏，也可出现另外两种情况：一是多种情志伤及同一脏，如各种情志过极，均可伤及心；二是一种情志可以伤及多个脏腑，如暴怒伤肝，肝气又可横逆犯脾胃。临床实践表明，情志所伤的疾病，尤以心、肝、脾多见。

2. 扰乱脏腑气机 七情致病常扰乱脏腑气机，导致气血运行紊乱。

（1）怒则气上 大怒伤肝，使肝气上逆，血随气升，可出现头胀头痛、面红目赤、呕血，甚至突然昏倒等症状。

（2）喜则气缓 过喜伤心，使心气涣散，神不守舍，可出现精神不能集中，甚至失神狂乱等症状。在正常情况下，适当的喜能缓和精神紧张，使气血通利，心情舒畅，是一种良性的精神反应。

（3）悲则气消　悲忧过度伤肺，使肺气耗伤，可出现胸闷气短、精神萎靡、乏力倦怠等症状。

（4）恐则气下　恐惧过度伤肾，使肾气不固，气泄于下，可出现二便失禁、遗精等症状。

（5）惊则气乱　突然受惊，使心气紊乱，可出现惊恐不安、心悸不宁等症状。

（6）思则气结　思虑过度，使脾气郁结，可出现食欲不振、脘腹胀满、神疲乏力等症状。

3. 耗伤正气　精神情志活动的物质基础是精、气、血、津液，七情过用或五志化火皆可耗伤阴精。七情伤脾胃，使后天生化乏源，日久终致津、精润竭；某些情志刺激也可直接耗伤精血。

4. 易致痰瘀　七情内伤导致气机不畅，津液输布障碍而生痰，血行不畅而生瘀。

5. 影响病情　临床实践表明，在许多疾病演变、发展过程中，情绪的异常波动可使疾病加重或急剧恶化，甚至死亡。如心脉痹阻之真心痛，过喜使心气涣散，突发心前区剧烈疼痛；肝气犯胃之胃脘痛，每因情志不遂而加重；肝阳上亢之高血压，大怒可使肝阳暴涨而发生中风。乐观者或能与疾病做斗争者，病情常可减轻，甚至可以由于精神刺激的解除而疾病痊愈。

（二）饮食失宜

饮食是人体摄取营养、维持生命活动的必要物质。但饮食失宜，又常成为疾病发生的原因之一。饮食所伤，主要病及脾胃，导致脾胃升降失常。饮食致病主要有以下三方面。

1. 饮食不节　饮食应以定时、定量为宜。过饥则饮食摄入不足，气血津液乏源，久之则正气不足，抵抗力下降而生病。过饱或暴饮暴食则饮食摄入过量，超过脾胃的运化能力，可致饮食停滞，脾胃损伤。

2. 饮食不洁　进食不洁食物，可引起多种胃肠疾病，如痢疾、腹泻、腹痛等；也可引起多种寄生虫感染，如蛲虫、蛔虫、绦虫等，出现腹痛、嗜食异物、面黄肌瘦等症状；若进食腐败变质或有毒食物，则可引起中毒，表现为腹剧痛、吐泻，甚至昏迷死亡。

3. 饮食偏嗜　饮食应多样化，偏食可导致某些营养物质的缺乏。如过食生冷寒凉的食物，损伤脾胃阳气，使寒湿内生，易致腹痛吐泻；偏食辛温燥热的食物，可使胃肠积热或皮肤疖疮。

（三）劳逸过度

1. 过劳　是指劳累过度，包括以下四方面。

（1）劳力过度　指体力劳动负担过重，多为长时间持续劳作，得不到适当休息导致，劳则气耗，出现肢倦、少气懒言、喘而汗出等症状。

（2）劳神过度　指脑力劳动负担过重，多因长时间思考、谋虑、记忆等原因而致，暗耗心血，神失所养，出现心悸、健忘、失眠等症状。

（3）房劳过度　指性生活过于频繁，失于节制，耗伤肾精，出现腰膝酸软、眩晕耳鸣、精神萎靡、性功能减退等症状。

（4）久作劳损　指长时间保持一种姿势或长时间从事某种活动，造成机体损伤。如久视伤血、久卧伤气、久坐伤肉、久立伤骨、久行伤筋等。

2. 过逸　是指长期没有参加体力劳动和体育锻炼，以及心理的松懈。过度安逸可导致气机不畅，全身脏腑功能减退，气滞血瘀、水湿痰饮内停、精神懒散、意志消沉等，尤其是脾胃功能减退，可出现食少神疲、肢体软弱、虚胖臃肿、动则气喘、心悸、汗出等症状。

三、病理产物性病因

（一）痰饮

痰饮是由于机体水液代谢障碍，水谷精微不能正常转化而形成的病理产物。就形质而言，一般较稠厚者为痰，清稀者为饮。

痰可分为有形和无形两类，"有形之痰"是指视之可见，触之可及，闻之有声的痰，如咳嗽而出的痰液，触之有形的痰核；"无形之痰"是指视之不见，触之不及，闻之无声，只见其症，不见其形的痰，如梅核气，以及部分眩晕、癫狂等，采用祛痰法治疗能取得较好效果。

饮的性质较清稀，流动性较大，多停留在人体的脏腑组织间隙或疏松部位，如肠胃、胸胁、胸膈、肌肤等，因停留的部位不同，症状各异，故有痰饮、悬饮、支饮、溢饮等不同病名。

1. 形成因素　多为外感六淫、疫疠之气、内伤七情、饮食劳逸、瘀血、结石等初始病因，导致肺、脾、肾及三焦等脏腑主司水液代谢的生理功能失常，产生水液代谢障碍的病理变化，水湿停聚，形成病理产物，凝而成痰，积而为饮。

2. 致病特点　痰饮形成之后，作为致病因素可导致更为复杂的病理变化。

（1）阻碍气血运行　痰饮易于阻滞气机，壅塞经络，使脏腑气机升降出入异常，气血运行受阻。痰饮在肺，肺失宣降，出现咳嗽喘息、胸部满闷，甚则不能平卧；痰结咽喉，气机不利，可见咽中梗阻，如有异物，吐之不出，吞之不入；痰流注肢体，使经络阻滞，气血运行不畅，出现肢体麻木、屈伸不利，甚则半身不遂；痰结于经络筋骨，可致痰核、瘰疬、阴疽、流注等病证。饮停肠胃，气机升降失常，出现恶心呕吐、腹胀肠鸣等病证；饮停胸胁，气机阻滞，可见胸胁胀满、咳唾引痛等症状。

（2）影响水液代谢　痰饮本为水液代谢失常的病理产物，一旦形成，又可反作用于人体，进一步影响水液代谢。如痰湿困脾，可致水湿不运；痰饮阻肺，可致宣降失职，水液不布；痰饮停滞下焦，可影响肾、膀胱的气化功能，以致水液停蓄。

（3）易扰心神　痰浊内扰，易见神志异常。痰浊上蒙清窍，可见眩晕头痛；痰阻于心，可见胸闷心悸；痰迷心窍，致神昏、痴呆；痰郁化火，痰火扰心，致神昏谵语，甚则发狂。

（4）致病广泛，变化多端 痰随气升降流行，内至脏腑，外至筋骨皮肉，无处不到，无处不有，可形成多种病证，因此有"百病多由痰作祟""怪病多属痰"之说。饮则多留积于肠胃、胸胁、胸膈、肌肤等处，引发各种病证。痰饮在不同部位的临床表现大体可归纳为咳、喘、悸、眩、呕、满、肿、痛八大症状。

（5）病势缠绵，病程较长 痰饮与湿邪类似，具有黏滞的特性，致病缠绵，病程较长，难以速愈，如咳喘、眩晕、胸痹、癫痫、中风、痰核、瘿瘤、瘰疬、阴疽、流注等。

（二）瘀血

瘀血是血液运行失常，血液停聚所形成的病理产物。瘀血包括离经后积于体内的血和阻滞于脏腑及经脉中的血。

1. 形成因素 导致瘀血形成的因素可概括如下。

（1）气滞致瘀 气为血之帅，气行则血行，气滞则血瘀。

（2）气虚致瘀 气虚无力推动血液运行，导致血行瘀滞而为瘀；气虚不能统摄血液，可致血溢脉外而为瘀。

（3）血寒致瘀 血得热则行，得寒则凝。寒邪客于血脉使脉道挛缩，则血液凝涩，运行不畅而致瘀。

（4）血热致瘀 热入营血，血热互结，煎灼津液，使血液黏稠而运行不畅；或热灼脉络，迫血妄行，留于体内，导致瘀血形成。

（5）外伤致瘀 跌打损伤、金刃所伤、手术创伤等，致使脉管破损而出血，成为离经之血，若未能及时消散或排出体外，留积于体内而成瘀血。

2. 致病特点 瘀血病证虽然繁多，但其病理特征主要为阻滞气机，瘀塞经脉，伤及脏腑，临床表现为以下特点。

（1）疼痛 多为刺痛，疼痛固定不移，拒按，且夜间痛甚，或久痛不愈，反复发作。

（2）肿块 肌肤外伤造成的瘀血，在体表可见局部青紫肿胀；瘀血在体内积久不散者，多为质硬之癥块，按之有形或有压痛。

（3）出血 血色紫暗或夹有血块。

（4）望诊表现 面部、口唇青紫，舌质紫暗，或有瘀点、瘀斑，或舌下静脉曲张等。久瘀可见面色黧黑，或肌肤甲错，或腹部青筋暴露。

（5）脉诊表现 脉细涩、沉弦或结代。

（三）结石

结石是体内湿热、浊邪蕴结不散，或久经煎熬形成的砂石样病理产物。

1. 形成因素 结石主要是饮食失宜导致。饮食不节，嗜食辛辣、过食肥甘、嗜酒过度均可致湿热内生，影响肝胆疏泄，胆汁排泄不畅而导致胆石；湿热下注，蕴结下焦，则导致肾、膀胱结石；空腹食柿等易致胃石；水质较硬也会导致结石产生。此外，情志内伤，气机不利，肝失疏泄，或寄生虫感染，或服药不当等均可能导致结石产生。

2. 致病特点　多发于肝、胆、肾和膀胱；易阻气机，损伤脉络；阻塞通道，易致疼痛；病程长、轻重不一等。

四、其他病因

1. 寄生虫　主要是指肠道寄生虫，如蛔虫、钩虫、蛲虫、血吸虫、绦虫等。患者一般因进食被寄生虫虫卵污染的食物或接触疫水、疫土而发病。患肠道寄生虫病者，大多在大便中能检查出虫卵，有的没有明显的症状。蛔虫病常见脐腹疼痛、时发时止，形体消瘦、不思饮食等症，严重者可见上腹部剧痛、吐蛔虫、四肢厥冷的蛔厥证。蛲虫病主要可见肛周瘙痒。血吸虫病则因血液运行不畅，久则水液停聚于腹，形成"蛊胀"。蛔虫、钩虫等肠道寄生虫引起的面黄肌瘦、嗜食异物、腹痛等症，中医则统称为"虫积"。

2. 外伤　包括跌打损伤、枪弹伤、金刃伤、烧烫伤、冻伤等，可造成皮肤、肌肉、筋骨瘀血肿痛、出血脱液、筋伤骨折或脱臼等。如遇外邪从创口侵入，可引起伤口化脓、破伤风等。如外伤损及内脏、大血管或头部，可引起大出血、神志昏迷，甚至死亡。

3. 虫兽伤　是指蝎子、蜈蚣、蜂蜇伤，或毒蛇、猛兽、疯犬咬伤等。蝎子、蜈蚣、蜂等蜇伤轻者，多为局部红、肿、痒、麻、疼痛；重者可引起死亡。毒蛇咬伤则大致可分三类：有神经毒者，一般伤口出血少，局部红肿疼痛较轻，随后出现麻木感，重者可引起呼吸麻痹和全身瘫痪而死亡；有血液毒者，局部症状较为严重，伤口剧烈疼痛，犹如刀割，齿痕处出血不止，并可伴有恶寒、发热、头晕、心悸等全身症状；有混合毒者，兼有上述两种毒素所引起的症状，局部症状明显，全身症状发展很快。狂犬咬伤初起仅见局部疼痛、出血，伤口愈合后，经过一段时间的潜伏期而发病，出现头痛、烦躁、恐水、牙关紧闭、四肢抽搐、呼吸困难而死亡。

第二节　发病与基本病机

PPT

实例分析

实例　由于夏天天气炎热，高爷爷坐在树下乘凉，不小心睡着后受凉了，当天晚上出现寒战、发热，检查体温38.8℃，自服退热药后热势稍减，5小时后，体温再次升高，并出现恶心呕吐，腹痛腹泻，大便稀水样、臭秽，舌苔厚腻，脉浮数等症状。

问题　高爷爷发病的机理是什么？

人在适应和改造自然的过程中，保持着机体内部及其内外环境的相对平衡协调，以及正常的生理和心理活动过程，机体呈现健康状态，即阴平阳秘。但在一定的致病因素作用下，正邪相搏，机体内部及其内外环境的相互关系失调，导致脏腑、组织、器官等发生功能代谢结构上的病理变化，因而出现一系列的临床症状和体征，便发生了疾病。病机是指疾病发生、发展、变化和转归的机理。一般来说，病机有三个层次：一是基本病机，是指各种疾病发生、发展、变化和转归过程中的一般规律，如邪正相争、气血津液失调、阴阳失调等，其中阴阳失调是最基本的病机；二是系统病机，是指每类疾病发生、发展和变化的规律，是基本病机在不同类别疾病中更深入、更具体的展开，如脏腑病机、经络病机、六经病机等；三是症状病机，是指各种症状发生的机理，如疼痛病机、发热病机等。本节主要讨论基本病机。

一、发病

疾病与健康是人体两种相对的状态。疾病的发生是一个复杂的病理过程，是病邪作用于人体引起损害和正气抗损害之间相互斗争的过程。因此，发病过程主要关系到两种力量的博弈变化：一是正气，是指人体正常功能活动及抗病、康复的能力；二是邪气，泛指一切致病因素。正气与邪气两种力量的对峙变化直接影响和决定发病的全过程、趋势和结果。

（一）发病基本原理

1. 正气不足是发病的内在根据　正气，即人体的生理功能，主要指其对外界环境的适应能力、抗邪能力及康复能力。通常情况下，人体正气强盛，邪气不易侵犯机体，或虽有侵袭，亦因正能胜邪而不发病，正如《黄帝内经》所说："正气存内，邪不可干。"反之，如果正气不足，抵抗力弱，不足以抵御邪气，或邪气乘虚而入，正不胜邪则发病，即所谓"邪之所凑，其气必虚"。

2. 邪气是发病的重要条件　邪气，简称邪，一般来说，邪气包括六淫、疠气、饮食失宜、七情内伤、劳逸损伤、外伤、寄生虫、虫兽所伤等，有时也包括机体内部继发产生的病理产物，如痰饮、瘀血、宿食等。

中医学认为正气不足是人体发病的前提和根据，又注重邪气在发病中的重要作用，认为邪气入侵是发病的直接因素，并可在一定条件下起主导作用。如疠气、雷电、外伤等，即使正气旺盛，也不可避免地导致疾病。另外，环境、情志、气候等因素与疾病的发生也有很重要的关系。

你知道吗 _____

影响发病的因素有哪些?

1. 环境因素　季节气候、地理特点、工作生活环境对疾病的发生有一定影响，既可以成为直接引发疾病的条件，又可以成为影响疾病发展的因素。

2. 体质因素　不同体质的人易感的致病因素和好发疾病不同，对相同的致病因素或疾病的耐受性也不同。

3. 精神状态 人的精神状态对正气的盛衰有很大影响。情志舒畅，则正气旺盛，邪气难以入侵；若情志不畅，则正气减弱而易于发病。

（二）发病形式

邪气的种类、性质、致病途径及作用不同，个体的体质和正气强弱不一，在发病形式上可表现出不同的类型，概括起来主要有以下几种。

1. 感邪即发 又称卒发、顿发，指感邪后立即发病。感邪而发可概括为以下几方面：一是新感伤寒或温病，是外感热病中最常见的发病类型；二是感受疫气，疫疠之气，其性毒烈，致病力强，来势凶猛，发病暴急，易于流行；三是情志骤变，如暴怒、过度悲伤等均可导致气机逆乱，脏腑功能障碍而骤然发病，出现突然昏仆，不省人事等危重症候。其他如中毒、急性外伤等也可使人迅速发病，甚至死亡。

2. 伏而后发 是指机体感受某些病邪后，病邪潜伏于体内，经过一定的时间，或在诱因的作用下，过时而发病。多见于外感疾病和某些外伤。《素问·生气通天论》说"冬伤于寒，春必温病"，开创了"伏寒化温"的先河。

3. 徐发 即徐缓发病，是指感邪后缓慢发病，又称缓发。系与卒发相对而言，亦与致病因素的种类、性质、作用以及体质因素等密切相关。以外感性质而言，寒湿邪气其性属阴，凝滞、黏滞、重着，病多缓起，如痹证等。在内伤七情致病中，如思虑过度、忧愁不释等常可引起机体渐进性病理改变，也会导致徐缓发病。

4. 继发 是指在原发疾病的基础上继续发生新的病证。继发病必然以原发病为前提，二者有着密切的病理关系，如黄疸、胁痛等，若失治或治疗不当，日久可继发为癥积、鼓胀。小儿久泻或虫积，营养不良，则可继发为疳积；由于忧思恼怒，饮食失宜，劳累过度，有的可继发为中风，出现突然昏仆、面瘫、半身不遂等症状。

5. 复发 张介宾指出"复者，病复作"，是指原有疾病再度发作或反复发作。疾病复发的基本特点：一是原有疾病的基本病理变化和主要病理特征重现；二是原有疾病加重，复发次数越多，病情越复杂；三是复发与一定的诱因有关，主要有复感新邪、食复、劳复、药复、情志致复以及自复。

二、基本病机

（一）邪正盛衰

邪正盛衰，是指在疾病的发生发展过程中，致病邪气与机体抗病能力之间相互斗争所发生的盛衰变化。

1. 邪正盛衰与疾病的发展、变化 在疾病的发展过程中，始终存在正气与邪气的相互斗争。在斗争中，双方力量的对比会出现消长变化。如果正气强大，抗邪有力，则可使邪气消退；如果邪气亢盛，正气抗邪无力，则可使正气耗伤。这种邪、正的消长变化，就形成了疾病的

请你想一想

疾病的不同发病类型中，正气和邪气有哪些盛衰变化？

虚实变化。

（1）邪气偏盛则为实证　在疾病发展变化过程中，如果以邪气亢盛为主要矛盾则为实证，正如《素问·通评虚实论》所说："邪气盛则实。"实证的病机特点：邪气盛而正气未衰，邪正斗争剧烈，出现一系列剧烈、有余的证候表现。这里所指的"邪气"，包括六淫病邪，以及食积、虫积、水饮、痰饮、瘀血和情志内伤引起脏腑、经络、气血功能失调的有害因素。临床常见患者体质壮实、壮热烦躁、声高气粗、疼痛拒按、二便不通、脉实有力等症状。

（2）正气不足则为虚证　在疾病发展变化过程中，如果以正气亏虚为主要矛盾则为虚证，正如《素问·通评虚实论》所说："精气夺则虚。"虚证的病机特点：正气衰弱，抗邪无力，临床上出现一系列虚弱、衰退、不足的证候。临床常见患者体质虚弱、神疲乏力、潮热盗汗或畏寒肢冷、脉虚无力等。虚证多见于素体虚弱、年老虚损或外感病后期，以及多种慢性病证，如大病、久病，或大汗、大泻、大出血等耗伤人体正气之病。

邪正的盛衰，不仅可以表现为单纯的虚证或实证，在长期、复杂的疾病发展和治疗过程中，由于邪正不断消长变化，常见因虚致实或因实致虚等错综复杂的病理反应。

2. 邪正盛衰与疾病发展的阶段性　疾病的发生、发展和转归是有规律的过程，典型者可分为四个阶段。

（1）潜伏期　是从邪气侵入人体到出现临床症状的时间。此期病机为邪气不盛而伏匿于体内，正能抗邪。在此阶段中，若正气能驱邪外出，则可免于发病。

（2）发病期　是从症状开始出现到疾病的现象全部暴露的一段时间。此期病机为邪气犯表，正气起而抗邪。在此期间，已有较弱的症状和体征表现出来。如温病的卫分证，表现为恶寒发热、舌淡红、苔薄白、脉浮。

（3）明显期　是疾病过程中的高潮阶段。此期病机为邪气入里，邪正剧争，症状表现剧烈。如温病的气分实热证，表现为高热、大汗、烦渴、脉洪大、舌红苔黄。

（4）恢复期　是疾病即将痊愈的时期。此期病机为邪去正虚。由于在明显期邪气亢盛，正气在抗邪过程中受到创伤，但邪气对正气的损伤已消除，正气能重新恢复到生理状态。但也有少数患者，因正气损伤过强，阴阳离决，导致死亡；或正虚邪恋，疾病迁延不愈。

（二）阴阳失调

阴阳失调，即阴阳之间失去平衡协调，是指在疾病的发生发展过程中，由于致病因素的影响，机体阴阳失去相对的协调和平衡，形成阴阳偏盛偏衰，或阴不制阳，或阳不制阴或互损，或格拒，或转化，或亡失的病理状态。在正常情况下，人体阴阳处于平衡协调的状态中，由于六淫、七情及饮食劳逸所伤等致病因素作用于人体，机体内部阴阳失调而形成疾病，所以阴阳失调既是对人体各种生理矛盾和关系遭到破坏的概括，又是疾病发生、发展的内在依据。

1. 阴阳偏盛　是指在疾病过程中以邪气有余为主要矛盾的病理变化。属于"邪气盛则实"的实证。

（1）阳偏盛则为实热证　是指在疾病发展过程中，以阳邪偏盛为主要矛盾方面，则表现为实热证。实际上，在阳偏盛的病证中，阴精会有不同程度的损伤。实热证的病机特点是阳邪偏盛，阴精未虚（即损伤在正常范围之内）。实热证常见壮热、面赤、舌红苔黄、脉数有力等症状。其形成原因，多由于感受温热阳邪；或虽感受阴邪但从阳而化热；或情志内伤，五志过极而化火；或气滞、血瘀、食积等郁而化热所致。

（2）阴偏盛则为实寒证　是指在疾病发展过程中，以阴邪偏盛为主要矛盾方面，则表现为实寒证。与阳偏盛的病机类似，阴偏盛的病证中，阳气也会有不同程度的损伤。实寒证的病机特点是阴邪偏盛，阳气未虚（即损伤在正常范围之内）。实寒证常见畏寒肢冷、面白、舌淡苔白、脉迟有力等症状。其形成的主要原因，多由于感受寒湿等阴邪，或过食生冷，寒滞中阻，阳受阴制，阳气的温煦功能减退而致。

2. 阴阳偏衰　是指在疾病过程中以正气不足为主要矛盾方面的病理变化。属于"精气夺则虚"的虚证。

（1）阴偏衰则为虚热证　是指阴精（包括精、血、津液等）不足，表现为虚热证。《素问·阴阳应象大论》说："阴虚则热。"虚热证病机特点：阴液不足，其滋润、宁静、潜降等功能减退，阴不制阳，而阳气相对偏盛，脏腑、经络功能虚性亢奋。虚热证常见五心烦热、潮热盗汗、颧红消瘦、舌红少津、脉细数等症状。形成阴虚的原因很多，其中主要有阳邪耗伤阴液；五志过极，化火伤阴；劳心过度，阴血暗耗，久病导致精血不足、津液枯涸等。

（2）阳偏衰则为虚寒证　是指阳气不足，则表现为虚寒证。《素问·阴阳应象大论》说："阳虚则寒。"虚寒证病机特点：阳气不足，其温煦、推动等功能减退，阳不制阴，而阴相对亢盛，脏腑功能减退。虚寒证常见畏寒肢冷、面色苍白、舌淡苔白、脉迟无力等症状。形成阳虚的主要原因有先天禀赋不足，或后天饮食失养，或劳倦内伤，或久病损伤阳气等。

需要指出，在阴或阳任何一方偏衰的基础上，病变会进一步发展而损及另一方，形成阴阳两虚的病机。在阴虚的基础上，继而导致阳虚，称为阴损及阳；在阳虚的基础上，继而导致阴虚，称为阳损及阴。

3. 阴阳格拒　是阴阳失调病机中比较特殊的一类病机，包括阴盛格阳和阳盛格阴。其主要机理是某些原因引起阴或阳的一方偏盛至极，壅遏于内，从而将另一方排斥格拒于外，迫使阴阳之间不相维系，从而出现真寒假热和真热假寒的复杂病理现象。

（1）阴盛格阳则为假热证　阴盛格阳，是指阴寒之邪极盛于内，逼迫阳气浮越于外。阴寒内盛是疾病的本质，故见四肢逆冷、面色苍白、小便清长、脉微欲绝等。但由于格阳于外，又突然出现面红如妆、烦热口渴、脉大无根等假热之象，此为真寒假热证。

（2）阳盛格阴则为假寒证　阳盛格阴，是指邪热极盛，深伏于里，阳气郁闭于内，不能外达体表而格阴于外。阳热内盛是疾病的本质，故见烦渴饮冷、面红气粗、舌红、脉数大有力等。但由于格阴于外，又突然出现四肢厥冷、脉象沉伏等假寒之象，此为真热假寒证。

4. 阴阳亡失 包括亡阴和亡阳，是指机体的阴液或阳气突然大量亡失，从而导致全身功能突然严重衰竭、生命垂危的一种病理状态。

（1）亡阴 是指机体的阴液突然大量脱失而致全身功能严重衰竭的病理状态。亡阴的形成，多为邪热炽盛，或久留不去，大量煎耗人体阴液所致，亦可由于其他因素（如汗、下过度）大量耗损人体阴液而形成。多见汗出不止而黏、两颧潮红、躁动不安、呼吸短促、口渴欲饮、脉细数无力等。

（2）亡阳 是指机体阳气突然大量脱失而致全身功能严重衰竭的病理状态。亡阳的形成，多为邪气亢盛，正不敌邪，阳气突然脱失；或素体阳虚，疲劳过度；或过用汗法，汗出过多，阳随阴泄，阳气外脱；或患慢性消耗性疾病，阳气严重损耗，虚阳外越等所致。多见大汗淋漓、面色苍白、手足厥冷、精神萎靡、脉微欲绝等。

由于阴阳互根，阴亡则阳无所依附而散越，导致亡阳；阳亡则阴无以化生而耗竭，导致亡阴，最终导致"阴阳离决，精气乃绝"，生命活动终止而死亡。

（三）气血失常 🅔 微课2

气血失常，是指气与血的亏损不足，各自的代谢或运动失常和生理功能异常，以及气血之间的关系失调等的病理变化。人体的气血是脏腑经络等组织器官功能活动的物质基础，气血失常必然影响机体的各种生理功能，从而导致疾病的发生。

1. 气的失常 主要包括两方面：一是气的生化不足或耗损过多，从而形成气虚的病理状态；二是气的某些功能不足及气的功能失常或紊乱，从而表现为气滞、气逆、气陷、气闭或气脱等气机失调的病理状态。

（1）气虚 是指气的不足导致脏腑功能低下或衰退，抗病能力下降的一种病理状态。引起气虚的原因有两方面：一是气的化生不足；二是消耗太多。气虚的病理表现涉及全身的各个方面，由于不同的气功能各不相同，气虚的表现十分复杂，但主要与气的推动、温煦、固摄、气化、防御等功能活动减退有关。气虚常见倦怠乏力、少气懒言、自汗、易于感冒等表现。

（2）气机失调 是指气的升降出入运动失常而引起的病理变化，可概括为以下几方面。

1）气滞 是指气机不畅引起的病理变化。气滞一般可见胀满、疼痛，甚者可导致血瘀、水停，形成瘀血、痰饮等病理产物。临床以肝郁气滞、脾胃气滞多见。

2）气逆 是指气上升太过或下降不及引起的病理变化。临床以肺、胃、肝气逆多见。肺气上逆，可见咳嗽、气喘；胃气上逆，可见恶心呕吐、嗳气；肝气上逆，可见头痛、眩晕、面红目赤、易怒等。

3）气陷 是指在气虚的基础上，以气升举无力，应升反降为主要特征的病理变化。气陷与脾气虚损的关系最为密切，故又常称"中气下陷"。脾气虚可引起内脏下垂，并伴有腰腹重坠、便意频频、神疲乏力、语声低微、脉弱无力等表现。

4）气闭 是指气机郁闭，气不外达，以致出现突然闭厥的病理变化。气闭可见突然昏倒、不省人事、呼吸困难、面青唇紫、四肢厥逆等表现。

5）气脱 是指气不内守而大量向外亡失，从而导致全身严重气虚不足，功能突然衰竭的病理变化。气脱可见面色苍白、汗出不止、目闭口开手撒、二便失禁、脉微欲绝等危重征象。

2. 血的失常 主要表现在两方面：一是血的化生不足或耗伤太过，血的濡养功能减退，从而形成血虚；二是血的循环运行失常，或为血行迟缓，或为血行加速，或为血行逆乱，或为血液妄行等病理变化。

（1）血虚 是指血液不足，血的营养和滋润功能减退，以致脏腑百脉、形体官窍失养的病理变化。因血虚而致全身或局部失养，功能逐渐减退，神志活动衰惫，可见面、唇、舌、爪甲淡白无华，头晕健忘，心悸怔忡，失眠多梦，形体消瘦，手足麻木，两目干涩，视物昏花等症。

另外，血能载气，人体之气多存于血中，并通过血液运达全身。血虚则气少，因此血虚则气虚，可见疲乏无力、动则心悸气短、易汗等症状。

（2）血瘀 是指血液运行停滞或不畅引起的病理变化。病机是血行不畅，阻滞气机，局部产生病变和失于濡润。故血瘀可见疼痛，痛有定处，甚至形成肿块，面色黧黑，肌肤甲错，唇舌紫暗等症。

（3）血热 是指血分有热、血流加速引起的病理变化。病机是热迫血流加快，甚至迫血妄行。所以，血热常见局部红肿及各种出血证，并可伴有热象和伤津的症状。

（四）津液失常

疾病发展过程中，津液代谢失常主要表现为以下两方面。

1. 津液亏损 是指津液不足引起的病理变化，包括伤津和脱液两种情况。其病机是津液不足，脏腑、孔窍、皮毛等失于濡润。

津和液在性状、分布和生理功能等方面均有所不同，因此津和液亏损的病机及临床表现也有差异。伤津主要是失水，导致滋润功能减弱，常见口干舌燥、皮肤干燥、目陷甚至转筋等症；脱液不仅是脱水，还包括精微物质的丢失，可见形瘦肉脱、毛发枯槁、手足蠕动、舌光红无苔或少苔等症。一般而言，伤津较轻，而脱液较重，即伤津不一定脱液，但脱液必兼伤津。

2. 津液输布、排泄障碍 津液输布障碍，是指津液得不到正常的输布，导致津液在体内布散流行迟缓，或在体内局部发生滞留的病理变化。其病机是肺、脾、肾和三焦功能失职，津液布散迟缓，水湿内生，停留于局部，或成痰，或成饮，或成水肿，其中最主要的还是脾的运化功能障碍。

津液排泄障碍，是指津液转化为汗和尿的功能减弱，使水液停留而为水肿的病理变化。其病机是肾的气化功能和肺的宣发功能失职，尿、汗排泄障碍，水液潴留而为水肿。

目标检测

一、单项选择题

1. 风邪的致病特点是（　　）
   A. 其性开泄　　　　　B. 易伤津液　　　　　C. 易于动血
   D. 其性重浊　　　　　E. 其性凝滞

2. 头身肢节疼痛剧烈，部位固定，得热则减，遇寒加重，为何邪所致（　　）
   A. 风邪　　　　　　　B. 湿邪　　　　　　　C. 瘀血
   D. 寒邪　　　　　　　E. 痰饮

3. 六淫中最易导致疮疡肿毒的病邪是（　　）
   A. 风邪　　　　　　　B. 火邪　　　　　　　C. 寒邪
   D. 湿邪　　　　　　　E. 燥邪

4. 常为外感病致病先导的邪气是（　　）
   A. 热邪　　　　　　　B. 风邪　　　　　　　C. 寒邪
   D. 暑邪　　　　　　　E. 燥邪

5. 六淫中，易导致疼痛的邪气是（　　）
   A. 风邪　　　　　　　B. 寒邪　　　　　　　C. 暑邪
   D. 湿邪　　　　　　　E. 燥邪

6. 燥邪致病最易损伤人体的（　　）
   A. 津液　　　　　　　B. 气　　　　　　　　C. 血
   D. 精　　　　　　　　E. 神

7. 下列哪项不是六淫致病的特点（　　）
   A. 季节性　　　　　　B. 地区性　　　　　　C. 传染性
   D. 转化性　　　　　　E. 外感性

8. 在六淫中独见于夏季的邪气是（　　）
   A. 风邪　　　　　　　B. 寒邪　　　　　　　C. 暑邪
   D. 湿邪　　　　　　　E. 火邪

9. 寒邪、湿邪的共同致病特点是（　　）
   A. 损伤阳气　　　　　B. 阻遏气机　　　　　C. 黏腻重浊
   D. 凝滞收引　　　　　E. 病程缠绵

10. 在一定条件下，"五志"和"五气"皆可化（　　）
    A. 风　　　　　　　　B. 寒　　　　　　　　C. 湿
    D. 火　　　　　　　　E. 燥

11. 下列哪项是火、燥、暑共同的致病特点（　　）
    A. 上炎　　　　　　　B. 耗气　　　　　　　C. 伤津

D. 动血　　　　　　　　E. 扰神

12. 既是病理产物，又是致病因素的邪气有（　　）

　　A. 疠气　　　　　　　　B. 寒邪　　　　　　　　C. 瘀血

　　D. 七情　　　　　　　　E. 劳逸

13. "百病多由痰作祟"说明了痰饮致病特点是（　　）

　　A. 致病广泛　　　　　B. 阻碍气机　　　　　　C. 变化多端

　　D. 病程较长　　　　　E. 扰乱神明

14. 常引起筋脉拘挛、屈伸不利、腠理闭塞的邪气是（　　）

　　A. 风邪　　　　　　　　B. 寒邪　　　　　　　　C. 湿邪

　　D. 瘀血　　　　　　　　E. 暑邪

15. 疾病的虚实变化，主要取决于（　　）

　　A. 气血盛衰　　　　　B. 气机升降失调　　　　C. 阴阳盛衰

　　D. 正邪盛衰　　　　　E. 脏腑功能

16. 阳偏衰的病机是（　　）

　　A. 阳气虚损，功能减退，热量不足

　　B. 阴寒邪侵，伤及阳气

　　C. 脏腑功能减退

　　D. 阴寒病邪积聚，阳气受抑而不升

　　E. 阳气虚损导致精血津液不足

二、思考题

1. 何谓六淫？六淫致病的共同特点有哪些？

2. 简述寒邪的性质和致病特点。

3. 瘀血是怎样形成的？其致病特点有哪些？

4. 什么是正气？什么是邪气？邪正相争与疾病的发生有什么关系？

书网融合……

　　🔲e 微课1　　　　🔲e 微课2　　　　📋 划重点　　　　📅 自测题

第五章 学会简单的望、闻、问、切诊

学习目标

知识要求

1. **掌握** 望、闻、问、切诊的概念；望神、色、形体、头项五官的基本内容和临床意义；舌诊的基本内容和临床意义；问寒热、汗、疼痛的基本内容和临床意义；切脉的部位、正常脉象的表现；常见病脉的临床意义。

2. **熟悉** 望排泄物的内容；闻诊中听声音和嗅气味的内容及临床意义；问耳目的内容及临床意义；非常见病脉的临床意义。

3. **了解** 望诊的注意事项；问饮食口味、二便、睡眠的基本内容和临床意义；问诊的方法与技巧；切诊的原理；按肌肤、按手足、按脘腹的方法。

能力要求

能够初步运用望、闻、问、切诊的基本技能，收集病情资料，进行综合分析，判断病情，学会科学的思维方法，解决实际问题。

中医理论中的四诊，是指望、闻、问、切四种诊察疾病的基本方法。四诊是辨证的前提，也是在中医理论体系框架内研究和发展中医的主要手段。现代实验研究和临床实践都证明了体表和内脏相关的学说，身体任何一个局部都能在一定程度上反映整体的信息。因此，作为搜集临床资料的主要方法，四诊的结果要求客观、准确、系统、全面、重点突出，这就必须"四诊合参"。

第一节 望诊

PPT

实例分析

实例 建安年间，有一位非常著名的诗人，叫王仲宣，他与张仲景有着非常深厚的交情。一天，二人见面，张仲景说："仲宣，我看出你身上潜藏着一种病，叫做'疠疾'，如果你不早点进行医治的话，到 40 岁左右，你就会出现脱眉毛的现象，脱眉毛半年后，就会有生命危险了，赶快服用几剂五石汤吧。"

当时王仲宣刚二十出头，他以为张仲景是在吓唬自己，并没有听劝按时服药。

两人再次相见，张仲景看了看王仲宣的气色和体态，疑惑地问："你为什么不能听从我的劝告呢？为什么要如此轻视自己的生命呢？"结果，在王仲宣 40 岁的时候开始出现严重的脱眉毛现象，脱眉毛到第 187 天时，不治身亡。

问题　张仲景是怎样判断出王仲宣病情的呢？

望诊在四诊中占有重要地位，因为人们在对客观事物认识过程中，视觉与其他感官相比，获取信息较早，占有信息量也较多。人体无论在生理或病理情况下，均有大量的信息反映于外，尤其是人的神色形态，这些重要的生命信息，只有通过视觉观察才能获取。

望诊是用眼观察患者的神、色、形、态、舌象、排泄物、小儿指纹等的异常变化，以了解病情的诊断方法。主要内容包括人的神色形态、舌象、脉络、皮肤、五官九窍等情况，以及排泄物、分泌物等的形、色、质、量等。

望诊时，需要注意诊室温度适宜，选择合适的光线，以自然光为宜，尽量避开有色光线，充分暴露受检部位，但要保护受检者隐私。

一、望神 微课1

望神是用眼观察人体生命活动的整体外在表现和精神状态的诊断方法。望神主要观察目光、面色、表情、言谈举止、感觉反应、声息体态等。临床根据神的盛衰和病情的轻重，一般可分为得神、少神、失神、假神四类（表 5 - 1）。

（一）得神

得神又称有神，是人精神饱满、脉象和缓有力等生命活动正常的表现。具体表现为神志清楚，双目灵活，明亮有神，言语清楚，声音洪亮，面色红润，表情自然，肌肉不削，体态自如，动作灵活，反应灵敏，呼吸均匀，提示正气未伤，脏腑精气充足，为健康的表现；或虽有病，但疾病轻浅，预后良好。

（二）少神

少神即神气不足，是轻度失神的表现。具体表现为目光乏神，面色少华，精神不振，思维迟钝，少气懒言，肌肉松软，动作迟缓。提示精气不足，功能减退，多见于虚证或慢性疾病的恢复期。

（三）失神

失神即无神，是人生命活动衰败的表现。具体表现为精神萎靡，神情恍惚，目光呆滞，反应迟钝，语声低微，面色无华，肌肉瘦削或二便失禁等，或循衣摸床，撮空理线，或卒然倒地而目闭口开，呼吸气微或喘。提示正气已伤，多属虚证、寒证、阴证，多见于重病及慢性病。

（四）假神

假神又称回光返照、残灯复明，是重危患者突然出现精神、食欲等暂时"好转"

的虚假表现。具体表现为本已神识不清，却突然精神转佳，神志清楚；或本来目无光彩，却突然目光转亮；或久病面色无华，却突然两颧泛红如妆；或本不欲食，却突然欲进饮食；或久病懒言少语，却突然言语不休，想见亲人等。

望神可以了解人体脏腑的精气盛衰，从而判断疾病的轻重及预后。精充，则形健神旺，抗病力强，即使有病也多属轻病，预后较好；精亏，则体弱神衰，抗病力弱，病多重，预后较差，即"得神者昌，失神者亡"，提示脏腑精气将决，属病危，是临终的征兆。

> **请你想一想**
>
> 如何通过望神区分"假神"和"病情好转"？

表 5 - 1 望神的鉴别

观察项目	得神	少神	失神	假神
两目	灵活，明亮	乏神	呆滞	突然目光转亮，浮光外露
神志	神识清楚	精神不振	精神萎靡，或卒然昏倒或神昏	突然神识清醒，想见亲人
言语	清晰	懒言	语言错乱，谵语	突然言语不休，忽而清亮
面色	面色荣润	面色少华	面色无华	面色晦暗，突然两颧泛红如妆
形体	肌肉不削	肌肉松软，倦怠乏力	身体羸弱	—
呼吸	平稳	少气	气微或喘促	—
动作反应	行动自如，反应灵敏	动作迟缓	动作艰难，反应迟钝；或烦躁不安，四肢抽搐；摸床，撮空理线；或两手握固，牙关紧闭	—
饮食	—	—	—	原毫无食欲，突然饮食增进

你知道吗

什么是神乱

神乱，是失神的一种表现，多因正气已伤，邪气过盛，病邪深入脏腑功能严重障碍，气血津液严重失调，预后不良。神乱多为反复发作的神志异常，但缓解期一般神志正常，往往有特殊的病因、病机和发病规律。多见于狂证、痫证、癫病、脏躁等。

二、望色

望色是观察患者皮肤的颜色光泽。皮肤的颜色光泽是脏腑气血的外在体现。颜色的变化可反映不同脏腑的病证和疾病的不同性质；光泽的变化即肤色的荣润或枯槁，可反映脏腑精气的盛衰。面部气血充盛，且皮肤薄嫩，色泽变化易于显露，所以望色主要指望面部色泽。通过面部色泽的变化，可以帮助了解气血的盛衰和疾病的发展变化。望面色应分清常色和病色。

（一）常色

常色是指正常人面色，其特征是明润、含蓄。黄种人健康的面色应是红黄隐隐，红润而有光泽。

（二）病色

1. 青色　主寒证、痛证、瘀血和惊风。青色，多为寒凝气滞，气血不通，肝风内动，脉络阻滞所致。如阴寒内盛，心腹疼痛，可见面色苍白而带青；面色青灰，口唇青紫，伴心胸闷痛或刺痛，多为心血瘀阻所致；小儿高热，眉间、鼻柱、唇周发青者，多属惊风。

2. 红色　主热证，也可见于戴阳证。血液充盈皮肤脉络则显红色。血得热则行，脉络充盈，所以热证多见红色。如满面通红，多是实热证；若两颧潮红，多为阴虚火旺之虚热证。久病重病之人，面色苍白，却时而泛红如妆，为虚阳外浮的戴阳证。小儿夜啼，面赤唇红，身腹俱热，小便不利而烦躁者，多为心火亢盛所致。

3. 黄色　主脾虚、湿证。黄色，多为脾虚机体失养或湿邪内蕴、脾失运化所致。面色淡黄、枯槁无泽为萎黄，多为脾胃虚弱，营血不足；面色黄胖，多为气血虚而有湿邪内蕴。若爪甲、一身面目俱黄，称为黄疸，其中面目鲜黄者为阳黄，多属湿热；面目暗黄者为阴黄，多属寒湿。妇女面如熏黄者，多为经脉不调所致。

4. 白色　主虚证、寒证或失血证。白色，多为气血虚少，或寒凝经脉，气血不荣致血脉空虚所致。若面色苍白而虚浮多为气虚；面色苍白而枯槁多为血虚；突然面色苍白或色白不泽，伴冷汗淋漓，多为阳气暴脱所致。

5. 黑色　主肾虚、水饮、血瘀证。肾为水脏，水色为黑，故肾虚、水饮证皆可见黑色。脉络拘急，血行不畅亦可见黑色。面黑暗淡或黧黑者，多属肾阳虚；面黑干焦者，多属肾阴虚；面色黧黑、肌肤甲错者，多为血瘀日久所致；目眶周围发黑，多为肾虚水泛或寒湿带下所致；印堂黑暗，耳门黑气入口者，为死证恶兆。

病色的鉴别见表 5-2。

表 5-2　病色的鉴别

五色	五脏	主病	病因	特征	病机
青	肝	寒证	寒凝气滞，或不通则痛，或瘀血内阻，或筋脉拘急，或面部脉络血行瘀阻	面色淡青或青黑，口唇青紫	寒盛、痛剧使气血凝滞或心气、心阳虚衰，血行瘀阻或肺气闭塞，呼吸不利
		疼痛		突然面色青灰，口唇青紫，肢凉脉微	心阳暴脱，心血瘀阻，多见于真心痛患者
		气滞 血瘀		面色青黄，胁下病积	肝郁脾虚
		惊风		小儿眉间、鼻柱、唇周发青	邪热亢盛，灼伤筋脉，筋脉拘急，属惊风，多见于高热抽搐患儿

续表

五色	五脏	主病	病因	特征	病机
赤	心	热证	热而面部脉络扩张，气血充盈	满面通红	邪热亢盛，属实热证
				午后两颧潮红	阴虚阳亢，虚火上炎，属阴虚证
		戴阳证	浮阳外越	久病、重病面色苍白，时而泛红如妆，游移不定	久病脏腑精气衰竭，阴不敛阳，虚阳上越（假神）
黄	脾	脾虚湿证	脾虚气血化源不足，机体失养，或湿邪内蒸，脾失运化	面色萎黄	脾胃气虚
				面黄虚浮	脾胃湿盛
				面目一身俱黄（黄疸）	阳黄、阴黄
白	肺	虚证	气虚血少，阳虚寒盛，气血不能上充于面部脉络	面色淡白无华	血虚证或失血
		寒证		面色白	阳虚
		脱血		色白虚浮	阳虚水泛
		夺气		面色苍白	阳气虚脱或阴寒内盛
黑	肾	肾虚	肾阳虚衰，水寒内盛，血失温养，脉络拘急，血行不畅	面黑暗淡	阳虚火衰，水寒不化，血失温煦，属肾阳虚证
		寒证		面黑焦干	肾精久耗，虚火灼阴，属肾阴虚证
		水饮		眼眶周围发黑	肾虚水泛，痰饮或寒湿带下
		血瘀		面色黧黑，肌肤甲错	血瘀日久

请你想一想

这五种病色和第三章中学的"五色"有什么关系？

三、望形态

望形态为通过观察患者形体和姿态进行诊断的方法。外形与五脏相应，一般五脏强壮，外形也强壮；五脏衰弱，外形也衰弱。

（一）望形体

望形体主要是观察形体的强弱胖瘦和躯干肢体外形。形体特点一般可反映人体阴阳、气血禀赋。身体结实，肌肉充实，皮肤润泽，表示体格强壮，正气充盛；形体瘦弱，肌肉瘦削，皮肤枯燥，表示衰弱，正气不足。瘦长者多阴虚阳盛，矮胖者多阳虚阴盛，不胖不瘦、身长适中者，则阴阳平衡。同时，胖瘦还可体现病邪性质，如胖人多痰，瘦人多火等。躯干肢体的外形，也有一定的疾病诊断意义，如鸡胸、龟背，多属先天禀赋不足或后天失养，为肾精气亏损或脾胃虚弱所致；胸如桶状，多为伏饮积痰，导致咳喘顽症；仅腹肿大而四肢瘦，为鼓胀。

（二）望姿态

望姿态主要观察患者的动静姿态、行为动作。如面唇指趾颤动，若为热病属热盛动风，若为内伤杂病属血虚阴亏；四肢抽搐痉挛，颈项背强直，角弓反张，属痉病，多见于肝风内动或热盛动风等证；一侧手足举动不遂，多为中风偏瘫。如出现手足运动功能失常和各种疼痛症状，也可通过望姿态推断出有关病证。如手足软弱无力，行动不灵而无痛，是痿证；手足关节肿痛，行动困难，是痹证；手足不能运动，麻木不仁，或拘急，或痿软，为瘫痪；以手护腹，行动前倾，多为腹痛；以手护腰，弯腰屈背，转动艰难，多为腰痛等。

另外，望姿态还可从行为意向的表现判断出有关病证。如畏缩不欲去衣，是恶寒的表现，为表寒或里寒证；欲揭衣被，是恶热，为表热或里热证；想见人而又喜寒凉，多为阳证；怕见人而喜温，多为阴证。

从坐卧姿态也可推断人体阴阳消长和正邪盛衰的情况。如卧而蜷曲，喜向里，多为阳虚寒证；卧而袒露，喜向外，多为阳盛热证；坐而喜伏，多为肺虚少气；坐而喜仰，多属肺实气逆等。

你知道吗

小儿指纹

望指纹是儿科诊断的特殊方法，常用于3岁以内的幼儿。纹指络脉（浅表静脉）在虎口至示指上中下三节，近虎口处第一节为"风关"，第二节为"气关"，第三节为"命关"（图）。正常指纹，多是淡红隐隐，不超过风关。纹见下节风关者为轻病，中节气关者为重病，上节命关者为危证，直透过三关者为最危之症。

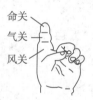

命关
气关
风关

图　小儿指纹

指纹升浮显露，为表证；指纹沉浮隐现，则为里证。色淡，多为虚证、寒证，见于脾胃虚弱、营养不良患儿。鲜红浮露，多为外感风寒，见于伴有发热、恶寒、咳嗽、流涕的感染性疾病初起。紫红沉隐，多为里热，见于出现高热、咳喘的支气管肺炎等。青紫纹可见于惊风抽搐之热极动风证。淡青见于虚风证，可兼有呕泻失水、久吐久泻、暴吐暴泻、脾虚引致肝风、手足抽搐等病证。指纹紫滞，推之不畅，回流较慢，多见于痰湿、食滞、郁热、病重。

四、望舌 📱图片

舌诊是通过观察舌象，了解机体生理功能和病理变化的诊察方法。舌为心之苗，脾之外候。舌通过经络与五脏相连，因此人体脏腑、气血、津液的虚实，疾病的深浅轻重变化，都能客观地反映于舌象，通过舌诊可以了解脏腑的虚实和病邪的性质、轻重与变化。望舌可分为望舌质和舌苔两部分。舌质又称舌体，是舌的肌肉和脉络等组织，望舌质又分为望神、色、形、态四方面。舌苔是舌体上附着的一层苔状物，望舌苔可分望苔色和望苔质两方面。其中舌质的变化主要反映脏腑的虚实和气血的盛衰；而舌苔的变化主要用来判断感受外邪的深浅、轻重，以及胃气的盛衰。

（一）舌的形态结构

中医将舌划分为舌尖、舌中、舌根和舌侧，认为舌尖属心肺，舌中属脾胃、舌根属肾，舌两侧属肝胆（图5-1）。舌的不同部位反映不同的脏腑病变在临床上具有一定的参考价值，但需与其他症状和体征综合考虑。

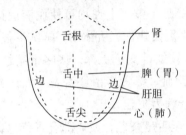

图5-1　舌诊脏腑部位分属

（二）舌诊的注意事项

1. 患者将舌自然伸出口外，充分暴露，要呈扁平形，使舌体放松，不要卷缩，也不要过分用力，以免引起颜色的改变。望舌时尽量迅速敏捷地观察舌质、舌体、舌苔，避免患者伸舌过久，必要时可稍休息后再重复观察。

2. 患者面对光线，使光线直射入口，光线要充足，否则舌质及舌苔的颜色不易分辨。

3. 注意饮食对舌诊的影响，如食后因食物的摩擦使舌苔变薄；饮后使舌苔变润；食温热或刺激性食物后，舌质易变红或绛。所以不宜在患者进食或漱口后立即进行舌诊。

4. 注意染苔，如饮用牛奶后舌苔呈白色；进食乌梅、杨梅、咖啡、陈皮梅、橄榄等可将舌苔染为黑色或褐色；进食蚕豆、橘子、柿子及黄连、维生素 B_2 等，使舌苔染成黄色。这些暂时的外物沾染，不可误认为病理的舌苔。

（三）正常舌象

1. 特征　淡红舌、薄白苔。表现为舌体柔软，运动灵活自如，颜色淡红而红活鲜明；其胖瘦老嫩大小适中，无异常形态；舌苔薄白润泽，颗粒均匀，薄薄地铺于舌面，揩之不去，其下有根与舌质如同一体，干湿适中，不黏不腻等。

2. 舌象的生理变异　正常舌象受到内外环境的影响，可以产生生理性变异。变异因素有年龄、性别、体质、气候等。正常生理变异的舌象有先天性裂纹舌、齿痕舌、地图舌等。

（四）舌诊的内容

1. 望舌质　判断脏腑虚实，气血盛衰。

（1）望舌色

1）淡红舌　①舌象特征：舌体淡红而润泽。②临床意义：见于正常人，外感病初起。为心气充足，气血调和的征象。

2）淡白舌　①舌象特征：舌色比正常浅淡。②临床意义：多为气血亏虚，血不荣舌；或阳虚生化阴血的功能减退，推动血液运行之力亦减弱，以致血液不能营运于舌中，运血无力，不能载血上荣所致。见于气虚、血虚、阳虚。

3）红舌　①舌象特征：舌色较正常红，呈鲜红色。②临床意义：主热证，包括实热证、虚热证。实热或阴液匮乏，虚火上炎均可使血液运行加速，脉络充盈，故舌色鲜红。舌体不小，色鲜红，多属实热证；舌体小，鲜红少苔，或红光无苔，多为虚热。

4）绛舌　①舌象特征：较红舌颜色更深，或略带暗红色。②临床意义：主热证，包括实热证、虚热证和热入营血。绛舌多由红舌发展而成，绛色愈深，热邪愈甚。在外感病为热入营血，在内伤杂病为阴虚火旺。

5）紫舌　①舌象特征：全舌呈紫色，或局部有青紫色斑点。青紫舌表现为淡红中泛现青紫色；淡紫舌表现为淡紫而湿润。②临床意义：主气血运行不畅。青紫舌见于气滞、气虚，血流缓慢；淡紫舌见于阴盛阳虚，血脉瘀滞。

6）瘀斑舌　①舌象特征：舌面局部出现青紫色斑点，大小不一。②临床意义：提示气血瘀滞。

7）瘀点舌　①舌象特征：舌面局部出现大小不一的瘀点，舌色淡紫。②临床意义：提示气血瘀滞。

（2）望舌形

1）荣枯舌　①舌象特征：荣舌表现为舌质滋润，红活鲜明；枯舌表现为舌质干枯，色泽晦暗。②临床意义：荣舌提示平人正气旺盛，病者预后良好；枯舌提示正气虚衰，病者预后不良。

2）老嫩舌　①舌象特征：老舌表现为舌体坚敛苍老，纹理粗糙，舌色较暗；嫩舌表现为舌体胖娇嫩，纹理细腻，舌色浅淡。②临床意义：老舌主实证；嫩舌主虚证。

3）淡胖舌　①舌象特征：舌胖色淡质嫩，舌边有齿痕。②临床意义：脾肾阳虚，水湿停聚。

4）肿胀舌　①舌象特征：舌体肿胀色红绛。②临床意义：心脾热盛，热毒上壅。

5）瘦舌　①舌象特征：红瘦舌表现为舌瘦色红绛；淡瘦舌表现舌瘦色淡白。②临床意义：红瘦舌提示阴虚火旺；淡瘦舌提示气血两虚。

6）点刺舌　①舌象特征：红点舌表现为蕈状乳头增大，数目增多，乳头内充血水肿；芒刺舌表现为蕈状乳头增大、高突，并形成尖峰，形如芒刺。②临床意义：红点舌提示脏腑阳热内盛，血分有热；芒刺舌提示脏腑阳热亢盛，血分热甚。

7）裂纹舌　①舌象特征：舌面上有各种形状的裂纹、裂沟。②临床意义：热盛伤津，血虚不润，脾虚湿侵。正常人也可见此舌。

8）齿痕舌 ①舌象特征：舌边有牙齿压迫的痕迹。②临床意义：见于脾虚、湿盛。

（3）望舌态

1）痿软舌 ①舌象特征：舌体软弱，活动无力。②临床意义：见于伤阴，气血俱虚。

2）强硬舌 ①舌象特征：舌体强直发硬，活动不便。②临床意义：见于热入心包，高热伤津，风痰阻络。

3）歪斜舌 ①舌象特征：伸舌时舌体偏向一侧。②临床意义：见于中风。

4）颤动舌 ①舌象特征：舌体不自主地颤动。②临床意义：肝风内动表现之一。

5）吐弄舌 ①舌象特征：吐舌，舌伸于口外，不立即回缩；弄舌，伸舌即回缩，反复舔舐口唇。②临床意义：吐弄舌皆主心脾有热。吐舌还见于心气已绝；弄舌多为热甚动风先兆，或见于唐氏综合征患儿。

6）短缩舌 ①舌象特征：舌体卷缩、紧缩，不能伸长。②临床意义：多为病情危重的征象。见于寒凝筋脉、气血虚衰、热病伤津、风痰阻络。

（4）望舌下络脉 正常舌脉长度不超过舌下肉阜至舌尖的3/5，颜色为淡紫色。舌脉短浅为气血不足；舌脉粗长为瘀血内阻。

2. 望舌苔 分析病邪的性质、深浅及邪正的消长。

（1）望苔质

1）薄苔、厚苔 ①舌象特征：薄苔表现为透过舌苔能见到舌体；厚苔表现为从舌苔见不到舌体。②临床意义：薄苔见于正常人、表证；厚苔见于里证。

2）润苔、滑苔、燥苔、糙苔 ①舌象特征：润苔表现为舌苔润泽；滑苔表现为舌面水分过多，伸舌欲滴；燥苔表现为舌苔干燥无津，甚则舌苔干裂；糙苔表现为十分干燥，苔质粗糙。②临床意义：润苔提示津液未伤；滑苔主寒证、痰湿；燥苔提示津液耗损，或湿浊内阻，津液不能上承；糙苔提示热甚伤津之重症。

3）腻苔、腐苔 ①舌象特征：腻苔表现为苔质颗粒细腻致密、黏糊；腐苔表现为苔质颗粒粗大疏松，如豆腐渣堆铺于舌面。②临床意义：腻苔主湿证，腐苔主热证。

4）剥苔 ①舌象特征：舌苔部分或全部剥落。分为前剥苔、中剥苔、根剥苔、花剥苔和镜面舌。②临床意义：主胃气匮乏，胃阴枯涸或气血两虚。

5）真苔、假苔 ①舌象特征：真苔、假苔是以"有根""无根"为诊断标准。真苔表现为舌苔紧贴舌面，刮之不净，为有根之苔；假苔表现为舌苔似浮涂于舌面，刮之即净，为无根之苔。②临床意义：真苔提示胃气尚存，假苔多提示胃气匮乏。

（2）望苔色

1）白苔 常见薄白苔、白厚苔。①舌象特征：苔色白。薄白苔表现为苔薄白而润，或苔薄白而干，或苔薄白而滑；白厚苔表现为白厚腻苔，或白厚干苔，或苔白如积粉。②临床意义：主表证、寒证。苔薄白而润见于正常人，或表证、轻证；苔薄白而干见于风热表证；苔薄白而滑见于外感寒湿，或水湿内停；白厚腻苔见于痰饮、湿浊、食积；白厚干苔见于痰浊湿热；苔白如积粉见于瘟疫和内痈。

2）黄苔 ①舌象特征：苔色黄，表现为淡黄、深黄、焦黄。包括薄黄苔、黄腻苔、黄糙苔、黄滑苔。②临床意义：主热证。薄黄苔主风热表证；黄腻苔主湿热证；黄糙苔主热甚伤津；黄滑苔主阳虚寒湿、痰饮化热，或体虚感受湿热之邪。

3）灰黑苔 ①舌象特征：浅黑为灰，深灰为黑。包括灰黑腻苔、灰黑黄腻苔、焦黑苔、霉酱苔。②临床意义：主里热炽盛和阴寒内盛。苔质的润燥是判断灰黑苔寒热属性的关键。灰黑腻苔主阳虚寒湿，痰饮内停；灰黑黄腻苔主湿热内蕴；焦黑苔主热极津枯；霉酱苔主湿热。

五、望局部

（一）望头面部

1. 望头部 主要是观察头之外形、动态及头发的色质变化和脱落情况，以了解脑、肾的病变及气血的盛衰。

（1）望头形 小儿头形过大或过小，伴有智力低下者，多因先天不足，肾精亏虚。头形过大可为脑积水引起。望小儿头部，尤须诊察颅囟。若小儿囟门凹陷，称为囟陷，是津液损伤，脑髓不足之虚证；囟门高突，称为囟填，多为热邪亢盛所致，见于脑髓有病；若小儿囟门迟迟不能闭合，称为解颅，是肾气不足、发育不良的表现。无论成人或小儿，头摇不能自主者，皆为肝风内动之兆。

（2）望发 正常人发多浓密色黑而润泽，是肾气充盛的表现。发稀疏不长，多为肾气亏虚。发黄干枯，久病落发，多为精血不足。若突然出现片状脱发，为血虚受风所致。青少年落发，多因肾虚或血热。青年白发，伴有健忘、腰膝酸软者，属肾虚；无其他病象者，不属病态。小儿发结如穗，常见于疳积。

2. 望面部 面肿，多见于水肿病。腮肿，腮部一侧或两侧突然肿起，逐渐胀大，并且疼痛拒按，多兼咽喉肿痛或伴耳聋，多属温毒，见于痄腮。面部口眼歪斜，多属中风。面呈惊怖貌，多见于小儿惊风，或狂犬病患者；面呈苦笑貌，见于破伤风患者。

（二）望五官

望五官是对目、鼻、耳、唇、口、齿龈、咽喉等头部器官的望诊。诊察五官的异常变化，可以了解脏腑病变。

1. 望目 主要审察目的神色形态。

（1）目神 人之两目有无神气，是望神的重点。凡视物清楚，精采内含，神光充沛，是眼有神；白睛混浊，黑睛晦滞，失却精采，浮光暴露，是眼无神。

（2）目态 目睛上视，不能转动，称"戴眼反折"，多见于惊风、痉厥或精脱神衰之重证。横目斜视是肝风内动的表现。睑下垂，称"睑废"。双睑下垂，多为先天性睑废，属先天不足，脾肾双亏。单睑下垂或双睑下垂不一，多为后天性睑废，为脾气虚或外伤后气血不和，脉络失于宣通所致。瞳仁扩大，多属肾精耗竭，为濒死危象。

2. 望鼻 主要审察鼻之颜色、外形及其分泌物等变化。

（1）**鼻之色泽、外形** 鼻色明润，是胃气未伤或病后胃气来复的表现。鼻头色赤，是肺热之征；色白是气虚血少之征；色黄是里有湿热；色青多为腹中痛；微黑是水气内停。鼻头枯槁，是脾胃虚衰，胃气不能上荣之候。鼻孔干燥，为阴虚内热，或燥邪犯肺；若鼻燥衄血，多为阳亢于上所致。

（2）**鼻之分泌物** 鼻流清涕，为外感风寒；鼻流浊涕，为外感风热；鼻流浊涕而腥臭，是鼻渊，多为外感风热或胆经蕴热所致。

3. 望耳 主要审察耳的色泽、形态及耳内的情况。

（1）**耳之色泽、形态** 正常耳部色泽微黄而红润。全耳色白多属寒证；色青而黑多主痛证；耳轮焦黑干枯，是肾精亏极，精不上荣所致；耳背有红络，耳根发凉，多是麻疹先兆。耳部色泽总以红润为佳，如见黄、白、青、黑色，都属病象。

（2）**耳内病变** 耳内流脓，是为脓耳，为肝胆湿热，蕴结日久所致。耳内长出小肉，其形如羊乳头者，称为"耳痔"；小肉如枣核，鴷出耳外，触之疼痛者，是为"耳挺"，皆因肝经郁火，或肾经相火，胃火郁结而成。

4. 望口唇 观察口唇的色泽和动态变化。

（1）**望唇** 唇部色诊的临床意义与望面色同，但因唇黏膜薄而透明，故其色泽较之面色更为明显。唇以红而鲜润为正常。若唇色深红，属实、属热；唇色淡红，多虚、多寒；唇色深红而干焦者，为热极伤津；唇色嫩红，为阴虚火旺；唇色淡白，多属气血两虚；唇色青紫，常为阳气虚衰，血行瘀滞的表现。唇干枯皱裂，是津液已伤，唇失滋润。唇口糜烂，多由脾胃积热，热邪灼伤。唇内溃烂，其色淡红，为虚火上炎。唇边生疮，红肿疼痛，为心脾积热。

（2）**望口** 须注意口之形态。口噤：口闭而难张。如口闭不语，兼四肢抽搐，多为痉病或惊风；如兼半身不遂，为中风入脏之重证。口撮：上下口唇紧聚之形。常见于小儿脐风或成人破伤风。口僻：口角或左或右喎斜之状，为中风证。口张：口开而不闭。如口张而气但出不返，是肺气将绝之候。

5. 望齿龈 注意其色泽、形态和润燥的变化。牙齿干燥，是胃津受伤；齿燥如石，是胃肠热极，津液大伤；齿燥如枯骨是肾精枯竭，不能上荣于齿的表现，牙齿松动稀疏，齿根外露，多属肾虚或虚火上炎。病中咬牙啮齿是肝风内动之征，睡中啮齿，多为胃热或虫积。牙齿有洞腐臭，多为龋齿，俗称"虫牙"。

6. 望咽喉 咽喉红肿而痛，多属肺胃积热；红肿而溃烂，有黄白腐点是热毒深极；若鲜红娇嫩，肿痛不甚，是阴虚火旺。如咽部两侧红肿突起如乳突，称乳蛾，是肺胃热盛，外感风邪凝结而成。如咽间有灰白色假膜，擦之不去，重擦出血，随即复生者，是白喉，因其有传染性，又称"疫喉"。

六、望排出物

排出物包括痰涎、呕吐物、涕、泪、汗、脓液、二便、经带等。观察排出物的形色质量的变化，为辨证分析提供必要的参考资料。排出物色泽清白，质地稀，多为寒证、虚证；色泽黄赤，质地黏稠，形态秽浊不洁，多属热证、实证；色泽发黑，夹有块物，多为瘀证。

（一）望呕吐物

若呕吐物清稀无臭，多是寒呕，多为脾胃虚寒或寒邪犯胃所致；呕吐未消化的食物，腐酸味臭，多属食积，为胃热或肝胆有热；呕血鲜红或紫黑，多为肝火犯胃或瘀血所致；呕吐频发频止，呕吐不化食物而少有酸腐，为肝气犯胃所致；呕吐黄绿苦水，为肝胆郁热或肝胆湿热所致。

（二）望小便

望小便要注意颜色、尿质和尿量的变化。正常小便颜色淡黄，清净不浊，尿后有舒适感。如小便清长量多，伴有形寒肢冷，多属寒证；小便短赤量少，尿时灼热疼痛，多属热证。尿浑如膏脂或有滑腻之物，多是膏淋；尿有砂石，小便困难而痛，为石淋。尿中带血，为尿血，多属下焦热盛，热伤血络；尿血伴有排尿困难而灼热刺痛，是血淋。尿混浊如米泔，形体日瘦多为脾肾虚损。

（三）望大便

望大便主要观察大便的颜色及质、量。大便色黄，呈条状，干湿适中，便后舒适者，是正常大便。大便燥结者，多属实热证。大便干结如羊屎，排出困难，或多日不便而不甚痛苦者，为阴血亏虚。大便如黏冻而夹有脓血且兼腹痛、里急后重者，是痢疾。便黑如柏油，是胃络出血。小儿便绿，多为消化不良的征象。大便下血，有两种情况：如先血后便，血色鲜红，是近血，多见于痔疮出血；若先便后血，血色褐暗，是远血，多见于胃肠病。

（四）望痰液

痰黄黏稠，坚而成块者，属热痰，为热邪煎熬津液所致。痰白而清稀，或有灰黑点者，为湿饮所致的寒痰。痰少而黏，难于咳出者，属燥痰；痰中带血，或咯吐鲜血者，为热伤肺络；咳吐脓痰，有腥臭气者，多为肺痈热毒；痰中带血且咯紫黑色血者，多有瘀血；口常流稀涎者，多为脾胃阳虚证。

第二节　闻诊

PPT

实例分析

实例　宋代著名医学家钱乙精于辨声。刘跂《钱仲阳传》中记载，钱乙有一次途中经过一院落，听见小儿哭啼，不禁很吃惊，于是入院内询问。一位老翁自内屋出来回答："是我们家刚生下来的孪生兄弟。"钱乙于是就叮嘱老人说："仔细照看这两个孩子，他们可能有病，过一百天以后才没有危险。"老人不高兴，没听钱乙的话，认为不吉利，结果一个月以后，两个孩子都死去了。

问题　钱乙生诊断孩子可能有病的依据是什么？

闻诊是医生通过听觉和嗅觉，了解由病体发出的各种异常声音和气味，以诊察病情的方法。包括听声音和嗅气味两方面的内容。闻诊是一种不可缺少的诊察方法，是医生获得客观体征的一个重要途径。

闻声音，即辨别患者的语言、呼吸、咳嗽等声音的变化；嗅气味，即辨别患者的分泌物、排泄物的气味变化，以协助辨别疾病的虚、实、寒、热。闻诊是历代医家在长期的医疗实践中逐渐形成和发展起来的。早在 2000 多年前的《黄帝内经》中已有记载，提出以五声、五音应五脏的理论；张仲景在《伤寒杂病论》中也以患者的言语、咳嗽、喘息、呻吟、呕吐、呃逆、肠鸣等作为闻诊的主要内容。

一、听声音

主要是听患者言语气息的高低、强弱、清浊、缓急等变化，以及咳嗽、呕吐、呃逆、嗳气等异常声响，以分辨病情的寒热虚实。

（一）正常声音

正常声音，虽有个体差异，但发声自然、音调和畅，刚柔相济。由于性别、年龄、体质等形质禀赋之不同，正常人的声音亦各不相同，男性多声低而浊，女性多声高而清，儿童则声音尖利清脆，老人则声音浑厚低沉。

声音与情志的变化也有关系，如怒时发声忿厉而急，悲哀则发声悲惨而断续等。这些因一时感情触动而发的声音，也属于正常范围，与疾病无关。

（二）病变声音

病变声音，指疾病反映于声音的变化。一般来说，在正常生理变化范围之外以及个体差异以外的声音，均属病变声音。

1. 发声异常　患病时，若语声高亢洪亮，多言而躁动，多属实证、热证。若感受风、寒、湿诸邪，声音常兼重浊。若语声低微无力，少言而沉静，多属虚证、寒证或邪去正伤之证。

（1）音哑与失音　语声低而清楚称为音哑，发音不出称为失音。临床发病往往先见音哑，病情继续发展则见失音，故二者病因病机基本相同，当先辨虚实。新病多属实证，为外感风寒或风热袭肺，或痰浊壅肺，肺失清肃所致。久病多属虚证，为精气内伤，肺肾阴虚，虚火灼金所致。

（2）鼻鼾　是指气道不利时发出的异常呼吸声。正常人在熟睡时亦可见鼾声。若鼾声不绝，昏睡不醒，多见于高热神昏或中风入脏之危证。

（3）呻吟与惊呼　呻吟是因痛苦而发出的声音，呻吟不止提示身痛不适。由于出乎意料的刺激而突然发出喊叫声，称为惊呼。骤发剧痛或惊恐常令人发出惊呼；小儿阵发惊呼，声尖惊恐，多是肝风内动，扰乱心神之惊风证。

2. 言语异常　多属心的病变。一般来说，沉默寡言者多属虚证、寒证；烦躁多言者，多属实证、热证。语声低微，时断时续者，多属虚证；语声高亢有力者，多属实证。

（1）狂言癫语　是由于患者神志错乱、意识思维障碍所出现的语无伦次。

狂言表现为骂詈歌笑无常，胡言乱语，喧扰妄动，烦躁不安等，主要见于狂证，俗称"武痴""发疯"。患者情绪处于极度兴奋状态，属阳证、热证。多为痰火扰心、肝胆郁火所致。

癫语表现为语无伦次，自言自语或默默不语，哭笑无常，精神恍惚，不欲见人。主要见于癫证，俗称"文痴"。患者精神抑郁不振，属阴证。多为痰浊瘀闭或心脾两虚所致。

（2）独语与错语　是患者在神志清醒、意识思维迟钝时出现的言语异常，以老年人或久病之人多见，为心之气血亏虚，心神失养，思维迟钝所致，多见于虚证患者。

独语表现为独自说话，喃喃不休，首尾不续，见人便止。多为心之气血不足，心神失养，或痰浊内盛，上蒙心窍，神明被扰所致。

错语表现为语言颠倒错乱，或言后自知说错，不能自主，又称"语言颠倒""语言错乱"。多为肝郁气滞，痰浊内阻，心脾两虚所致。

（3）谵语与郑声　是患者在神志昏迷或朦胧时出现的语言异常，为病情垂危、失神状态的表现。谵语多为邪气太盛，扰动心神所致；而郑声多是正气大伤，心神失养所致。谵语表现为神志不清，胡言乱语，声高有力，往往伴有身热烦躁等，多属实证、热证，尤以急性外感热病多见。郑声表现为神志昏沉，语言重复，低微无力，时断时续，属虚证。

3. 呼吸异常与咳嗽　是肺病常见的症状。肺主呼吸，肺功能正常则呼吸均匀，不出现咳嗽、咳痰等症状。外邪侵袭或其他脏腑病变影响于肺，会使肺气不利而出现呼吸异常和咳嗽。

（1）呼吸异常　主要表现为喘、哮、上气、短气、气微、气粗等现象。

1）喘　又称气喘，是指呼吸急促困难，甚至张口抬肩，鼻翼煽动，端坐呼吸，不能平卧的现象。可见于多种急、慢性肺疾病。

喘在临床辨证时，首先要区分虚实。实喘的特点是发病急骤，呼吸困难，声高息涌气粗，唯以呼出为快，甚则仰首目突，脉数有力，多为外邪袭肺或痰浊阻肺所致。虚喘的特点是发病缓慢，呼吸短促，似不相接续，但得引一长息为快，活动后喘促更甚，气怯声低，形体虚弱，倦怠乏力，脉微弱，多为肺之气阴两虚，或肾不纳气所致。

2）哮　以呼吸急促，喉中痰鸣如哨为特征。多反复发作，不易痊愈。往往在季节转换、气候变化突然时复发。

哮证要注意区别寒热。寒哮，又称冷哮，多在冬春季节遇冷而作，为阳虚痰饮内停，或寒饮阻肺所致。热哮则常在夏秋季节气候燥热时发作，为阴虚火旺或热痰阻肺所致。

（2）咳嗽　是肺病中最常见的症状，是肺失肃降，肺气上逆的表现。"咳"是指有声无痰，"嗽"是指有痰无声，"咳嗽"为有声有痰。现在临床上并不区分，统称咳嗽。咳嗽一症，首当鉴别外感内伤。一般来说，外感咳嗽，起病较急，病程较短，必兼表证，多属实证；内伤咳嗽，起病缓慢，病程较长或反复发作，以虚证居多。咳嗽之辨证，要注意咳声的特点，如咳声紧闷多属寒湿，咳声清脆多属燥热等。咳嗽昼甚夜轻者，常为热为燥；夜甚昼轻者，多为肺肾阴亏。无力作咳，咳声低微者，多属肺气虚。此外，对咳嗽的诊断，还须参考痰的色、量等不同表现和兼见症状以鉴别寒热虚实。

临床上还常见顿咳和犬吠样咳嗽。顿咳又称百日咳，特点是咳嗽阵作，咳声连续，是痉挛性发作，咳剧气逆则涕泪俱出，甚至呕吐，阵咳后伴有怪叫，其声如鹭鸶鸣。顿咳以五岁以下的小儿多见，多发于冬春季节，其病程较长，不易速愈。多为风邪与伏痰搏结，郁而化热，阻遏气道所致。一般来说，初病多属实，久病多属虚，痰多为实，痰少为虚，咳剧有力为实，咳缓声怯为虚。实证顿咳多为风寒犯肺或痰热阻肺所致，虚证顿咳多见肺脾气虚。患白喉则见咳声如犬吠，干咳阵作，为疫毒内传，里热炽盛而成。

4. 呕吐、嗳气与呃逆　均为胃气上逆所致，因病邪影响的部位不同，而见呕吐、嗳气与呃逆不同表现。

（1）呕吐　又可分呕吐有物和干呕。有物有声称为呕；有物无声称为吐，如吐酸水、吐苦水等；干呕是指欲吐而无物有声，或仅呕出少量涎沫。临床上统称为呕吐。

由于导致胃气上逆的原因不同，呕吐的声响形态亦有区别，借此可辨病证的寒、热、虚、实。吐势徐缓，声音微弱者，多属虚寒呕吐；吐势较急，声音响亮者，多为实热呕吐。虚证呕吐多为脾胃阳虚和胃阴不足所致；实证呕吐多是邪气犯胃、浊气上逆所致，多见于食滞胃脘、外邪犯胃、痰饮内阻、肝气犯胃等证。

（2）嗳气　俗称"打饱嗝"，是气从胃中上逆出咽喉时发出的声音。饱食之后，偶有嗳气不属病态。嗳气亦当分虚实。虚证嗳气，其声多低弱无力，多为脾胃虚弱所致。实证嗳气，其声多高亢有力，嗳后腹满得减，多为食滞胃脘，肝气犯胃、寒邪客胃而致。

（3）呃逆　俗称"打咯忒"，是胃气上逆，从咽部冲出，发出的一种不由自主的冲击声，为胃气上逆，横膈拘挛所致。呃逆临床需分虚、实、寒、热。一般呃声高亢，音响有力者，多属实、属热；呃声低沉，气弱无力者，多属虚、属寒。实证往往发病较急，多为寒邪直中脾胃或肝火犯胃所致。虚证多为脾肾阳衰或胃阴不足所致。正常人在刚进食后，或遇风寒，或进食过快均可见呃逆，往往是暂时的，大多能自愈。

5. 叹息　又称太息，是指患者自觉胸中憋闷而长嘘气，嘘后胸中略舒的一种表现。是气机不畅所致，以肝郁和气虚多见。

二、嗅气味

（一）病体气味

1. 口臭　是指患者张口时，口中发出臭秽之气。多见于口腔本身的病变或胃肠有热之人。口腔疾病致口臭者，可见于牙疳、龋齿或口腔不洁等。胃肠有热致口臭者，多见胃火上炎，宿食内停或脾胃湿热之证。

2. 汗气　因引起出汗的原因不同，汗液的气味也不同。外感六淫邪气，如风邪袭表，或卫阳不足，肌表不固，汗出多无气味。气分实热壅盛，或久病阴虚火旺之人，汗出量多而有酸腐之气。痹证若风湿之邪久羁肌表化热，也可见汗出色黄而带有特殊的臭气。阴水患者若出汗伴有"尿臊气"则是病情转危的险候。

3. 鼻臭　是指鼻腔呼气时有臭秽气味。其因有三：一是鼻涕，如鼻流黄浊黏稠腥臭之涕、缠绵难愈、反复发作，是鼻渊；二是鼻部溃烂，如梅毒、疠风或癌肿可致鼻部溃烂，产生臭秽之气；三是内脏病变，如鼻呼出之气带有"烂苹果味"，是消渴之重症；若呼气带有"尿臊气"，多见于阴水患者，是病情垂危的险症。

4. 身臭　身体有疮疡溃烂流脓水或有体气（俗称狐臭）、漏液等均可致身臭。

> **请你想一想**
> 狐臭是怎么形成的？

（二）排出物气味

排出物的气味，患者也能自觉，对于排出物如痰涎、二便、妇人经带等的异常气味，通过问诊，可以得知。一般而言，湿热或热邪致病，其排出物多混浊而有臭秽难闻的气味；寒邪或寒湿邪气致病，其排出物多清稀而无特殊气味。

呕吐物气味臭秽，多因胃热炽盛。若呕吐物气味酸腐，呈完谷不化之状，则为宿食内停。呕吐物腥臭，夹有脓血，可见于胃痈。若呕吐物为清稀痰涎，无臭气或腥气，为脾胃有寒。

嗳气酸腐，多因胃脘热盛或宿食停滞于胃而化热。嗳气无臭多为肝气犯胃或寒邪客胃所致。

小便臊臭，其色黄混浊，属实热证。若小便清长，微有腥臊或无特殊气味，属虚证、寒证。

大便恶臭，黄色稀便或赤白脓血，为大肠湿热内盛。小儿大便酸臭，伴有不消化食物，为食积内停。大便溏泻，其气腥者为脾胃虚寒。

矢气有败卵味，多为暴饮暴食，食滞中焦或肠中宿屎内停所致。矢气连连，声响不臭，多属肝郁气滞，腑气不畅。月经或产后恶露臭秽，因热邪侵袭胞宫。带下气臭秽、色黄，为湿热下注；带下气腥、色白，为寒湿下注。

（三）病室气味

病室气味由病体本身及其排出物等发出。瘟疫开始即有臭气触人，轻则盈于床帐，重则充满一室。室内有血腥味，多是失血证。室内有腐臭气味，多有浊腐疮疡。室内有尸臭气味，是脏腑败坏。室内有尿臊气，多见于水肿病晚期。室内有烂苹果气味，多见于消渴。

第三节　问诊

PPT

实例分析

实例　一次扁鹊到了虢国，听说太子暴亡不足半日，还没有入土。于是他赶到宫门询问中庶子关于太子生病前后的种种症状，中庶子说："太子得病了，气血运行、阴阳交错都出问题了，最后伤了内脏，突然昏倒而死。"扁鹊问："什么时候死的?"中庶子："鸡鸣的时候死的。"扁鹊问："死尸收殓了吗?"中庶子说："没有，死了还不到半日。"扁鹊问完告诉中庶子，自己能够让太子复活。扁鹊说："太子所得的病，就是所谓的'尸厥'，其实并没有死，只是一时的昏厥。"中庶子便带扁鹊入宫，扁鹊命弟子协助用针砭进行急救。不久太子果然醒了过来。经过扁鹊精心配药调理，二十多天后，太子的病就痊愈了。

问题　扁鹊是如何巧用问诊来为太子"复活"的呢?

问诊是医生通过询问患者或陪诊者，了解疾病的发生、发展、治疗经过、现在症状和其他与疾病有关的情况，以诊察疾病的方法。有关疾病的很多情况，如患者的自觉症状、起病过程、治疗经过、生活起居、平素体质及既往病史、家族病史等只有通过问诊才能了解，在疾病的早期或某些情志致病时，患者只有自觉症状，如头痛、失眠等，而无明显客观体征，问诊就尤为重要。它能提示病变的重点，有利于疾病的早期诊断。正确的问诊往往能把医生的思维判断引入正确的轨道，有利于对疾病做出迅速准确的诊断。对复杂的疾病，也可通过问诊为进一步诊察提供线索。一般来说，患者的主观感觉最真切，某些病理信息目前还不能用仪器测定，只有通过问诊才能获得真实的病情资料。在辨证中，问诊获得的资料所占比重较大，其资料最全面、最广泛。所以问诊是中医四诊的重要一环，它为分辨疾病的阴阳、表里、寒热、虚实提供重要的依据。其内容最早见于《素问·征四失论》等。

一、问诊的原则

（一）确定主诉

问诊时应围绕主诉进行询问。主诉反映的多是疾病的主要矛盾。抓住了主诉，就是抓住了主要矛盾，然后围绕主要矛盾进行分析归纳，初步得出所有可能发生的疾病的诊断，再进一步围绕可能的疾病诊断询问，以便最终得出确定的临床诊断或印象诊断。

（三）问辨结合

问诊时，不是全部问完之后再综合分析，而是一边问一边对患者或陪诊者的回答加以分析辨证，采取类比的方法，与相似证中的各个方面加以对比，缺少哪些情况的证据就再进一步询问相关情况，可以使问诊的目的明确，做到详而不繁，简而不漏，搜集的资料全面准确。做到问诊结束后，在头脑中就可形成一个清晰的印象诊断或结论。

二、问诊的注意事项

（一）态度

问诊时注意力要集中，抛弃杂念，认真询问，不可敷衍了事。态度要和蔼可亲，关注患者的心理活动，帮助患者树立战胜疾病的信心，解除精神负担，不要给患者的精神带来不良影响。

（二）问法

为求病情真实，避免暗示性提问和逼问。

（三）语言

问诊时语言要通俗易懂，避免使用医学术语，以取得患者的信任和合作。

三、问诊的内容

问诊的一般内容及主诉大致与西医问诊相同，首先抓住主诉，围绕主诉的症状深入询问现病史，但需根据中医基本理论，从整体出发，按辨证要求搜集资料，与西医问诊的重点有所区别。

（一）一般项目

一般项目包括姓名、性别、年龄、民族、婚姻、职业、工作单位、籍贯、住址、就诊或入院日期、记录日期、病史叙述者及可靠性等。

了解一般情况，可取得与疾病有关的资料，不同的年龄、性别、职业、籍贯等可有不同的生理状态和病证，如男子可有遗精、早泄、阳痿等病，妇女可有经、带、胎、产等病。年龄不同，发病亦多有不同，如麻疹、水痘、百日咳等病多见于小儿。同一疾病，因年龄不同而有虚实差异。一般来说，青壮年气血充足，患病多实证；老年人气血衰，患病多虚证。问职业可帮助了解某些病的病因，如水中作业易中湿邪，还可了解某些职业病，如铅中毒、汞中毒等。问其婚否，女子已婚可了解有无妊娠、妊娠病及生产史，男子已婚可了解有无性功能衰退与过亢等病。问籍贯、住址可以了解地方病，如长江以南的江湖岸区有血吸虫病；蚕桑地区则多见钩虫病。

（二）主诉

主诉即迫使患者就诊的最主要、最明显的症状或体征及其持续时间。主诉包括不同时间出现的几个症状时，则应按症状发生的先后顺序排列。一般主诉所包含的症状只能是一个或两三个，不能过多。记录主诉时，文字要准确、简洁明了，不能繁锁、笼统、含糊其词；不能使用正式病名作为主诉；不能记录疾病演变过程。

主诉内容包括主要症状、重要体征、体检异常及发现上述异常到就诊的时间。如反复咳嗽、咳痰十余年，加重三天；发现右下腹包块一月；血糖增高十天。要求简练、重点突出。

（三）现病史

现病史即起病到就诊时疾病的发生、发展、变化及治疗经过。现病史是整个疾病史的主要组成部分，了解现病史，可以帮助医生分析病情，摸索疾病的规律，为确定诊断提供依据。问发病时间，可以判断目前疾病的性质是属表还是属里，是属实还是属虚。问发病原因或诱因，常可推测病因与疾病的性质，如寒热湿燥等。有传染病接触史，常可为某些传染病的诊断提供依据，如白喉、痢疾等。问疾病的演变过程，可以了解邪正斗争的情况，对机体正气的盛衰、预后的良恶等情况做出初步的判断。问疾病的诊察治疗过程，可为目前疾病诊断提供依据，为进一步诊断与治疗提供线索，也是决定治疗的重要参考。

1. 问起病 包括起病的原因、过程及症状，症状出现的部位及性质，是突然发病还是起病缓慢，发病的诱因。要按时间顺序询问从起病到就诊时病情发展变化的主要情况，症状的性质、部位、程度有无明显变化，其变化有无规律性，影响变化的原因或诱因是否存在，了解疾病的经过和主要症状的特点及变化规律，其总体趋势如何，如是持续性还是间歇性，加重还是减轻，性质有无变化，病程中是否经过治疗，曾服何药，有何反应等。了解起病的过程，对于掌握疾病发生、发展和变化规律，指导辨证治疗有重要意义。

还要注意询问起病之初到就诊前的整个过程中所做过的诊断与治疗情况。如疾病初起曾到何处就医？诊为何病？做过何种检查？检查结果如何？做过何种治疗？服用何药物？药物剂量、用法、时间、效果如何？有否出现其他不良反应等。

2. 问现在症状

（1）问寒热 询问患者有无寒与热的感觉。寒，即怕冷的感觉；热，即发热。患者体温高于正常，或体温正常，但全身或局部有热的感觉，都称为发热。要注意询问寒热是单独存在还是并见，寒热症状的轻重程度、出现的时间、持续时间、临床表现特点及其兼症等。恶寒、发热常是某些疾病的主要表现，寒热的产生，主要取决于病邪的性质和机体的阴阳盛衰两方面。因此，通过问患者寒热感觉可以辨别病变的寒热性质和阴阳盛衰等情况。

1）恶寒发热并见 多为表证或半表半里证。出现恶寒发热症状，是外感表证初起，外邪与卫阳之气相争的反应。外邪束表，郁遏卫阳，肌表失煦导致恶寒。卫阳失宣，郁而发热。如果感受寒邪，可导致束表遏阳之势加重，恶寒症状显著；感受热邪，助阳而致阳盛，发热症状显著。

询问寒热的轻重不同表现，常可推断感受外邪的性质。如外感风寒的表寒证，表现为恶寒重，发热轻；外感风热的表热证，表现为发热重，恶寒轻；外感表虚证，表现为恶寒、发热，并有恶风、自汗、脉浮缓；外感表实证，表现为恶寒、发热，兼有头痛、身痛、无汗、脉浮紧。有时根据寒热的轻重程度，也可推测邪正盛衰。一般来说，恶寒发热皆轻，邪轻正盛；恶寒发热皆重，邪盛正实；恶寒重，发热轻，邪盛正虚。

恶寒与发热交替发作，其寒时自觉寒而不热，其热时自觉热而不寒。界线分明，一日一发或一日数发，为半表半里证，可见于少阳病、温病及疟疾。

外邪侵入机体，在由表入里的过程中，邪气停留于半表半里之间，既不能完全入里，正气又不能抗邪外出，此时邪气不太盛，正气亦未衰，正邪相争处于相持阶段，正胜邪弱则热，邪胜正衰则寒，一胜一负，一进一退，可见寒热往来。

2）发热不恶寒　多为里热证。发热而无怕冷的感觉，称为但热不寒。由于热势轻重、时间长短及其变化规律的不同，临床上有壮热、潮热、微热之分。

壮热：即患者身发高热（体温超过39℃）持续不退，伴见口渴、尿赤、便秘，属里实热证。为风寒之邪入里化热或温热之邪内传于里，邪盛正实，交争剧烈，里热炽盛，蒸达于外所致。

潮热：即患者定时发热或定时热甚，有一定规律，如潮汐之有定时。外感与内伤疾病皆可见潮热。由于潮热的热势高低、持续时间不同，临床上又有以下三种情况。①阳明潮热：特点是热势较高，热退不净，多在日晡时热势加剧，因此又称"日晡潮热"。由邪热蕴结胃肠，燥屎内结而致，病在足阳明胃经与手阳明大肠经。②湿温潮热：特点是患者自觉热甚，但初按肌肤多不甚热，扪之稍久才觉灼手。临床又称"身热不扬"，多在午后热势加剧，退后热不净。是湿热病特有的一种热型，亦属潮热的范畴。③阴虚潮热：特点是午后或夜间发热加重，热势较低，往往仅能自我感觉，体温并不高，多见胸中烦热，手足心发热，故又称"五心烦热"。严重者有热自骨髓向外透发的感觉，则称为"骨蒸潮热"。是各种原因致阴液亏少，虚阳偏亢而生内热所致。

微热：即发热时间较长，热势较轻微，体温一般不超过38℃，又称长期低热。可见于温病后期、内伤气虚、阴虚、小儿夏季热等病证中。①温病后期，余邪未清，余热留恋，患者出现微热持续不退。②气虚发热：气虚引起的长期微热，特点是长期发热不止，热势较低，劳累后发热明显加重。其主要病机是脾气虚，中气不足，无力升发敷布阳气，阳气不能宣泄而郁于肌表，故发热。劳则气耗，中气益虚，阳气更不得敷布，故郁热加重。③小儿夏季热：小儿在气候炎热时发热不已，至秋凉时不治自愈，亦属微热。是小儿气阴不足（体温调节功能尚不完善），不能适应夏令炎热气候所致。

3）恶寒不发热　即患者只感畏寒而发热。见于里寒证。因素体阳虚，不能温煦肌表；或寒邪侵袭，损伤机体阳气。里寒证的特点是患者自觉怕冷，加衣被或近火取暖则可以缓解。

（2）问汗　汗是津液所化生，其在体内为津液，经阳气蒸发从腠理外泄于肌表则为汗液。正常人在运动剧烈、环境或饮食过热、情绪紧张等情况下都可以出汗，这属于正常现象。发生疾病时，各种因素影响汗的生成与调节，可能引起异常出汗。发病时出汗可以排出致病的邪气，促进机体恢复健康，是机体抗邪的正常反应，但汗为津液所生，过度出汗可耗伤津液，导致阴阳失衡的严重后果。问汗时要询问患者有无出汗、出汗的时间和部位、汗量、出汗的特点、主要兼症以及出汗后症状的变化。

1）外感病发热恶寒而有汗者，为表虚证；发热恶寒而无汗者，为表实证。高热大汗出而不恶寒者，为里热盛，此时邪气尚实，正气未虚，正邪相搏，汗出不止，汗出愈多，正气愈伤。

2）日间经常出汗，活动后更甚，汗后自觉发凉，气短乏力，伴少气懒言或畏寒肢冷等症状，称为自汗，多为阳虚或气虚不能固护肌表，腠理疏松，玄府不密，津液外泄所致。入睡后出汗，醒来汗止，称为盗汗，多伴有潮热、颧红、五心烦热、舌红脉细数等症，属阴虚。阴虚则虚热内生，睡时卫阳入里，肌表不密，虚热蒸津外泄。

3）出汗局限于头部，可见于热不得外泄，郁蒸于上的湿热证；半身出汗，多属气血运行不周。

4）全身汗出，大汗淋漓不止，或汗出如油，并见呼吸喘促，面色苍白，身凉肢冷，属阳气欲绝的"亡阳证"，是久病重病正气大伤，阳气外脱，津液大泄，为正气已衰，阳亡阴竭的危候，预后不良。先恶寒战栗，表情痛苦，辗转挣扎，继而汗出者，称为"战汗"。多见于外感热病的过程中，邪正相争剧烈之时，是疾病发展的转折点。战汗的转归：一为汗出病退，脉静身凉，烦渴顿除，此为正气胜于邪气，病渐转愈，属佳象；一为战汗之后热势不退，症见烦躁，脉来急疾。此为正气虚弱，不能胜邪，而热复内陷，疾病恶化，属危象。

5）外感内伤、新病久病都可见全身无汗。外感病中，邪郁肌表，气不得宣，汗不能达，故无汗，属于卫气的调节功能失常。邪气入里，耗伤营阴，亦无汗，属于津枯而致汗液生成障碍。内伤久病，无汗，病机复杂，可为肺气失于宣达，为汗的调节功能障碍，亦可为血少津亏，汗失生化之源。

（3）问饮食　注意询问是否口渴，饮水多少，食欲食量，喜冷喜热，以及口中异常味觉及气味等。

1）口渴与饮水　口渴多饮，且喜冷饮可见于实热证；口不渴不喜饮或喜热饮可见于虚寒证；口渴不喜饮可见于湿热；口干咽燥，但饮水不多可见于阴虚内热。

2）食欲与进食　食欲减退，又称纳呆、纳少，即患者不知饥饿不思进食，久病多为脾胃虚弱，新病多为伤食、食滞或外感夹湿而致脾胃气滞；厌食，多为伤食而致，若妇女妊娠初期，厌食呕吐，为妊娠恶阻；饥不欲食，是患者感觉饥饿而又不想进食，或进食很少，可见于胃阴不足证；食欲亢进，多食善饥，称为消谷善饥，多伴有身体逐渐消瘦等症状，属胃火亢盛，亦可见于消渴。

询问食欲与食量时，还应注意进食情况。如患者喜进热食，多属寒证；喜进冷食，多属热证。进食后稍安，多属虚证；进食后加重，多属实证或虚中夹实证。病中能食是胃气未伤，预后较好；疾病过程中，食欲渐复，表示胃气渐复，预后良好；反之，食欲渐退，食量渐减，表示胃气渐衰，预后多不良。若病重不能食，突然暴食，食量较多，是脾胃之气将绝的危象，称"除中"。实际上是中气衰败，死亡前兆，属"回光返照"的一种表现。

3）偏嗜　是指嗜食某种食物或某种异物。其中偏嗜异物者，又称异嗜，若小儿异嗜，喜食泥土、生米等异物，多属虫积。若妇女已婚停经而嗜食酸味，多为妊娠。

4）口中异常味觉和气味　口苦可见于肝胆郁热；口酸腐可见于胃肠积滞；口淡无味可见于脾虚湿盛；口咸可见于肾虚；口有臭味可见于胃火炽盛。

（4）问二便　询问患者二便的有关情况，如性状、颜色、气味、便量、排便时间、两次排便间隔时间、排便时的感觉及排便时伴随症状等。询问二便的情况可以判断机体消化功能的强弱，津液代谢的状况，也是辨别疾病寒热虚实性质的重要依据。

1）大便　问排便次数、排便时间、大便性状及伴随症状。健康人一般一日或两日大便一次，为黄色成形软便，排便顺利通畅。气血津液失调，脏腑功能失常，可使排便次数和排便感觉等出现异常。

便秘：大便在肠内滞留过久，排便间隔时间延长，导致便次减少，排便困难，大便量少，干燥而坚硬。新病便秘，腹满胀痛，多属实证、热证；久病、老人或产妇便秘，大便难解，多属津亏血少或气阴两虚。

腹泻：便次多，大便稀软不成形，甚则呈水样，排便间隔时间缩短，便次增多，一日三四次或以上，多为脾胃虚寒。黎明即泻，或久泻不愈，多属脾肾阳虚；泄泻如水，为水湿下注；泄下呈喷射状，肛门灼热，为湿热泻；大便脓血，里急后重，为痢疾主症，多属大肠湿热；大便色黑，为内有瘀血；便血鲜红，肛门肿痛，为血热；便色暗红，面黄乏力，为脾不统血；腹痛且排便不通畅，有滞涩难尽之感，多属肝郁犯脾、伤食泄泻、湿热蕴结等证。

2）小便　问小便色、量、次数和伴随症状。健康人在一般情况下，一昼夜排尿量为 1000～1800ml，尿次白天 3～5 次，夜间 0～1 次。排尿次数、尿量可受饮水、气温、出汗、年龄等因素的影响而略有不同。受疾病影响时，如机体津液营血不足，气化功能失常，水饮停留等，排尿次数、尿量及排尿时的感觉可出现异常。

小便短赤：为机体津液亏乏，尿液化源不足，或尿道阻滞，或阳气虚衰，气化无权，水湿不能下入膀胱而泛溢于肌肤所致。小便量少，色黄而热，多属热证；小便短少，不热，可见于汗、吐、下后或其他原因所致津液耗伤。

小便清长：小便量多而色清，因寒凝气机，水气不化，或肾阳虚衰，阳不化气，水液外泄而量多，多属虚寒证、肾阳虚证，也可见于消渴。

小便频数不禁或遗尿：多属气虚或肾气不固。

尿痛或尿频、尿急：多属膀胱湿热，或伴尿血、砂石则为淋证。

排尿困难：点滴而出为癃证，小便闭塞不通为闭证。突然发生癃闭，点滴外流，尿味臭，兼有小腹胀痛或发热，为湿热蕴结、肝气郁结或瘀血、结石阻塞尿道而致实证；尿量逐渐减少，甚至无尿，伴腰酸肢冷，面色㿠白，多为年老气虚，肾阳虚衰，膀胱气化不利而致的虚证。

（5）问疼痛及不适

1）部位　头、身、胸、胁、腹、少腹、腰、关节等不同部位的疼痛或不适反映不同脏器的病变（表 5-3 至表 5-6）。

表5-3 问头痛病变

疼痛部位	后头部、枕部为重，连及项背	前额疼痛连及眉棱骨	巅顶痛牵引头角	头两侧疼痛
主病	太阴头痛	阳明头痛	厥阴头痛	少阴头痛

表5-4 问身痛病变

疼痛部位	全身酸痛，发热恶寒	久病身痛
主病	外感疾病	气血不足

表5-5 问胸胁痛病变

疼痛部位	胸痛，伴发热咳喘、咳痰	久病胸痛，反复发作	胁痛
主病	肺热	胸阳不振，夹有气血、痰饮瘀阻	少阳证，或为肝气郁结

表5-6 问腰腹关节痛病变

疼痛部位	上腹（胃脘）疼痛	腹痛	少腹疼痛	腰痛	关节疼痛
主病	脾胃病或食滞	肠病、虫积或大便秘结	肝脉瘀滞，或为疝气、肠痈、妇科疾病	肾虚	病邪阻于经脉

2）性质与程度　一般来说，暴痛多实，久痛多虚。疼痛拒按为实证；喜按为虚证。喜温为寒证；喜凉为热证。食后胀痛加重为实证；食后疼痛缓解为虚证（表5-7）。还要注意疼痛与其他症状的关系，如恶心、呕吐、嗳气、虚恭以及二便、月经等与疼痛的关系。

表5-7 问疼痛性质与程度 　微课2

疼痛性质与程度	游走疼痛	沉重酸困肿胀	冷痛怕凉痛剧	热痛怕热红肿	疼痛胀满持续不解	隐痛绵绵痛时痛时止	窜痛胀痛时重时轻	刺痛剧痛痛有定处
主病	病邪阻于经脉	湿证	寒证	热证	实证	虚证	气滞	血瘀

（6）问睡眠情况　睡眠与人体卫气循行和阴阳盛衰有关。正常情况下，卫气昼行于阳经，阳气盛，则人醒；夜行于阴经，阴气盛，则入睡。问睡眠，可以了解患者有无失眠或嗜睡，睡眠时间的长短、入睡难易、有梦无梦等。临床常见的睡眠失常有失眠和嗜睡。问睡眠情况即询问睡眠时间、深浅及伴见症状。

失眠又称不寐，是指经常难以入睡，或睡而易醒，不易再睡，或睡而不酣，易于惊醒，甚至彻夜不眠。入睡困难或醒后不易再睡多属心阴不足，心阳不藏，或心肾不交；夜睡不安，心烦而易醒，口舌生疮，舌尖红赤为心火亢盛，梦中惊呼多为胆气虚或胃热。

神疲困倦，睡意很浓，常不自主地入睡称为嗜睡，多由于气虚、阳虚，或湿困于脾，清阳不升，重病患者见嗜睡多为危象；热性病患者见昏睡，多为热入心包。

（7）问耳目　询问听觉与视觉的改变。

1）问耳　患者自觉耳内鸣响，如闻蝉鸣，或如潮水，影响听觉者称为耳鸣。突发耳鸣，声大，按之鸣声不减者多为实证。渐觉耳鸣，声音细小，如闻蝉鸣，按之鸣声减轻多为虚证。

患者有不同程度的听力减退，甚至听觉丧失称为耳聋。耳暴聋者多为实证，多由肝胆实火上逆，清窍失灵而成。久病耳渐聋者，多属虚证，多为精气不足，不能上冲清窍所致。

患者听力减退，听音不清，声音重复称为重听。日久渐致重听，多属虚证，常为肾精虚衰，耳窍失荣所致；耳骤发重听，多属实证，常为痰浊上蒙，或风邪上袭耳窍所致。

2）问目　视物昏暗不明，模糊不清称为目昏，多为肝肾亏虚，精血不足，目失冲养所致，常见于久病或年老体弱之人。

视物旋转动荡，如在舟车之上，或眼前如有蚊蝇飞动，称为目眩。目眩伴面赤、头痛等多属实证，为风火上扰，或痰湿上蒙所致。目眩伴神疲、气短、耳鸣等多属虚证，多为中气下陷或肝肾不足，精亏血虚所致。

眼睑、眦内或目珠有痒感，轻者揉拭则止，重者极痒难忍，称为目痒。目痒甚者，多属实证，常为肝经风火上扰所致；目微痒而势缓者，多为血虚，目失濡养所致。

单目或双目疼痛，称为目痛。目痛剧烈，多属实证；目微痛者，多属虚证。如目痛难忍，伴面红耳赤、口苦烦躁者，多为肝火上炎所致；如目微痛，时痛时止，并感干涩者，多为阴虚火旺所致。

（8）问妇女经带胎产　询问月经初潮年龄、停经年龄及周期；月经的量、质、色泽及行经的天数，行经时伴见症状；已婚妇女询问胎产情况，末次月经日期。

月经推迟，血色暗，有血块，伴痛经，多属血瘀或寒证；经量少，色淡，多为血虚；经量多而色淡，多为气虚。月经先后无定期，伴有痛经或经前乳房发胀，属肝郁气滞。

崩漏，指妇女不规则地阴道出血。多为血热、气虚或瘀血导致。血得热则妄行，损伤冲任，经血不止，其势多急骤。脾虚，中气下陷，或气虚冲任不固，血失摄纳，经血不止，其势多缓和。月经不来潮，应区分是有孕还是闭经。闭经是指成熟女性月经未潮，或来而中止，停经三个月以上，又未妊娠，可为血枯、血瘀、血痨及肝气郁结所致。如行经突然停止，应询问有无受寒或郁怒太过。

问白带时，问白带的量、色和气味等。白带量多、清稀、色白、少臭或有腥味，多属虚寒；白带量多、黏稠、色黄、臭秽，多属湿热。

（9）问小儿病史　依靠询问家属及陪带人员，除一般内容外，还应询问出生前后生长和发育状况，父母、兄妹等健康情况及预防接种史、传染病史等。

请你想一想

隐痛和刺痛有什么区别？

（四）既往史

既往史又称过去病史，即就医时医生向患者问询的患者既往的健康状况和曾经患过的疾病等方面的问题。

1. 既往健康状况 患者平素健康状况可能与其现患疾病有一定的关系，故对分析判断现发疾病的病情具有重要的参考价值。如素体健壮，现患疾病多为实证；素体虚弱，现患疾病多为虚证或虚实夹杂证；素体阴虚，易感温燥之邪，多为热证；素体阳虚，易感寒湿之邪，多为寒证，或寒湿病证。

2. 既往患病情况 包括曾患过何种主要疾病（不包括主诉中所陈述的疾病），如痢疾、疟疾、白喉、麻疹、肝病、痹病等。其诊治的主要情况，现在是否痊愈，或留有何种后遗症。是否患过传染病，有无药物或其他物品的过敏史，做过何种手术治疗等，都应该加以询问。既往的患病情况常与现患疾病有一定的联系，可作为诊断现有疾病的参考。如素有肝阳上亢者，可引起中风。如哮病、痫病、中风等，经治疗之后，症状虽已消失，但尚未根除，某些诱因常可导致旧病复发。由此可见，问诊时不能忽视对既往史的询问。

小儿应当注意询问预防接种、传染病和传染病接触史。小儿6个月至5周岁之间，从母体获得的先天免疫力逐渐消失，而后天的免疫功能尚未形成，故易患水痘、麻疹等急性传染病。预防接种可帮助小儿建立后天免疫功能，以避免感染发病。患过某些传染病，如麻疹、顿咳等，常可获得终身免疫力，一般不会再患此病，如正值麻疹流行之际，患儿出现类似麻疹将出之象，通过询问患儿既往是否患过麻疹，以及是否接受过麻疹预防接种，即可做出判断。

（五）个人史

个人史包括出生地、居住地、居留史、生活条件、工种、工作环境、嗜好史等。关于生活经历，应询问出生地、居住地及时间较长的生活地区，尤其注意有地方病或传染病流行的地区。还应询问精神状况，是否受到过较大的精神刺激，并问其生活习惯，饮食嗜好，有无烟酒等其他嗜好。妇女应询问月经及生育史。关于工作劳逸，应询问劳动性质、强度、作息时间是否正常等。

生活史中的生活经历、习惯、工作情况等社会因素对患者的疾病都可能有一定的影响，分析这些情况可为辨证论治提供一定的依据。饮食的嗜欲，常可导致脏气的偏胜偏衰。精神状态的变化，常是引起某些情志病的原因。过劳易伤肾，久逸易伤脾，起居失常，多扰动于心而出现各自的疾病反应。

（六）婚姻史、生育史及家族史

患者的婚姻状况，妇女的孕产情况对病情会有一定影响。对患传染病和遗传性疾病者，询问患者的家族史，有助于诊断。许多传染病的发生与生活密切接触有关，如肺痨等。有些遗传性疾病则与血缘关系密切，或近血缘结婚，导致下一代出现精神症状、体质衰弱等。

你知道吗

十问歌

清代陈修园《医学实在易》

> 一问寒热二问汗，三问头身四问便。
> 五问饮食六胸腹，七聋八渴俱当辨，
> 九问旧病十问因，再兼服药参机变，
> 妇女尤必问经期，迟速闭崩皆可见，
> 再添片语告儿科，天花麻疹全占验。

第四节　切诊

PPT

实例分析

实例　唐贞观年间，太宗李世民的长孙皇后怀孕已十多个月不能分娩，反而患了重病，卧床不起。虽经不少太医医治，但病情一直不见好转。徐茂公将孙思邈推荐给唐太宗，唐太宗便派遣使臣将孙思邈召进了皇宫。按古代礼法，孙思邈是不能接近皇后的。于是他一边叫来皇后身边的宫女细问病情，一边要来了太医的病历处方认真审阅，然后取出一条红线，叫宫女把线系在皇后右手腕上，一端从竹帘拉出来，孙思邈捏着线的一端，在皇后房外开始"引线诊脉"。脉诊结束后便很快进行治疗。皇后经治疗后便产下了皇子，人也苏醒了！唐太宗十分欣赏孙思邈，后来还曾亲临华原县五台山拜访孙思邈。直到现在，药王山南庵内还留有唐太宗御道、"拜真台""唐太宗赐真人颂"古碑等。

问题　孙思邈为什么一定要进行脉诊？"悬丝诊脉"的操作规范吗？

切诊包括脉诊和按诊两个部分。脉诊又称切脉，是中医诊断疾病的辨证手法之一，是医生用手指切按患者寸口脉，以了解病情、判断疾病的一种方法。按诊，就是用手直接触摸、按压患者的某些部位，以了解疾病的变化，从而推断疾病的部位、性质和病情轻重的诊断方法。

一、脉诊

（一）脉诊的原理

切脉时手指感觉到脉搏搏动的形象就是脉象，是血脉脉动所呈现的部位（深浅）、速率（至数，即快慢）、形态（长短大小）、强度（有力无力）、节律（整齐与否）等组成的综合形象。脉象的形成，与各个脏腑息息相关。心主血脉，脉为血之府，心气推动血液在脉管中运行，血液循环行走在脉管之中，流经全身；肺朝百脉，血液才能布散全身；脾统血，血液才能在脉管中运行而不溢出脉管之外；肝藏血，疏泄以调节血量；肾藏精，精为气血化生之源，是生成血液的物质基础之一，人体脏腑和阴阳气血的盛衰情况均可反映于脉象上，所以对患者进行脉诊有重要的临床意义。

（二）脉诊的方法

1. 脉诊的位置　脉诊主要切脉的部位在寸口，其位置在腕后桡动脉浅表部位。寸口分寸、关、尺三部，以桡骨茎突为标志，其稍内的部位为关（掌后高骨内侧动脉处），关前（腕端）为寸，关后为尺（图5-2）。两手各分寸关尺三部，共六部脉，可分候各脏腑（表5-8）。

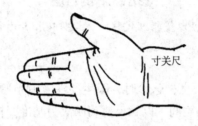

寸关尺

图5-2　脉诊的位置

表5-8　寸口脉分候脏腑

寸口位置	左手	右手
寸	候心	候肺
关	候肝胆	候脾胃
尺	候肾	候肾

你知道吗

脉位变异

1. 斜飞脉　脉不见于寸口部，而从尺部斜向手背。

2. 反关脉　脉出现在寸口的背侧。

2. 脉诊的时间　脉诊最好选在清晨，因为清晨患者不受饮食、活动等因素的影响，体内外环境都比较安静，气血经脉处于少受干扰的状态，故容易鉴别病脉。脉诊时要有一个安静的环境，诊脉之前，要让患者休息片刻，使气血平静，才更有利于医生的脉诊。

3. 患者体位　脉诊时患者应该采取正坐位或正卧位，前臂平放于和心脏同一水平，手腕伸直，手掌向上，并在腕关节背垫上布枕，这样可以使气血运行无阻，以反映机体的真实脉象。

4. 医生指法 📱微课3

（1）选指　医生用左手或右手的示指、中指和环指三个手指，指端平齐，略呈弓形，与患者体表约呈45°，手指紧贴于脉搏搏动处。

（2）布指　医生先以中指按在关脉上，然后示指按在关前的寸脉上，环指按在关后尺脉上（图5-3）。

（3）运指　是指医生运用指力的轻重和挪移探索脉象的方法。用轻指力按在皮肤上称举；用重指力按在筋骨间称沉取；指力不轻不重，以委曲求之称寻。切脉的一般顺序是先举，再寻，然后按。

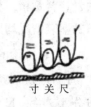

寸关尺

图5-3　布指

你知道吗

诊小儿脉的方法

3岁以内的婴幼儿，一般以望指纹代脉诊，3岁以上者才采用脉诊。小儿寸口部位狭小，不能容纳三指，可用"一指（拇指）定三关"法，10岁以上者可按成人脉法取脉。

5. 平息　一呼一吸为一息，脉诊时，医生要注意调节呼吸，用一呼一吸的时间去计算患者的脉象搏动，一息之间，以脉象搏动四次为基准，搏动太多或太少都是病脉。

6. 脉诊的用时　脉诊时需要注意时间，即满"五十动"。"五十动"是指医生对患者诊脉的时间一般不少于50次脉搏的时间，以了解其中有无促、结、代脉等脉次有歇止的脉象。每次诊脉以每手不少于1分钟，两手3分钟左右为宜。

7. 脉象要素　脉象可分解为脉位、脉次、脉形、脉势四个方面，即四个脉象要素（表5-9）。

表5-9　脉象要素简介

脉象要素	含义	举例
脉位	脉搏搏动显现的部位和长度	常脉的不浮不沉，浮脉/沉脉，长脉/短脉
脉次	脉搏搏动的至数和节律	数脉/迟脉，促、结、代脉
脉形	脉搏搏动的宽度、脉管的大小及软硬等	洪脉/细脉，弦脉/濡脉，缓脉
脉势	脉搏应指的强弱、流畅等趋势	实脉/虚脉，滑脉/涩脉

（三）正常脉象

正常脉象又称平脉、常脉，一息四或五至，相当于每分钟72~80次。脉象和缓，从容流利，此为有胃；柔和有力，节律整齐，此为有神；尺脉有力，沉取不绝，此为有根。有胃、有神、有根是正常脉象的三个特点。

你知道吗

真脏脉

真脏脉是在疾病危重期出现的无胃、无神、无根的脉象，这是一种脉学术语。是病邪深重，元气衰竭，胃气已败的征象，故又称"败脉""绝脉""死脉""怪脉"。

一般年龄越小，脉搏越快，婴儿脉急数，每分钟 120～140 次；五六岁儿童常为一息六至，即每分钟 90～110 次；青壮年体强，脉多有力；老年人体弱，脉来较弱；成年人中女性较男性脉细弱而略快；瘦人脉较浮，胖人脉多沉；重体力劳动、剧烈运动、长途步行、饮酒饱餐、情绪激动，脉多快而有力，饥饿时则脉较弱。春温夏热、秋凉冬寒，四季气候不同，春季由寒转温之过程中，人体内各种生理功能亦由收敛而渐渐舒散，故多见弦脉；夏季气候炎热，人体生理功能呈舒展放散之状态，故多见洪脉；秋季由热转凉，人体生理功能由发散而渐收敛，故多见浮脉；冬季气候严寒，人体之毛孔及血管呈收缩状态，体温潜藏于内，故多见沉脉。

（四）病理脉象

病理脉象是指疾病反映于脉象的变化，简称病脉。一般来说，除了正常生理变化范围以内及个体生理特异变化之外的脉象，均属病脉。

根据脉位、脉次、脉形、脉势等划分的脉象往往为混合构成，在中医学中有关脉学的专著中所记载的病脉有 28 种，有些病脉由两种或以上单一脉复合组成。一般按浮、沉、迟、数、虚、实 6 类脉加以归类比较。

1. 浮脉类　脉位表浅，轻取即得。各脉的脉象特征与临床意义如表 5-10 所示。

表 5-10　浮脉类各脉的脉象特征及临床意义

脉名	脉象特征	临床意义
浮脉	轻取即得，重按稍减而不空，举之有余，按之不足	表证
洪脉	脉体宽大，充实有力，来盛去衰，状若波涛汹涌	阳明气分热盛
芤脉	浮大中空，如按葱管	失血、伤阴
革脉	中空外坚，如按鼓皮	亡血、失精、半产、漏下
濡脉	浮细无力而软	虚证或湿困
散脉	浮而无根	元气离散，脏腑精气衰败

2. 沉脉类　脉位较深，重按始得。各脉的脉象特征与临床意义如表 5-11 所示。

表 5-11　沉脉类各脉的脉象特征及临床意义

脉名	脉象特征	临床意义
沉脉	轻取不应，重按始得，举之不足，按之有余	里证
伏脉	重按推筋着骨始得，甚则暂伏而不显	邪闭、厥病和痛极
牢脉	沉取实大弦长，坚牢不移	阴寒内盛，疝气癥积之实证
弱脉	沉细无力而软	阳气虚衰、气血俱虚

3. 迟脉类　一息不足四至。各脉的脉象特征与临床意义如表 5-12 所示。

表5-12 迟脉类各脉的脉象特征及临床意义

脉名	脉象特征	临床意义
迟脉	脉来迟慢，一息不足四至（每分钟脉搏在60次以下）	寒证（迟而有力为实寒；迟而无力为虚寒）
缓脉	脉来和慢，一息四至（脉搏60~70次/分）或脉来息缓无力，弛纵不鼓	湿病；病后元气恢复，脾胃虚弱；亦可见于正常人
涩脉	形细而行迟，往来艰涩不畅，脉势不匀	气滞、血瘀、痰食内停和精伤、血少
结脉	脉来缓慢，时有中止，止无定数	阴盛气结、寒痰血瘀；气血虚衰

4. 数脉类 一息五至以上。各脉的脉象特征与临床意义如表5-13所示。

表5-13 数脉类各脉的脉象特征及临床意义

脉名	脉象特征	临床意义
数脉	脉来急促，一息五至以上而不满七至（90~130次/分）	热证；里虚证
促脉	脉来数而时有一止，止无定数	阳盛实热，气血痰食停滞；亦见于脏气衰败
疾脉	脉来急疾，一息七八至（140~160/分）	阳极阴竭，元气欲脱
动脉	见于关部，滑数有力	惊恐；疼痛

5. 虚脉类 应指无力。各脉的脉象特征与临床意义如表5-14所示。

表5-14 虚脉类各脉的脉象特征及临床意义

脉名	脉象特征	临床意义
虚脉	三部脉举之无力，按之空豁，应指松软，也是无力脉象的总称	虚证，多为气血两虚
微脉	极细极软，按之欲绝，若有若无	气血大虚，阳气衰微
细脉	脉细如线，但应指明显	气血两虚；湿邪为病
代脉	脉来一止，止有定数，良久方还	脏气衰微；疼痛、惊恐、跌仆损伤等
短脉	首尾俱短，常只显于关部，而在寸尺两部多不显	气虚；气郁

6. 实脉类 应指有力。各脉的脉象特征与临床意义如表5-15所示。

表5-15 实脉类各脉的脉象特征及临床意义

脉名	脉象特征	临床意义
实脉	三部脉充实有力，其势来去皆盛，为有力脉象的总称	实证
滑脉	往来流利，应指圆滑，如盘走珠	痰湿、食积；实热；青壮年的常脉；妇女的孕脉
紧脉	绷急弹指，状如牵绳转索	实寒证；疼痛；食积
长脉	首尾端直，超过本位	阳证、热证、实证
弦脉	端直而长，如按琴弦	肝胆病、疼痛、痰饮；胃气衰败；亦见于老年健康者

请你想一想

出现28种病理脉象是否一定是病脉？ 哪些脉象也可见于正常人？

(五) 相兼脉与主病

引起疾病的原因是多方面的，疾病的表现和变化是错综复杂的，因此临床常见的脉象，常是反映疾病多个方面的相兼脉。

相兼脉又称复合脉，是两种或两种以上单一脉象的综合表现。只要不是完全相反的两种或数种单一脉，都可能同时出现而成为相兼脉，如浮紧、浮数、沉迟、沉细数等，其临床意义一般是组成相兼脉的各单一脉主病的总和，如浮紧脉主表寒证，浮数脉主表热证，沉迟脉主里寒证，沉细数脉主里虚热证等 (表 5 – 16)。

表 5 – 16　临床常见相兼脉象与主病

脉名	主病	脉名	主病
浮紧	表寒、风寒、风痹	沉数	里热
浮缓	表证有汗者	沉细数	阴虚，或血虚有热
浮数	表热或风热	洪数	气分热盛
浮滑	风痰或表证夹痰湿	弦数	肝热、肝火或肝胆湿热
沉迟	里寒	弦滑	肝热夹痰，停食
沉紧	里寒、痛证	弦滑数	肝火夹痰，或风阳上扰，痰火内蕴
沉滑	痰饮、食积	弦迟	寒滞肝脉
沉弦	肝郁气滞、痛证	弦紧	寒痛、寒滞肝脉
沉缓	脾肾阳虚，水湿停留	弦细	肝肾阴虚或血虚肝郁，或肝郁脾虚
沉涩	血瘀，常见于阳虚寒凝血瘀者	滑数	痰热，痰火或内热食积
沉细	里虚、气血虚	细涩	血虚夹瘀，或精血不足

(六) 脉症顺逆与从舍

1. 脉症顺逆　是指脉与症的相应与不相应，用于判断病情的顺逆。脉与症相一致者为顺，脉与症不相应者为逆。

脉与症都是疾病征象的反映。在对脉症进行分析的过程中常会遇到两种情况：一种是症状表现与脉象一致，如症见恶寒发热、头身疼痛、无汗、鼻塞流清涕、口不渴等风寒外感之象，脉见浮紧，脉与症二者一致，古人称为脉症相应，这是发病的一般情况；另一种则是症状表现与脉象不一致，如高热、面赤、烦躁、口干、腹满疼痛、大便秘结等实热之象，而反见迟脉，脉与症不相吻合，此为脉症不应 (表 5 – 17)。

表 5 – 17　脉症关系与脉症顺逆

脉症关系	脉证顺逆	举例
脉症相应	顺	暴病脉浮、洪、数、实——正气充盛能够抗邪； 久病脉沉、微、细、弱——正虽不足而邪亦不盛
脉症不应	逆	新病脉反见沉、细、微、弱——正气虚衰； 久病脉反见浮、洪、数、实——正气衰而邪不退

2. 脉症从舍　是指脉与症不相应时，临床当根据疾病的本质决定从舍，或舍脉从

症，或舍症从脉。脉症不应是症状表现与脉象不相一致，其中必有一方反映疾病本质，而另一方则与本质不符合或为假象。临床辨证时必须以反映疾病本质的一方为诊断依据，而舍弃另一方，此即脉症从舍。脉有从舍，说明脉象只是疾病表现的一个方面，要四诊合参，才能全面认识疾病的本质（表5-18）。

表5-18 疾病本质与脉症从舍

疾病本质	脉症从舍	举例
症假脉真	舍症从脉	伤寒，热闭于内，症见四肢厥冷，脉滑数。脉所反映的是真热；症所反映的是由于热邪内伏，格阴于外而出现的四肢厥冷，是假寒。此时当舍症从脉
脉假症真	舍脉从症	阳明腑证，症见腹胀满，疼痛拒按，大便燥结，舌红苔黄厚焦燥，脉迟细。症所反映的是实热内结肠胃，是真；实热内结本应见沉实脉，却见寒湿之迟细脉，脉是假象，此时当舍脉从症

二、按诊

（一）按诊的手法

1. 触 是指医生合掌轻轻触碰患者局部的皮肤，以了解其温凉、润燥情况。

2. 摸 是指医生用指掌用力寻抚患者局部，以探明病位及病性的虚实。

3. 按 是指医生用手重按压患者局部，以探明有无压痛感或肿块等情况。

4. 叩 是指医生用手叩击患者身体某部位，使之振动产生叩击音，以确定检查部位脏器是否正常。

（二）按肌肤

1. 肌肤的温凉 一般可以反映体温的高低，但需注意热邪内闭的真热假寒现象。

2. 肌肤的润燥 可以反映有汗、无汗和津液是否耗伤，如皮肤湿润，多属津液未伤；肌肤干燥而皱缩，是伤津脱液，气阴大伤。久病肌肤十分干燥，触之刺手，称为肌肤甲错，为阴血不足，瘀血内结。

3. 肌肤的肿陷 肌肤按之凹陷成坑，不能即起，为水肿；肌肤臃肿，按之应手而起者，为气肿或虚胖。

（三）按手足

按手足主要探明患者体内阴阳盛衰等情况。手足冰冷，属于阳虚证状；手足热炽，属于阳盛证状；手心足心发热多为阴虚。此外，手足四肢触诊时还应注意检查四肢是否瘫痪或强直。

（四）按脘腹

腹部触诊需辨别病变的部位、腹痛及癥瘕积聚的性质。

病变在脘腹（中上腹）属胃，在两胁下（左右侧腹）属肝胆，在脐周围属胃或大、小肠，在小腹属肝、膀胱或肾。

按压后疼痛减轻者（喜按），多属虚痛；按压后疼痛加剧者（拒按），多属实痛、热痛。

腹部有块物，按之软，甚至能散者，称为"瘕"或"聚"，多属气滞；部位固定，按之较坚，不能消失者称为"癥"或"积"，多属瘀血、痰、水等实邪结聚而成。

（五）按腧穴

脏腑病变时可以在相应的体表穴位出现反应，在经络腧穴上进行触诊，发现结节、条索状物、痛点或反应过敏点，可以作为某些疾病的辅助诊断。如肝炎患者在期门和肝俞穴有压痛，胆囊疾病患者在胆俞穴有压痛，胃及十二指肠溃疡的患者在足三里穴有压痛，急性阑尾炎患者在阑尾穴（足三里下一寸）有明显压痛等。

目标检测

一、单项选择题

1. 望神的重点是望患者的（　　）
   A. 眼神　　　　　　　　B. 动态　　　　　　　　C. 形体
   D. 皮肤　　　　　　　　E. 面色

2. 除下列哪项外均属白色所主病证（　　）
   A. 气虚　　　　　　　　B. 脱血　　　　　　　　C. 虚证
   D. 寒证　　　　　　　　E. 水饮

3. 脾胃气虚患者多见（　　）
   A. 面色萎黄　　　　　　B. 面黄虚浮　　　　　　C. 面目一身俱黄
   D. 面色青黄　　　　　　E. 以上都不是

4. 腻苔的特征是（　　）
   A. 苔质疏松粗大而厚　　B. 舌苔水滑　　　　　　C. 苔质细腻致密
   D. 苔质颗粒不清　　　　E. 以上都不是

5. 紫舌的主病是（　　）
   A. 气滞　　　　　　　　B. 瘀血　　　　　　　　C. 痰凝
   D. 津亏　　　　　　　　E. 中毒

6. 发音无力或不接续，语言重复，神疲不力，称为（　　）
   A. 谵语　　　　　　　　B. 独语　　　　　　　　C. 郑声
   D. 错语　　　　　　　　E. 狂语

7. 说话声高有力，但语无伦次，神志不清，称为（　　）
   A. 谵语　　　　　　　　B. 独语　　　　　　　　C. 郑声
   D. 错语　　　　　　　　E. 狂语

8. 入睡后出汗，醒来汗止，称为（　　）
   A. 自汗　　　　　　　　B. 盗汗　　　　　　　　C. 绝汗
   D. 战汗　　　　　　　　E. 大汗

9. 小便频数不禁或遗尿多属（　　）

A. 气虚　　　　　　　　B. 湿热　　　　　　　　C. 伤津

D. 血虚　　　　　　　　E. 气滞

10. 口渴不喜饮多属（　　　）

　　A. 虚寒证　　　　　　B. 湿热证　　　　　　C. 实热证

　　D. 血虚症　　　　　　E. 阴虚证

11. 恶寒发热交替出现，多为（　　　）

　　A. 里热证　　　　　　B. 阴虚内热证　　　　C. 实热证

　　D. 半表半里证　　　　E. 阳虚里寒证

12. 属于平脉的脉象特点的是（　　　）

　　A. 一息五至以上　　　　　　B. 一息不足四至

　　C. 一息四至，从容和缓　　　D. 一息四至，怠缓无力

　　E. 一息四至，重按始得

13. 主寒证的脉象是（　　　）

　　A. 数脉　　　　　　　B. 虚脉　　　　　　　C. 浮脉

　　D. 迟脉　　　　　　　E. 革脉

14. 结、代、促脉，其脉象的共同特点是（　　　）

　　A. 脉来时一止　　　　B. 止有定数　　　　　C. 止无定数

　　D. 脉来缓慢　　　　　E. 来盛去衰

15. 气滞血瘀证可见（　　　）

　　A. 涩脉　　　　　　　B. 革脉　　　　　　　C. 弦脉

　　D. 长脉　　　　　　　E. 滑脉

16. 腹部肿块，时聚时散，按之无形，痛无定处者属（　　　）

　　A. 癥积　　　　　　　B. 痞证　　　　　　　C. 瘕聚

　　D. 虫积　　　　　　　E. 瘀血

二、思考题

1. 简述望面色时五病色的临床意义。

2. 闻诊的主要内容包括什么？

3. 问诊中问疼痛包括哪些主要内容？

4. 正常脉象的特点是什么？

书网融合……

　📱 微课1　　📱 微课2　　📱 微课3　　📱 图片　　📝 划重点　　📋 自测题

学习目标

知识要求

1. **掌握** 八纲及脏腑辨证各证候的临床表现及辨证要点。
2. **熟悉** 气血津液辨证各证候的临床表现及辨证要点。
3. **了解** 六经辨证和卫气营血辨证各证候的临床表现及辨证要点。

能力要求

具有运用中医常用的辨证方法，对临床常见病证进行正确初步分析辨识的能力。

辨证，就是在中医理论指导下，对望、闻、问、切等手段搜集得到的资料进行辨证思维的综合分析，最终确定疾病的病位、病性及证名的过程。

临床上常用的辨证方法有八纲辨证、气血津液辨证、脏腑辨证、六经辨证、卫气营血辨证和三焦辨证。

第一节 八纲辨证

PPT

实例分析

实例 元旦到了，喜欢旅游的小张约上几个要好的哥们直奔风景秀丽的张家界去了。到张家界的第二天他们就去看溶洞，洞中的石笋、石柱、石钟乳琳琅满目，美不胜收。但溶洞里特别冷，小张被冻得瑟瑟发抖，冰冷的水滴到身上，令他起一身又一身鸡皮疙瘩。从洞里出来，他已经被冻得嘴唇都发青了。到了晚上，小张浑身不舒服，怕冷，发热，浑身疼痛，咳嗽，咽喉痒痛，鼻塞，流鼻涕。到了第三天，他实在坚持不了，不得不提前回家。

问题 小张患了什么病？应如何运用八纲理论为小张辨证？

八纲辨证是指用表里、寒热、虚实、阴阳八个辨证纲领来归纳疾病的辨证方法。

总体来说，对患者进行四诊后，掌握了辨证资料，根据病位的深浅，病邪的性质与盛衰，人体正气的强弱，进行综合性分析，并将疾病归纳为八类不同的证候，就是八纲辨证的过程。

无论疾病多么复杂，都可以用八纲来加以分类归纳。按疾病的深浅分类，无非表证和里证；按照疾病的类别分类，无非阴证和阳证；按照疾病的性质分类，无非寒证与热证；按照邪正的盛衰分类，无非实证和虚证。总之，运用八纲辨证既可以判断疾病的类型，又可以预测疾病的趋势，也可以为治疗指明方向。由此可见，八纲辨证在辨证论治中占有重要的意义（图6-1）。

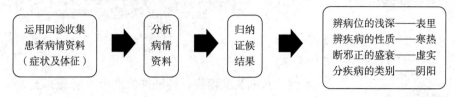

运用四诊收集患者病情资料（症状及体征） ➡ 分析病情资料 ➡ 归纳证候结果 ➡ 辨病位的浅深——表里 辨疾病的性质——寒热 断邪正的盛衰——虚实 分疾病的类别——阴阳

图6-1 八纲辨证示意

一、表里辨证

表里辨证是辨别病变部位外内浅深及病势进退的辨证方法。表与里是相对的概念，如皮肤肌腠对于脏腑而言，皮肤肌腠为表，脏腑为里；脏与腑而言，腑为表，脏属里；对经络中的三阳经与三阴经而言，三阳经属表，三阴经属里等。因此，对于病位，应当相对地理解。

1. 表证 是指外邪侵犯人体的肌表、口鼻、经络所产生的一类证候。本证多为外邪（六淫、疫疠、虫毒等）从皮毛、口鼻或浅表经络侵入机体而致（表6-1）。

表6-1 表证的病因、病机、临床表现

病因	主要病机	临床表现
六淫、疫疠、虫毒等邪侵犯肌表	1. 外邪侵袭，卫气郁遏 2. 邪郁经络，经气不利 3. 邪气伤肺，肺气失宣	恶寒（或恶风），发热，舌苔薄白，脉浮，或见头身疼痛，鼻塞流涕，咽喉痒痛，微有咳嗽等

2. 里证 是指疾病深入脏腑、气血或骨髓所产生的一类证候。病因比较复杂，很难一概而论，其基本特点为病情较重，病程较长（表6-2）。

表6-2 里证的病因、病机、临床表现

病因	主要病机	临床表现
1. 表证不解，病邪传里 2. 外邪直中，侵犯脏腑 3. 情志内伤，饮食劳倦等，影响脏腑、气血 4. 病理产物如痰饮、瘀血等停聚	原因不同，性质不同，机理各异	表现多种多样，但以脏腑气血阴阳失调证候为主，如壮热不恶寒，口渴喜饮，烦躁谵妄，腹痛，便秘或腹泻呕吐，小便短赤，舌红苔黄或白厚腻，脉沉等

3. 半表半里证 是指外邪由表入里的过程中，邪正分争位于半表半里所产生的一类证候。临床表现：患者恶寒与发热交替出现，心烦喜呕，咽干，默默不欲饮食，舌苔薄白，脉弦等。

4. 表里鉴别 主要从寒热的表现、排泄物及舌象和脉象的情况上加以区分（表6-3）。

表 6 – 3　表证与里证鉴别

证候		寒热表现	临床表现	舌象	脉象
表证	表寒证	恶寒重，发热轻	头痛，身痛，鼻塞，流清涕，咳嗽痰稀	舌淡红，苔薄白而润	浮
	表热证	恶寒轻，发热重	头痛，口渴，咽痛，鼻塞流黄涕，咳嗽痰稠	舌红，苔薄白或薄黄而干	浮数
里证		发热不恶寒或畏寒不发热	病情较重，病程较长，咳嗽，心悸，呕吐	变化多，如淡白、绛紫、黄、灰黑等	沉
半表半里证		寒热往来（寒热交替出现）	胸胁苦满，口苦，咽干，不欲饮食，心烦喜呕	薄白	弦

二、寒热辨证

寒热辨证是辨别疾病性质的辨证方法。寒证与热证反映的是机体阴阳盛衰的辨证关系。通过寒热辨证，可以使用"寒者热之，热者寒之"等方法治疗疾病。

1. 寒证　是指疾病的本质属于寒性的一类证候。本证多为感受寒邪或阳衰阴盛所致（表 6 – 4）。

表 6 – 4　寒证的病因、病机、临床表现

病因	主要病机	临床表现
1. 外感寒邪 2. 内伤久病，耗伤阳气 3. 过服生冷、寒凉	1. 寒邪郁遏阳气 2. 阳虚阴寒内盛	1. 冷象：恶寒、畏寒、肢冷等 2. 白象：面色、舌色、苔色淡白 3. 稀象：分泌物、排出物澄澈清冷 4. 润象：舌苔湿润、口不渴 5. 静象：表情淡漠、蜷卧少动、脉迟

2. 热证　是指疾病的本质属于热性的一类证候。本证多为感受热邪或阴衰阳盛所致（表 6 – 5）。

表 6 – 5　热证的病因、病机、临床表现

病因	主要病机	临床表现
1. 外感热邪 2. 五志化火 3. 食积化热 4. 寒湿等邪化热 5. 房事劳伤，劫夺阴精	1. 阳热偏盛 2. 阴虚内热	1. 热象：发热、恶热、潮热、烦热等 2. 黄象：面红目赤、舌红、苔黄、尿黄 3. 稠象：分泌物、排出物黏稠浑浊 4. 干象：各孔窍干燥少津 5. 动象：神志烦躁、脉数

3. 寒热鉴别　主要从发热情况、四肢温凉、二便、舌象和脉象等情况上加以区分（表 6 – 6）。

表 6 – 6　寒证与热证鉴别

证候	临床表现	舌象	脉象
寒证	恶寒喜热，口不渴，面色㿠白，四肢冰凉，大便稀溏，小便清长	舌淡苔白	迟或紧
热证	恶热喜凉，口渴，面红目赤，四肢发热，大便秘结，小便短赤	舌红苔黄	数

三、虚实辨证

虚实是辨别邪正盛衰的辨证方法。虚指的是正气不足，实指的是邪气亢盛。虚和实是两个不同的概念，虚实可以互为因果，同时并存。在疾病的过程中，虚实可以互相转化，虚实又可以与表里寒热相互联系，虚实还可以出现交错和真假的情况，因此虚实的证候比较复杂。通过虚实辨证，可以使用"虚则补之，实则泻之"等方法治疗疾病。

1. 虚证 是指人体正气虚弱，脏腑功能减退所产生的一类证候（表6-7）。

表6-7 虚证的病因、病机、临床表现

病因	主要病机	临床表现
1. 先天不足，后天失养 2. 饮食失调，气血化源不足 3. 思虑、劳倦过度，耗伤气血 4. 房劳太过，肾精亏损 5. 汗、吐、泻太过等致气血津液丢失过多 6. 久病失治、误治，正气虚衰	1. 正气不足，脏腑功能活动衰退 2. 气血津液等不足，机体失却营养滋润	不同的虚证有不同表现，常见的有神疲乏力，面色无华，少气懒言，食欲减退，自汗，遗精，滑胎，二便泄利不固，痛苦不剧，痛处喜按，舌淡胖嫩，脉沉迟无力，或五心烦热，潮热盗汗，午后颧红，舌红少苔，脉细而数等

2. 实证 是指邪气亢盛，正气未衰，邪正剧争产生的一类证候（表6-8）。

表6-8 实证的病因、病机、临床表现

病因	主要病机	临床表现
1. 外邪入侵 2. 内脏功能失调，病理产物堆积（如痰饮、水湿、瘀血等）	1. 外邪入侵，邪正剧争 2. 脏腑功能失调，气化失职，气机阻滞	表现不一，常见的有高热面赤，烦躁，甚至神昏谵语，渴喜冷饮，声壮息粗，痛处拒按，胸闷，脘腹部痞满胀痛，痰浊涌盛，吐物浑浊，小便短赤，大便秘结甚至不通，舌质苍老，苔厚腻，脉实有力

3. 虚实鉴别 主要从病程、面色、精神、疼痛、发热、舌象和脉象方面加以鉴别（表6-9）。

表6-9 虚证与实证鉴别

证候	病程	面色	精神	疼痛	发热	舌象	脉象
虚证	较长	淡白或颧红	萎靡	喜按	五心发热，午后微热（多为低热）	舌淡胖嫩	虚沉迟或细数
实证	较短	面红目赤	亢奋	拒按	壮热	舌质苍老，苔厚腻	实有力

虚实与寒热的关系：八纲中的虚实辨证与寒热辨证并非独立存在，虚实与寒热之间可以相互联系。临床上常见的有实寒证、虚寒证、实热证、虚热证等证候（表6-10、表6-11）。

表6-10 实寒证与虚寒证鉴别

证候	临床表现	病机
实寒证	恶寒，肢冷，腹痛拒按，大便秘结，痰多喘促，苔白厚腻，脉沉伏或弦紧有力	寒邪过盛，阳气被遏
虚寒证	畏寒，肢冷，腹痛喜按，精神不振，大便稀薄，小便清长，少气乏力，脉微或沉迟无力	阳气虚衰，温化无权

表 6-11 实热证与虚热证鉴别

证候	临床表现	病机
实热证	壮热烦渴，神昏谵语，腹胀满痛拒按，尿赤，便干，苔黄，脉洪数滑实	热邪炽盛
虚热证	潮热，盗汗，消瘦，五心烦热，口燥，咽干，舌红少苔，脉细数	阴液亏耗，虚热内生

四、阴阳辨证

阴阳辨证是辨别证候病理类别的一种辨证方法，也是八纲辨证的总纲。

1. 阴证 是指符合"阴"的一切属性的证候。里证、寒证、虚证都属于阴证的范畴。常见的阴证临床表现：面色暗淡，精神萎靡，身重蜷缩，形体肢寒，倦怠无力，大便腥臭，小便清长，舌淡胖嫩，脉沉迟或弱或细涩。

2. 阳证 是指符合"阳"的一切属性的证候。表证、热证、实证都属于阳证的范畴。常见的阳证临床表现：面色偏红，肌肤发热，心烦躁动，口干咽燥，喘促痰鸣，大便秘结，小便短赤，舌质红绛，苔黄黑生芒刺，脉浮数、洪大、滑实等。

3. 阴虚证 是指人体的精血、津液等亏少，对脏腑器官滋润、濡养减少导致出现阴不制阳的证候（表 6-12）。

表 6-12 阴虚证的病因、病机、临床表现

病因	主要病机	临床表现
1. 热病后遗 2. 杂病日久、耗伤阴液 3. 五志过极、房事不节、过服温燥之品等	1. 阴不制阳，潜制不及 2. 滋润不及，充养不足	形体消瘦，口燥咽干，潮热颧红，五心烦热，舌红，盗汗，失眠，大便干结，小便短黄，舌红少苔，脉细而数等

4. 阳虚证 是指人体的阳气虚弱，对人体温煦、推动、气化作用减弱所表现的证候（表 6-13）。

表 6-13 阴虚证的病因、病机、临床表现

病因	主要病机	临床表现
1. 久病渐伤 2. 久居寒凉之地，阳气逐渐耗伤 3. 气虚进一步发展 4. 年高，命门火衰 5. 过服苦寒清凉之品	1. 阳气亏虚，失却温煦，寒从内生； 2. 阳气亏虚，气化水液失常	畏寒，四肢不温，口淡不渴，或渴喜热饮，自汗，滑精，滑胎，小便清长，或尿少水肿，大便溏薄，面色苍白，舌淡胖嫩，苔白滑，脉沉迟无力等

5. 亡阴证 是指机体内大量阴液流失所致的一种危重证候（表 6-14）。

表 6-14 亡阴证的病因、病机、临床表现

病因	主要病机	临床表现
1. 阴虚进一步发展 2. 高热持续、汗出不止、暴吐暴泻、严重烧伤等致阴液暴失	1. 阴液欲绝，阴不制阳 2. 阳热逼迫欲绝之阴津外泄	大汗，汗热而味咸黏滞，如珠如油，身灼肢温，虚烦躁扰，口渴欲饮，面色潮红，皮肤干燥皱瘪，唇干，小便短少，舌红干燥，脉细数无力

6. 亡阳证　是指机体阳气暴脱所致的一种危重证候（表6-15）。

表6-15　亡阳证的病因、病机、临床表现

病因	主要病机	临床表现
1. 久病阳虚 2. 暴病而致阳气大伤 3. 汗、吐、下、失血等致阳随阴脱 4. 中毒、严重外伤、痰瘀阻塞心窍等致阳气暴脱	阳气极度衰微而欲脱散，失却温煦、固摄、推动之能	冷汗淋漓，味淡质稀，神志淡漠，肌肤不温，手足逆冷，呼吸气微，面色苍白，口不渴或喜热饮，舌质淡润，脉微欲绝

7. 阴阳证候鉴别　主要从面色、发热情况、二便、舌象和脉象着手（表6-16）。

表6-16　阴证与阳证鉴别

证候	面色	四肢、身体等寒热情况	二便	舌象	脉象
阴证	面色暗淡	形体肢寒，倦怠无力	大便腥臭，小便清长	舌淡胖嫩	沉迟或弱或细涩
阳证	面色偏红	肌肤灼热，心烦躁动	大便秘结，小便短赤	舌质红绛，苔黄黑生芒刺	浮数、洪大、滑实等

8. 阴虚证与阳虚证鉴别　主要从发热、出汗情况、舌象和脉象着手（表6-17）。

表6-17　阴虚证与阳虚证鉴别

证候	发热、出汗等寒热情况	舌象	脉象
阴虚证	五心烦热，潮热，颧红，盗汗	舌红少苔	细数
阳虚证	四肢不温，畏寒怕冷，自汗	舌淡胖嫩，苔白滑	沉迟无力

9. 亡阴证与亡阳证鉴别　主要从汗的特点、四肢的温热情况、体温、舌象和脉象着手（表6-18）。

表6-18　亡阴证与亡阳证鉴别

证候	汗	四肢	其他临床表现	舌象	脉象
亡阴证	汗热，味咸，不黏	温暖	身热，烦躁不安，口渴	红干	细数无力
亡阳证	汗冷，味淡，微黏	厥冷	身冷，身凉恶寒，口淡不渴	舌淡白润	微欲绝

你知道吗

八纲证候之间的关系

1. 表证和里证的关系　人体的肌肤与脏腑，是通过经络的联系、沟通而表里相通的。疾病发展过程中，在一定的条件下，可以出现表里证错杂和相互转化，如表里同病，表邪入里，里邪出表等。

表证和里证在同一时期出现，称表里同病。凡病表证，表邪不解，内传入里，称为表邪入里。某些里证，病邪从里透达于外，称为里邪出表。

2. 寒证和热证的关系　寒证与热证虽然有着阴阳盛衰的本质区别，但又互相联系，它们既可以在患者身上同时出现，表现为寒热错杂的证候，在一定条件下又可互相转化。在疾病的危重阶段，还可出现假象。

寒证和热证同时并存，称为寒热错杂。临床上所见上热下寒、表寒里热、表热里寒等皆属此类。

临床上先出现寒证，后出现热证，当热证出现，其寒证消失，此谓寒证转化为热证。若临床上先见热证，后见寒证，而当寒证出现时，其热证消失，此即为热证转化为寒证。寒热转化是病情进一步发展的表现。

在疾病的危重阶段，有时会出现真热假寒、真寒假热的证候，即寒证见热象、热证见寒象。

3. 虚证和实证的关系　疾病是一个复杂的发展过程，由于体质、治疗、护理等诸因素的影响，常见虚实错杂、虚实转化、虚实真假等证候表现。

凡虚证中夹有实证，实证中夹有虚证，以及虚实齐见者，都是虚实错杂证。

在疾病过程中，有些本来是实证，由于病邪久留，损伤正气，而转为虚证；有些由于正虚，脏腑功能失常，而致痰、食、血、水等凝结阻滞为患，成为因虚致实证。

虚证和实证，有真假疑似之分，包括真实假虚和真虚假实。辨证时要从错杂的证候中，辨别真假，以去伪存真，才不致犯"虚虚实实"之戒。

第二节　气血津液辨证

PPT

实例分析

实例　李老师今年 40 岁，是某学校的骨干教师，深受同事的尊重和学生的爱戴。可她却有一件烦心事，就是睡不着觉，已经持续 1 年多了，面色也失去了往日的红润，变得淡白无华，经常出现头晕目眩，心悸健忘；每次月经量都很少，色淡；舌淡白，苔薄白，脉细无力。同事们都很关心她，问她究竟怎么了，需不需要看医生，但她羞于启齿，一直都没有向同事诉说。自己服用了一段时间"安眠药"也不见好转，最近各种症状越来越明显了，这才去了医院。

问题　李老师失眠是怎么回事？你能用中医的气血津液相关理论为李老师辨证吗？

气血津液辨证，就是根据病情资料，运用气血津液的理论，对疾病进行辨证的方法。人体的气血津液，在生理上既是脏腑功能活动的物质基础，又是脏腑功能活动的产物。因而在病理上，脏腑发生病变，可以影响气血津液；而气血津液的病变，也必然影响脏腑的功能。所以，气血津液的病变，是不能离开脏腑而存在的。掌握了气血津液病变的一般规律，就能为进行脏腑辨证打下基础。

气血津液的病证大体有两类：一类为虚证，多为气血津液亏虚所致，属八纲辨证中虚证的范畴；另一类为实证，多为气血运行失常或水液停滞结聚所致，属八纲辨证中实证的范畴。

一、气病辨证

气在人体运行不息，升降有序，起着推动、温煦、固摄、防御、气化等作用，一且失常，就会产生许多病变。

1. 气虚证　是指元气不足，导致脏腑组织的功能活动减退所表现的虚弱证候。元气亏虚，会逐步导致脏腑功能活动减退，因此，临床应结合具体脏腑方能明确辨证。辨证要点：少气、乏力、动则加剧，脉虚无力（表6－19、表6－20）。

表6－19　气虚证的病因、病机、临床表现

病因	主要病机	临床表现
1. 禀赋不足，素体虚弱 2. 饮食失调 3. 劳倦过度 4. 久病失养 5. 年老体衰	1. 元气不足，鼓动无力，功能减退 2. 气虚血行无力，不能上荣，脉失鼓动 3. 卫气虚弱，肌表失固	神疲乏力，少气懒言，头晕目眩，自汗，易感冒，活动后诸症加重，舌淡苔白，脉虚无力

表6－20　气虚证与阳虚证鉴别

分类	共同证候	不同证候
气虚证	面色白或萎黄，精神萎靡，神疲乏力，声低懒言，自汗，纳少，舌淡胖，脉无力	气短、乏力、动则气急等症明显，脉虚无力
阳虚证		畏寒，形寒肢冷，小便清长，下利清谷，脉迟

2. 气陷证　是指气虚无力升举，清阳之气不升而反下陷、内脏位置不能维固而下垂所表现的虚弱证候。多由气虚证发展而来。辨证要点：腹部坠胀，内脏下垂兼有气虚之象（表6－21）。

表6－21　气陷证的病因、病机、临床表现

病因	主要病机	临床表现
1. 久病失养 2. 劳倦用力过度 3. 妇女孕产过多、产后失调等	1. 气虚而致功能减退 2. 气虚升举无力，内脏不能维持固有位置 3. 中气不足，清阳不升，气陷于下	久痢久泻，腹部有坠胀感，脱肛或子宫脱垂、肾、胃下垂等，伴头晕目眩，少气倦怠，大便溏泄，舌淡苔白，脉弱

请你想一想

气虚证和气陷证之间有什么关系？

3. 气滞证　是指某一脏腑或某一部位气机阻滞、运行不畅所表现的证候。辨证要点：局部闷胀疼痛，时轻时重，游走不定（表6－22）。

表6－22　气滞证的病因、病机、临床表现

病因	主要病机	临床表现
1. 情志不舒，思虑过度 2. 饮食失调 3. 感受外邪 4. 外伤闪挫 5. 病邪内阻（痰饮、瘀血、宿食、结石等） 6. 脏气虚弱，运行乏力等	1. 气机阻滞，不通则痛 2. 气机随情志变化而改变，症状随之改变	胸胁脘腹等部位闷胀疼痛、时轻时重（部位不固定，按之无形，痛胀可因嗳气、矢气而减轻；或因情志变化而加重或减轻），脉弦，舌象多正常

4. 气逆证　是指气机升降失常，逆而向上所引起的证候。临床以肺、胃之气上逆和肝气升发太过的病变为多见。辨证要点：咳喘、呕吐、呃逆，或头痛、头胀、眩晕（表6-23）。

表6-23　气逆证的病因、病机、临床表现

病因	主要病机	临床表现
1. 感受外邪 2. 痰、食停聚 3. 胃寒积饮 4. 情志不遂，郁怒伤肝	1. 肺失宣降，肺气上逆 2. 胃失和降，胃气上逆 3. 肝气升发太过，气火上逆	咳嗽、喘息、呃逆、嗳气、恶心、呕吐、头痛、眩晕、昏厥、呕血等

二、血病辨证

血行脉中，环流周身，无处不到，是周身各组织器官发挥各自生理功能的重要物质基础。如果血液不足或运行失常，不仅可见血本身的病证，且往往兼有相关脏腑等的病变。血的病变主要有血虚证和血瘀证。

1. 血虚证　是指血液亏虚，脏腑百脉失养，表现全身虚弱的证候。辨证要点：皮肤唇甲淡白及全身虚弱之象（表6-24）。

表6-24　血虚证的病因、病机、临床表现

病因	主要病机	临床表现
1. 脾胃虚弱，生化无源 2. 瘀血阻络，新血不生 3. 各种急、慢性出血 4. 久病、寄生虫病、思虑过度等暗耗阴血	1. 血虚不能上荣头面唇舌，脉道失充 2. 血虚脏腑心神失养	面色淡白或萎黄，眼睑、口唇、爪甲淡白，头晕目眩，心悸怔忡多梦，手足发麻，妇女月经量少色淡、经行后期甚或闭经，舌质淡，脉细无力

2. 血瘀证　凡离开经脉的血液，不能及时排出或消散，瘀积于某一处；或血液运行受阻，瘀积于经脉或器官之内，均属瘀血。瘀血内阻而引起的病证，称为血瘀证。辨证要点：局部刺痛、肿块、出血、皮肤黏膜等组织紫暗及脉涩（表6-25）。

表6-25　血瘀证的病因、病机、临床表现

病因	主要病机	临床表现
1. 外伤、跌仆造成体内出血，未及时排出或消散成瘀 2. 气滞，血行不畅，血脉瘀滞 3. 气虚无力推动致瘀 4. 血寒致血脉凝滞 5. 血热致血妄行致瘀 6. 湿热、痰火阻遏，致血行不畅而成瘀	1. 瘀血停积，气机受阻，经脉不通 2. 瘀阻脉络，血不循经，络破血溢 3. 瘀阻脏腑，组织器官功能障碍	1. 疼痛：如针刺刀割，痛处固定，夜间常加重 2. 肿块：若在体表，呈青紫色包块；若在腹内，可触及较坚硬且推之不移的肿块（癥积） 3. 出血：色紫暗或夹有血块，或大便色黑如柏油状 4. 皮肤颜色：面色黧黑，或唇甲青紫，或皮下紫斑，或肌肤甲错，或腹部青筋显露，或皮肤显露红丝脉络 5. 妇女月经：不调，或崩漏，经色紫暗有块，经闭 6. 舌脉：舌质紫暗或见紫斑、紫点，或舌下脉络曲张，或舌边有青紫色条状线。脉细涩，或结、代

气血同病的各种类型

人体的气和血具有相互依存、相互资生、相互为用的密切关系，因而在发生病变时，气血常可相互影响，既见气病，又见血病，即为气血同病。气血同病常见的证候如下。

1. 气滞血瘀证 是指气机郁滞，不能行血，以致血运障碍，既表现出气滞又表现出血瘀的证候。以病程较长和肝脏经脉部位有疼痛痞块为辨证要点。

2. 气虚血瘀证 是指久病气虚，运血无力而逐渐形成瘀血内停，既表现出气虚，又兼有血瘀的证候。以气虚和血瘀的症状共见为辨证要点。

3. 气血两虚证 是指气虚或血虚日久，致气虚不能生血，血虚无以化气，气虚和血虚同时存在的证候。以气虚与血虚的证候共见为辨证要点。

4. 气不摄血证 又称气虚失血证，是指因气虚无力统摄血液而致出血，临床表现为气虚与出血并见的证候。本证多为脾气亏损不能统摄血液，或慢性失血，终致气虚，转而气虚不能摄血所致。以出血和气虚证共见为辨证要点。

5. 气随血脱证 是指大出血引起阳气虚脱的证候。以大量出血时，随即出现气脱之症为辨证要点。

三、津液病辨证

津液病辨证就是分析、判断疾病中有无津液亏虚或水液停聚的证候存在。津液的病变虽较多，但一般可概括为津液不足和水液停滞两个方面。

1. 津液不足证 是指体内津液亏少，脏腑组织失却滋润濡养所表现的证候。津液损伤程度较轻者，称为伤津、津亏；津液损伤程度较重者，称为脱液、液耗。由于病变多从燥化，又属于燥证的一种。辨证要点：肌肤、口唇、舌咽有干燥现象及尿少便干（表 6 - 26）。

表 6 - 26 津液不足证的病因、病机、临床表现

病因	主要病机	临床表现
1. 高热、大汗、大吐、大泻、烧伤等 2. 感受燥邪 3. 津液生成不足	1. 津液亏虚，不能充养滋润组织官窍 2. 津液不足，尿无化源 3. 津液亏少不能遏制阳气	口燥咽干，唇焦或裂，眼眶凹陷，皮肤干燥、枯瘪，尿少而黄，大便干结，舌红少津，脉细而数

2. 水液停滞证 正常水液进入人体，通过肺、脾、肾、膀胱、三焦等脏腑之气化而生成津液，并环流于周身内外，维持人体正常的水液代谢。若肺、脾、肾等脏腑气化功能障碍，代谢不利，便会发生水液停滞的病变，可形成痰、饮、水肿等病证。

（1）痰证 临床常见的有风痰、热痰、寒痰、湿痰、燥痰等。其临床鉴别如表 6 - 27。

表 6 - 27 常见痰证鉴别

证候	病因病机	临床表现
风痰证	阴虚阳亢，风阳内动，或嗜食肥甘，痰涎内壅动风	头晕目眩，喉中痰鸣，突然仆倒，口眼㖞斜，舌强不语，四肢麻木，偏瘫
热痰证	感受热邪，或阳盛化热，煎熬津液成痰，痰热互结	烦热，咳痰黄稠，喉痹，便秘或发狂，脉滑数
寒痰证	感受寒邪，阴盛阳衰，水津凝聚不化，痰盛兼寒	畏寒厥冷，咳吐稀白痰，四肢不举或骨痹刺痛，脉沉迟
湿痰证	外感风湿，束肺困脾，水湿停滞，或脾虚而痰湿内生	胸痞，纳少，恶心，呕吐，痰多，身重困倦，舌苔厚腻，脉濡滑
燥痰证	感受燥邪，或热灼津液化燥，煎熬津液成痰	咳痰黏稠成块，如珠如线，量少，难以咳出，甚或痰中带血丝，口鼻干燥，大便干，舌干少津，脉细滑数

（2）饮证　泛指各种水饮所引起的病证，常见的有痰饮、悬饮、溢饮和支饮。其临床鉴别如表 6 - 28。

表 6 - 28 常见饮证鉴别

证候	病因病机	临床表现
痰饮	中阳不振，水饮内停胸胁胃脘	胸胁支满，胃脘有振水音，呕吐痰涎清稀，口不渴或渴不欲饮，头目眩晕，心悸短气，苔白滑，脉弦滑
悬饮	水饮留于胁肋，上不在胸，下不及腹	胁痛，咳唾更甚，转侧呼吸均牵引而痛，胁间胀满，气短息促，脉沉而迟
溢饮	脾肺输布失职，水饮溢留四肢肌肉	肢体疼痛沉重，甚则肢体水肿，小便不利，或见发热恶寒而无汗，咳喘痰多白沫，苔白，脉弦紧
支饮	水饮停留胸膈胃脘	咳喘上逆，胸满短气，倚息不能平卧，面部水肿，痰色白多泡沫，苔白腻，脉弦紧

（3）水停证　又称水肿，是指水邪泛溢肌肤、腠理等组织或停聚于体腔中形成的病证（表 6 - 29）。

表 6 - 29 水停证的病因、病机、临床表现

病因	主要病机	临床表现
1. 风邪外袭 2. 湿邪内侵 3. 脾肾阳虚（劳倦内伤、房事不节、久病正虚、过用攻伐等） 4. 瘀阻经络	1. 水邪内停，泛溢肌肤 2. 脾肾阳虚，水液运化失司 3. 水道不通，下窍不利	头面、肢体或全身水肿，按之凹陷不能即起，或腹部胀大，按之有波动感如水囊，叩之音浊（可随体位改变而流动），小便短少不利，身体困重，舌淡胖，苔白

痰、饮、水辨析：三者皆为水液潴留体内所形成的病理产物。"痰"的质地稠浊而黏，流动性小，多停于肺，但可随气流窜全身，见症复杂，一般有咳吐痰多的主症；"饮"是一种较痰稀的液态病理产物，常停聚于某些腔隙及胃肠，以停聚处的症状为主要表

📖 请你想一想

痰、饮、水肿同为水液停滞所致，它们之间有什么区别？

现。"水"为质地清稀的产物，流动性大，以水肿、尿少为主症。三者病理本质同属于水液停聚，既可以相互转化，又可合并为病，故临床难以截然区分，常互相并称，如痰饮、水饮等。

第三节 脏腑辨证

PPT

实例分析

实例 相传某一天，李时珍在蕲州访药，当时蕲州有一位生病的财主，久仰他的大名，便把他请回家看病。财主拿出自己一直在吃但是却没有效果的药方给李时珍看，药方上开的是四君子汤：人参、白术、茯苓和甘草。李时珍在给财主四诊辨证时发现财主面色萎黄，语声低微，气短乏力，食少便溏，舌淡苔白，脉虚数，这四君子汤是对症下药。但看财主那难以被说服的表情，李时珍明白，告诉他药方开对了他也不一定相信，李时珍沉思良久，拿起笔纸，给财主开了一张新的处方：鬼盖（人参）、杨枹（白术）、伏兔（茯苓）和国老（甘草），要求财主连服半月。财主一见处方上的四味药名这么特别，以为是特级良药，立刻命令家丁到药材铺买药煎服。财主连服方药半个月，病果然好了。

问题 财主的病是哪个脏腑的病变引起的？如何诊断？财主服用之前的汤药为什么无效？

脏腑辨证，是根据脏腑的生理功能、病理表现，结合八纲、病因、气血等理论，通过四诊收集病情资料，对疾病证候进行分析归纳，借以推究病机，判断病变部位、性质、正邪盛衰情况的辨证方法，是临床各科辨证的基础，是中医辨证体系的重要组成部分。

要学好脏腑辨证，首先要熟悉脏腑病变的共有症状，这对于问病辨证大有裨益。例如，当心受疾病困扰，心悸、失眠、健忘就是心病的共有症状；当肺受疾病困扰，咳嗽、咳痰、气喘就是肺病的共有症状。其次，联系八纲辨证、气血津液辨证，再复杂的脏腑辨证问题，也能迎刃而解。

脏腑的病证复杂多变，本节仅介绍临床上较常见及未来工作中常见的五脏辨证基本证型，六腑辨证在知识拓展中加以呈现。

一、心病辨证

1. 心气虚证、心阳虚证与心阳暴脱证 这是三个不同的阶段，首先发生心气虚，气虚后导致阳气温煦鼓动作用不足，之后导致心阳虚，当心阳虚到达更严重的阶段，就会出现心阳暴脱，生命垂危。心阳暴脱是心阳虚慢性发展到病情急转直下的表现。

①心气虚证辨证要点：心悸、神疲与气虚症状共见（表6-30）。②心阳虚证辨证要点：心悸怔忡、心胸憋闷与阳虚症状共见（表6-31）。③心阳暴脱证辨证要点：心

悸怔忡、胸闷心痛与亡阳症状并见（表6-32）。三者的鉴别见表6-33。

表6-30 心气虚证的病因、病机、临床表现

病因	主要病机	临床表现
1. 素体虚弱 2. 久病失养 3. 年高脏气衰弱	1. 心气虚弱，鼓动无力，功能活动衰减，动则气耗 2. 心气不足，血运无力，血失充荣 3. 心气虚弱，卫外不固	心悸，胸闷，气短，倦怠无力，自汗，活动劳累后诸症加剧，面色淡白，舌淡，脉虚

表6-31 心阳虚证的病因、病机、临床表现

病因	主要病机	临床表现
1. 心气虚进一步发展 2. 其他脏腑病证波及心阳	1. 心阳虚衰，胸阳不振，脉失温运，痹阻不通，心动失常 2. 阴寒内生，温煦失职	心悸怔忡，心胸憋闷、疼痛，气短、自汗，畏寒肢冷，面色苍白或面唇青紫，舌质紫暗或淡胖，苔白滑，脉或结或代而弱

表6-32 心阳暴脱证的病因、病机、临床表现

病因	主要病机	临床表现
1. 心阳虚进一步发展 2. 寒邪暴伤心阳或痰瘀阻塞心窍	1. 阳气衰亡，肢体失于温煦 2. 心阳虚衰，宗气大泄，不能助肺行呼吸，脉失温运，血滞脉中 3. 心阳暴脱，神散不收	在心阳虚证表现的基础上，更见突然冷汗淋漓，四肢厥冷，呼吸微弱，面色苍白，或心痛剧烈，口唇青紫，舌质淡紫，脉微欲绝，甚或神志模糊，昏迷不醒

表6-33 心气虚、心阳虚及心阳暴脱证鉴别

证候	相同点	不同点
心气虚证	心悸怔忡，胸闷气短，自汗，活动后加重	面色淡白或苍白，舌淡苔白，脉虚
心阳虚证		畏寒肢冷，心痛，面色苍白或晦暗，舌淡胖苔白滑，脉微细
心阳暴脱证		突然冷汗淋漓，四肢厥冷，呼吸微弱，面色苍白，口唇青紫，神志模糊或昏迷，舌质淡紫，苔青滑，脉微欲绝

2. 心血虚证与心阴虚证 分别指心血亏虚和心阴亏损，不能濡养心脏所出现的证候。血属于阴的一部分，因此心血虚和心阴虚其实就是心中阴分受损的两个阶段。二者都会出现的临床表现是心悸、失眠、健忘、多梦。

①心血虚证辨证要点：心悸、失眠与血虚之象共见（表6-34）。②心阴虚证辨证要点：悸烦不宁，失眠多梦及阴虚之象共见（表6-35）。二者的鉴别见表6-36。

表6-34 心血虚证的病因、病机、临床表现

病因	主要病机	临床表现
1. 脾虚致生血之源匮乏 2. 失血过多 3. 久病失养 4. 劳心耗血	1. 心血不足，心失濡养，心神不安 2. 血虚不能上荣头面，脉道失充	心悸怔忡，失眠、多梦、头晕健忘，面色淡白无华或萎黄，唇、舌淡白，脉细弱

表 6 – 35　心阴虚证的病因、病机、临床表现

病因	主要病机	临床表现
1. 肝肾阴亏，累及于心 2. 热病后期，耗伤心阴 3. 思虑劳神太过，暗耗心阴	1. 心阴亏少，心失所养 2. 阴不制阳，虚热扰心，神失内守	心悸心烦，失眠、多梦，眩晕健忘，五心烦热、午后潮热，盗汗，两颧发红，舌红少津，脉细数

表 6 – 36　心阴虚证与心血虚证鉴别

分类	共同证候	不同证候
心阴虚证	均以心悸、失眠、健忘、多梦为主症	烦热、颧红盗汗、舌红少津、脉数等虚热症状
心血虚证		面唇、爪甲及舌质淡白等血虚症状

3. 心火亢盛证　是指心火亢盛，内扰心神而表现的实热证候，又称心火炽盛证、心火上炎证。辨证要点：心系及相关组织器官出现实火内炽的征象（表 6 – 37）。

表 6 – 37　心火上炎证的病因、病机、临床表现

病因	主要病机	临床表现
1. 情志抑郁化火 2. 火热之邪内侵 3. 过食辛辣、温补之品，久蕴化火，内炽于心	1. 火热内盛，扰乱心神 2. 心火上炎 3. 心火炽盛，迫血妄行	心烦失眠，面赤口渴，发热，便秘尿黄，舌尖红绛，苔黄，脉数有力或见口舌赤烂疼痛，或兼见小便赤、涩、灼痛，或见吐血、衄血，甚或狂躁谵语，神志不清

4. 心脉痹阻证　是指瘀血、痰饮、气滞或阴寒阻痹心脉，以心悸怔忡、胸闷、心痛为主要表现的证候。辨证要点：心悸怔忡、心胸憋闷疼痛与瘀血症状共见。由于心脉痹阻证的诱因不同，临床又有瘀阻心脉、痰阻心脉、寒凝心脉、气滞心脉等证之分（表 6 – 38）。

表 6 – 38　四种心脉痹阻证鉴别

证型	共同症状	不同症状
瘀阻心脉证	心悸怔忡，心胸憋闷疼痛，痛引肩背内臂，时发时止	痛如针刺，舌质紫暗见紫斑紫点，脉细涩或结代
痰阻心脉证		闷痛特甚，体胖痰多，身重困倦，舌苔白腻，脉沉滑
寒凝心脉证		突发剧痛，得温痛减，畏寒肢冷，舌淡苔白，脉沉迟或沉紧
气滞心脉证		胀痛，发作常与精神因素有关，舌淡红，苔薄白，脉弦

5. 痰迷心窍证与痰火扰心证　痰迷心窍是指痰饮蒙蔽心窍或心神，导致患者神志异常的证候。痰火扰心是指痰火之邪扰乱心神，导致患者神志异常的证候（表 6 – 39）。

表 6 – 39　痰迷心窍证与痰火扰心证鉴别

证型	共同点	不同点
痰迷心窍证	均有神志异常及痰浊内盛的症状	无火热之证候，以神志昏蒙、淡漠、抑郁、痴呆等相对静止的症状为特征，属阴证
痰火扰心证		火热证候明显，以躁狂谵妄、面赤、发热等燥热的症状为特征，属阳证

二、肺病辨证

1. 肺气虚证 是指肺的功能减弱，肺气亏虚导致其主气、卫外的功能减弱所出现的证候。辨证要点：久病咳喘、体弱、咳嗽无力、气短而喘、自汗与气虚症状共见（表6-40）。

表6-40 肺气虚证的病因、病机、临床表现

病因	主要病机	临床表现
1. 久病咳喘，耗伤肺气 2. 脾虚失运，生化不足，肺失充养	1. 肺气亏虚，宣降无权，气逆于上，且宗气生成不足，呼吸功能减弱； 2. 肺气不足，动则耗气，津液不布，聚而成痰	咳嗽无力，气短而喘，动则益甚；声低懒言，咳痰清稀，自汗、畏风，易受外邪侵袭而反复感冒；面色淡白，神疲体倦，舌淡苔白，脉弱

2. 肺阴虚证 是指肺的阴液亏损，不能滋养濡润肺部，导致虚热内生的证候。辨证要点：干咳或痰少而黏和阴虚内热见症（表6-41）。

表6-41 肺阴虚证的病因、病机、临床表现

病因	主要病机	临床表现
1. 燥热伤肺 2. 痨虫蚀肺，久咳伤肺 3. 素嗜烟酒、辛燥之品	1. 虚热内生，热蒸于肺，气机上逆 2. 热灼津伤，炼液为痰 3. 咽喉失润，肌肤失濡 4. 肺受热灼，络伤血溢	干咳无痰，或痰少而黏、难以咳出，痰中带血，口咽干燥，声音嘶哑，形体消瘦，午后潮热，五心烦热，盗汗，两颧发红，舌红少苔乏津，脉数

肺气虚证与肺阴虚证鉴别见表6-42。

表6-42 肺气虚证与肺阴虚证鉴别

证型	肺系症状	全身症状
肺气虚证	咳喘无力，咳痰清稀	气虚之象：神疲乏力，面色淡白，自汗，畏风，易于感冒，舌淡苔白，脉弱
肺阴虚证	干咳少痰，痰少而黏，难以咳出	阴虚之象：五心烦热，颧红盗汗，口燥咽干，舌红少苔或无苔，脉细数

3. 风寒束肺证 是指外感风寒，侵袭肺表，肺气受到阻碍，导致保卫功能失调的证候。辨证要点：咳嗽、咳稀白痰与风寒表证共见（表6-43）。

表6-43 风寒束肺证的病因、病机、临床表现

病因	主要病机	临床表现
外感风寒，侵袭肺卫	1. 肺气失宣，肺气上逆 2. 卫阳被遏，腠理闭塞，经气不利	咳嗽，咳白色清稀痰，鼻塞、流清涕，喉痒，微恶风寒，发热，头身疼痛，无汗，舌苔薄白，脉浮紧

4. 风热犯肺证 是指外感风热，侵袭肺表，肺气受到阻碍，导致保卫功能失调的证候。辨证要点：咳嗽、痰液黄稠黏浊和风热表证共见（表6-44）。

表 6 – 44　风热犯肺证的病因、病机、临床表现

病因	主要病机	临床表现
外感风热，侵袭肺卫	1. 风热袭肺，肺失清肃 2. 风热外袭，卫气被遏	咳嗽，痰少而黄，鼻塞流浊涕，咽喉肿痛，发热，微恶风寒，口微渴，舌尖红，苔薄黄，脉浮数

5. 燥邪伤肺证　是指燥邪侵袭肺卫，导致肺部津液损伤、肺失宣降的证候。辨证要点：本证与气候干燥有关，以肺系症状及干燥少津为辨证要点（表 6 – 45）。

表 6 – 45　燥邪伤肺证的病因、病机、临床表现

病因	主要病机	临床表现
1. 时处秋令，感受燥邪 2. 干燥少雨，感受燥邪 3. 风温之邪，入里化燥	1. 燥邪犯肺，损伤肺津，肺失滋润，宣降失职 2. 燥袭卫表，卫气失和，开合失司	干咳无痰，或痰黏难咳，甚则胸痛、咯血、鼻衄，或口、唇、鼻、咽、皮肤干燥，大便干燥，小便短少，苔薄而干燥少津，微有发热恶风寒，无汗或微汗，脉浮

风寒束肺证、风热犯肺证及燥邪伤肺证鉴别见表 6 – 46。

表 6 – 46　风寒束肺证、风热犯肺证与燥邪伤肺证鉴别

证候	主症	兼症	舌象	脉象
风寒束肺证	咳嗽、痰液清稀	恶寒发热，鼻塞	舌苔薄白	浮紧
风热犯肺证	咳嗽、痰液黄稠黏浊	鼻塞，发热，微恶风寒，咽干口渴	舌尖红，苔薄黄	浮数
燥邪伤肺证	干咳无痰，咯血	唇焦口燥，恶寒发热	舌红苔白少津	浮数或细数

6. 痰热壅肺证　是指温热邪气犯肺，灼津成痰，痰热交结，壅结于肺，导致肺失宣降的证候。辨证要点：发热、咳喘、痰多黄稠及里实热证并见（表 6 – 47）。

表 6 – 47　痰热壅肺证的病因、病机、临床表现

病因	主要病机	临床表现
1. 邪热犯肺，肺热炽盛，灼伤肺津，炼液成痰 2. 宿痰内盛，郁而化热，痰热互结，壅阻于肺	1. 肺失清肃，气逆于上，甚则肺气郁闭 2. 痰热互结，阻滞肺络，气滞血壅，肉腐血败 3. 里热蒸腾，灼伤津液，扰乱心神	咳嗽气喘，气粗息涌，甚则鼻翼煽动，咳痰黄稠而量多，或喉中痰鸣，咳吐脓血腥臭痰，胸闷胸痛，发热，口渴，烦躁不安，小便黄赤，大便秘结，舌红苔黄腻，脉滑数

7. 寒痰阻肺证　是指寒邪和痰饮合并，停滞于肺，阻碍肺正常生理运作引起的证候。辨证要点：痰量多色白，易于咳出（表 6 – 48）。

表 6 – 48　寒痰阻肺证的病因、病机、临床表现

病因	主要病机	临床表现
1. 久咳伤肺，肺不布津，津停为痰 2. 脾气素虚，湿痰停肺	1. 寒痰阻肺，肺气上逆 2. 痰阻气道，肺气不利	咳嗽，痰多、色白、质黏，易于咳出，胸闷、胸痛，甚则气喘痰鸣，舌淡苔白腻

痰热壅肺证与寒痰阻肺证鉴别见表 6 – 49。

表 6-49　痰热壅肺证与寒痰阻肺证鉴别

证候	主症	兼症	舌象	脉象
痰热壅肺证	咳嗽，气喘，痰多黄稠	身热，鼻翼煽动	舌红，苔黄腻	滑数
寒痰阻肺证	咳嗽，痰白质稀，量多，易咳	形寒肢冷	舌淡，苔白腻	迟缓

三、脾病辨证

1. 脾气虚证　是指脾气虚弱导致脾运化等生理功能失常的证候。临床上把脾失健运、中气下陷和脾不统血证称为脾气虚三证（表 6-50）。脾气是脾正常运行的关键，如果脾气不足，运化功能减退，就会出现升举内脏无力，气血生化无源，统摄血液无力等现象，导致机体出现食少纳呆，脏器下垂，大便稀溏甚至便血、尿血的现象。

表 6-50　脾气虚三证对比

证候	辨证要点	临床表现
脾失健运	脾气虚弱和脾运化功能失常	纳少，腹胀，大便稀溏，精神不振，少气懒言，水肿，舌淡苔白，脉缓弱
中气下陷	脾气虚弱和脏器下垂	脘腹坠胀，久泻不止，脱肛，或见胃下垂、子宫脱垂，少气懒言，头晕目眩，舌淡苔白，脉弱
脾不统血	脾气虚弱和各种慢性出血证	便血，尿血，妇女月经量过多，崩漏，舌淡苔白，脉细弱

2. 脾阳虚证　是指脾中阳气亏损，导致寒邪内盛，阻碍脾运化等正常生理功能的证候。辨证要点：食少、腹痛和寒象（表 6-51）。

表 6-51　脾阳虚证的病因、病机、临床表现

病因	主要病机	临床表现
1. 脾气虚进一步发展 2. 过食生冷，外寒直中，过用苦寒，损伤脾阳 3. 肾阳不足，命门火衰，火不生土	1. 运化失健 2. 寒从内生，温煦失职 3. 中阳不振，水湿内停，泛溢肌肤，下注带脉	纳呆腹胀，大便稀溏，甚至完谷不化，脘腹隐痛、冷痛，喜温喜按，肢体水肿，小便短少，白带清稀量多，畏寒怕冷，四肢不温，面白无华或虚浮，舌质淡胖、边有齿痕，苔白滑，脉沉迟无力

3. 寒湿困脾证　是指机体内寒湿之邪盛行，导致脾阳被困，脾运化功能失常的证候。辨证要点：脾的运化功能失常及出现寒湿症状（表 6-52）。

表 6-52　寒湿困脾证的病因、病机、临床表现

病因	主要病机	临床表现
1. 淋雨涉水，居处潮湿，阴雨气候，寒湿内侵 2. 过食生冷、瓜果，寒湿停滞中焦 3. 嗜食肥甘，湿浊内生，困阻中阳	1. 寒湿内侵，中阳受困，脾不化湿，脾胃运化失常 2. 湿阻气滞，清阳失展 3. 中阳不振，肝失疏泄，胆汁外泄	脘腹痞胀或痛，食少，口腻，纳呆，大便稀溏；泛恶欲呕，头身困重，肢体肿胀，小便短少，面目肌肤发黄，晦暗不泽，妇女可见白带量多，口淡不渴，舌体胖大，苔白滑腻，脉濡缓或沉细

4. 湿热蕴脾证　是指湿热之邪内蕴于脾，导致脾功能受阻，运化出现异常的证候。辨证要点：脾的运化功能失常及出现湿热内阻症状（表 6-53）。

表 6-53 湿热蕴脾证的病因、病机、临床表现

病因	主要病机	临床表现
1. 外感湿热 2. 脾气虚弱，湿邪中阻，湿郁化热 3. 嗜食肥甘，饮酒无度，酿成湿热，内蕴脾胃	1. 纳运失职，升降失常 2. 湿邪困脾，泛逆肌肤，阻碍经气，气化不利 3. 湿热蕴脾，湿遏热伏，湿热郁蒸 4. 熏蒸肝胆，胆失疏泄，外溢肌肤	脘腹痞闷，纳呆食少，恶心呕吐，口中黏腻，渴不多饮，便溏而不爽，肢体困重，身热不扬，汗出热不解，小便短黄，面目发黄、色鲜明，皮肤发痒，舌质红，苔黄腻，脉濡数或滑数

寒湿困脾证与湿热蕴脾证鉴别见表 6-54。

表 6-54 寒湿困脾证与湿热蕴脾证鉴别

证候	相同点	不同点
寒湿困脾证	脘腹痞闷胀痛，纳呆呕吐，头身困重	兼有寒象，如口淡不渴，肢体水肿，舌淡胖苔白腻，脉濡缓
湿热蕴脾证		兼有热象，如皮肤瘙痒，汗出热不解，舌红苔黄腻，脉濡数

此外，寒湿困脾和湿热蕴脾两证还互相转化，辨证时需灵活应变。

四、肝病辨证

1. 肝气郁结证　是指肝的疏泄气机功能出现异常所表现的证候。辨证要点：情志抑郁，胸胁少腹胀痛，妇女月经不调（表 6-55）。

表 6-55 肝气郁结证的病因、病机、临床表现

病因	主要病机	临床表现
1. 精神刺激，情志不遂 2. 病邪侵扰，阻遏肝脉 3. 其他脏腑病变影响	1. 肝失条达，气机郁滞 2. 气郁痰生，痰气搏结 3. 气滞血瘀，冲任不调，久而成积	胸胁或少腹胀满窜痛，情志抑郁寡欢，善太息，乳房胀痛，痛经，月经不调，咽部有异物感，吞之不下，吐之不出，瘿瘤、瘰疬，面部阵阵烘热，两颧潮红，胁下肿块（癥块），苔白，脉弦

2. 肝火上炎证　是指肝内热火炽盛，气火循肝经而上逆的证候。辨证要点：头、目、耳、胁出现火邪炽盛症状（表 6-56）。

表 6-56 肝火上炎证的病因、病机、临床表现

病因	主要病机	临床表现
1. 情志不遂，肝郁化火 2. 火热之邪内侵 3. 他脏火热，累及于肝	1. 肝火循经上攻头目，灼伤络脉，血热妄行 2. 肝热蔓延于胆，胆热循经上冲 3. 火热内扰，肝失条达，神魂不安	胁肋灼痛，头晕胀痛，面红目赤，心神不宁，魂不守舍，急躁易怒，失眠，恶梦纷纭，耳鸣如潮，甚则突发耳聋，口苦、吐血、衄血、口渴，大便秘结，小便短黄，舌红苔黄，脉弦数

3. 肝血虚证　是指全身营血亏虚，导致肝藏血不足，肝血亏虚，血不足以濡养的证候。辨证要点：筋脉、目、爪甲失于濡养见症与血虚证共见（表 6-57）。

表 6 – 57　肝血虚证的病因、病机、临床表现

病因	主要病机	临床表现
1. 脾胃虚弱，化源不足 2. 失血过多 3. 久病重病，营血亏虚	1. 肝血亏虚，目、爪甲、冲任失养 2. 魂不守藏	目眩，视物模糊或夜盲；肢体麻木，关节拘急，手足震颤，肌肉𥆧动，爪甲不荣；月经量少、色淡，甚则闭经；面白无华，头晕；舌淡，脉细

4. 肝阴虚证　是指肝的阴液亏虚，虚火内盛的证候，是肝血虚证候恶化的表现。辨证要点：头晕、目涩、胁痛及虚热症状（表 6 – 58）。

表 6 – 58　肝阴虚证的病因、病机、临床表现

病因	主要病机	临床表现
1. 情志不遂，气郁化火，耗伤肝阴 2. 热病后期，灼伤阴液 3. 肾阴不足，累及肝阴	1. 阴液亏虚，不能上润，筋脉失养 2. 虚火内蒸，灼伤肝络 3. 虚火扰营，迫汗外泄	头晕目眩，两目干涩，视力减退，胁肋隐隐灼痛，手足蠕动，五心烦热，午后潮热，盗汗，面部阵阵烘热，两颧潮红，口干咽燥，舌红少津，脉弦细数

5. 肝阳上亢证　是指肝阴不足，导致阴阳失衡，上实下虚（肝阳亢于上，肾阴亏于下）的证候，是肝阴虚证候恶化的表现。辨证要点：眩晕，耳鸣，头重足轻，腰膝酸软（肝阳亢于上，肾阴亏于下）（表 6 – 59）。

表 6 – 59　肝阳上亢证的病因、病机、临床表现

病因	主要病机	临床表现
1. 长期恼怒焦虑，气郁化火伤阴 2. 房劳太过，年老肾亏，水不涵木	1. 肝肾阴亏，肝阳亢逆 2. 肝肾阴亏，肝失条达 3. 神失所养，筋骨失养	头目胀痛，眩晕耳鸣，面红目赤，急躁易怒，失眠多梦，头重足轻，步履不稳，腰膝酸软无力，舌红少津，脉弦有力或弦细数

6. 肝风内动证　是指患者出现以眩晕欲倒、震颤抽搐等"动摇"为特征的一类证候。风性主动，所以肝风内动证候，以颤动为其特点。临床上分为肝阳化风、热极生风、阴虚动风、血虚生风四种证型，鉴别见表 6 – 60。

表 6 – 60　肝风内动四证鉴别

证候	辨证要点	舌象	脉象	八纲性质
肝阳化风	眩晕，肢体麻木震颤，突然昏迷，口眼歪斜，半身不遂	舌红苔白或腻	有力	上实下虚
热极生风	高热和动风症状	舌红或绛，苔黄	弦数	实热
阴虚动风	热证和动风症状	舌红少苔	细数	虚
血虚生风	眩晕，肢体麻木以及血虚证	舌淡苔白	弦细	虚

7. 寒滞肝脉证　是指外感寒邪，凝滞于肝经循行部位所表现的证候。主要见于男性，寒邪凝滞于足厥阴肝经，而足厥阴肝经经过下阴及少腹，因此可见睾丸坠痛的症状。辨证要点：少腹、阴囊、巅顶冷痛（表 6 – 61）。

表 6 – 61　寒滞肝脉证的病因、病机、临床表现

病因	主要病机	临床表现
感受外寒	1. 寒邪侵袭肝脉，经气阻遏不利 2. 寒性收引，经脉挛急	少腹冷痛，睾丸坠胀冷痛，或阴囊收缩引痛，或巅顶冷痛，恶寒肢冷，疼痛遇寒加剧，得热痛减，舌淡，苔白润，脉沉紧或弦紧

8. 肝胆湿热证　是指湿热之邪蕴结于肝胆，导致肝胆功能失常的证候。辨证要点：胸胁肋部胀痛、厌食、尿黄、舌红苔黄腻（表 6 – 62）。

表 6 – 62　肝胆湿热证的病因、病机、临床表现

病因	主要病机	临床表现
1. 外感湿热 2. 嗜食肥甘，酿生湿热 3. 脾胃纳运功能失常，湿浊内生，郁结化热	1. 肝气郁滞，胆汁外溢 2. 肝木横逆，脾胃失运 3. 湿热下注 4. 湿热熏蒸	胸胁灼热胀痛，口苦咽干，往来寒热，身目发黄，厌食，腹胀，泛呕，大便不调（便秘、便溏，时干时稀，大便不爽），阴部瘙痒，带下黄秽臭，发热，口渴，小便短赤，舌红，苔黄腻，脉弦滑数

五、肾病辨证 e 微课1

1. 肾阳虚证　是指肾的阳气亏虚，导致温卫气化等作用减弱的证候。辨证要点：全身功能低下伴腰膝酸冷、性欲冷淡以及寒象（表 6 – 63）。

表 6 – 63　肾阳虚证的病因、病机、临床表现

病因	主要病机	临床表现
1. 素体阳虚，年高体弱，命门火衰 2. 久病伤阳，他脏累及于肾 3. 房事太过，久损及肾阳	1. 温煦失职，生殖功能减退 2. 膀胱气化不利，水液内停，溢于肌肤，上凌心肺 3. 肾阳不足，脾失温运	腰膝酸冷疼痛，畏冷肢凉，下肢尤甚，面色苍白或黧黑，精神萎靡，性欲减退，男子阳痿早泄、滑精精冷，女子宫寒不孕，久泄不止、完谷不化，五更泄泻，水肿，腰以下肿甚，腹部胀满，心中悸动不安，咳嗽气喘，小便频数清长，夜尿频多，舌淡，苔白，脉沉细无力，尺脉尤甚

2. 肾虚水泛证　是指肾阳虚证进一步恶化，气不能化水，导致机体水湿泛溢的证候。肾虚水泛，以全身尤其下肢水肿伴随寒象为辨证要点，常见的临床表现为周身水肿，下肢更严重，手按之凹陷不起，畏寒肢冷，尿少色清，咳喘痰鸣，舌淡苔白滑，脉沉迟无力。

3. 肾阴虚证　是指肾中阴液亏虚，不足以濡养滋润肾脏的证候。辨证要点：出现肾虚症状和阴虚症状（表 6 – 64）。

表 6 – 64　肾阴虚证的病因、病机、临床表现

病因	主要病机	临床表现
1. 房事不节，阴精内损 2. 过服温燥、劫阴之品 3. 虚劳久病，耗损肾阴 4. 热病后期，消灼肾阴	1. 髓海空虚，失于滋润 2. 生殖亢进（虚性） 3. 水火不济，心神不宁	腰膝酸痛；头晕耳鸣，齿松发脱，失眠健忘；女子经少或经闭，男子阳强易举、遗精、早泄；口咽干燥，形体消瘦，五心烦热，潮热盗汗，骨蒸发热，午后颧红，小便短黄，舌红少苔或无苔，脉细数

4. 肾精不足证 是指肾精亏虚，导致生长发育迟缓，生殖能力下降以及早衰的证候。辨证要点：小儿发育迟缓、成人生殖功能低下（表6-65）。

表6-65 肾精不足证的病因、病机、临床表现

病因	主要病机	临床表现
1. 先天不足 2. 后天失养，肾精不充 3. 久病劳损，房事不节，耗伤肾精	1. 肾精不足导致不能充骨养脑，滋耳润齿，生长、发育迟缓 2. 生育功能减退	小儿身体矮小，囟门迟闭，智力低下，骨骼痿软；成人早衰，腰膝酸软，耳鸣耳聋，发脱齿松，健忘恍惚，神情呆钝，两足痿软，动作迟缓，性欲减退，男子精少不育，女子经闭不孕，舌淡，脉细弱

5. 肾气不固证 是指肾气亏虚，固摄能力出现异常的证候。辨证要点：肾与膀胱不能固摄，腰膝酸软以及气虚症状（表6-66）。

表6-66 肾气不固证的病因、病机、临床表现

病因	主要病机	临床表现
1. 年老体弱，肾气衰退 2. 先天不足，肾气未充 3. 久病劳损，耗伤肾气 4. 房劳过度，损伤肾气	1. 肾失封藏，精关不固，膀胱失约 2. 经带不固 3. 肾气亏虚，失于充养，功能减弱	腰膝酸软，神疲乏力，耳鸣失聪，滑精、早泄，月经淋漓不尽，带下清稀量多，胎动易滑，小便频数而清，或尿后余沥不尽，或遗尿，或夜尿频多，或小便失禁，舌淡，苔白，脉弱

6. 肾不纳气证 是指肾气虚，气不归根导致的证候。肾不纳气与肾气不固有类似之处，但是肾不纳气着重指肾中气虚导致的疾病，而肾气不固主要指肾气固摄能力下降导致的疾病，二者颇有不同。肺肃降气体，肾主纳气，受纳功能正常，气才能归根，否则会出现咳喘、腰膝酸软的症状。辨证要点：久病咳嗽，呼多吸少，出现肺肾气虚表现（表6-67）。

表6-67 肾不纳气证的病因、病机、临床表现

病因	主要病机	临床表现
1. 久病咳喘，伤肺及肾 2. 先天元气不足，年老肾气虚衰 3. 劳损伤肾	1. 气不归元，摄纳无权 2. 宗气不足，卫外不固 3. 肾虚失养 4. 阴虚内热	久病咳嗽，呼多吸少，气不得续，动则喘甚，神疲自汗，声音低怯，耳鸣失聪，腰膝酸软，舌淡苔白，脉沉细。喘息严重者，可见冷汗淋漓，肢冷面青，脉浮大无根，也可见气短息粗，颧红心烦，咽干口燥，舌红少苔或无苔，脉细而数

你知道吗

六腑病变有哪些常见证候？

1. 小肠实热证 小肠为心之所合，与心互为表里，心火亢盛常会影响小肠，使小肠功能失调，产生小肠实热。临床常见心烦口渴，口舌生疮，小便短赤、涩痛，尿血，舌红苔黄，脉数。

2. 大肠湿热证 是指湿热之邪侵袭大肠，导致大肠传导功能失衡的证候。大肠湿热，以腹痛、下痢、里急后重为辨证要点，临床常见腹痛，里急后重，便血，下痢脓血，或暴注下泻，色黄黏臭，肛门灼热，身热口渴，舌红苔黄腻，脉滑数。

3. 大肠津亏证 是指大肠津液亏虚，不能濡润滋养大肠导致的证候。大肠津亏，以便秘、大便干结难以排出为辨证要点，临床常见大便秘结，难以排出，口臭咽干，舌红少津，脉细涩。

4. 胃阴虚（胃阴不足）证 是指胃阴液亏虚，不能滋养濡润胃，导致胃的生理功能失常的证候。胃阴虚，以胃脘灼痛及虚热证为辨证要点，临床常见胃脘不适，隐隐灼痛，胃脘嘈杂不安，大便干结，舌红少苔，脉细数。

5. 食滞胃脘证 是指饮食不节，食物停留在胃脘中不消化、不传导导致的证候。食滞胃脘，以胃脘胀闷疼痛、嗳腐吞酸为辨证要点，临床常见胃脘胀痛，纳呆，呕吐酸腐食物，便溏，泻下物酸腐发臭，舌苔厚腻，脉滑。

6. 胃寒证 是指脘腹受凉，导致胃的功能失调的证候。胃寒，以胃脘冷痛和寒象为辨证要点，临床常见胃脘冷痛，遇寒加剧，遇热缓减，口淡不渴，胃脘水声漉漉，四肢冰凉，神疲乏力，舌淡苔白滑，脉迟或弦。

7. 胃热（胃热炽盛）证 是指胃中火热炽盛，导致胃的功能失调的证候。胃热，以胃脘灼痛和热象为辨证要点，临床常见胃脘灼痛难受，恶心呕吐，口渴喜冷饮，牙龈出血，大便干结，小便短赤，舌红苔黄，脉滑数。

8. 胆郁痰扰证 是指痰热内生，胆气被干扰的证候。胆郁痰扰，以胆怯易惊、口苦呕吐、舌苔黄腻为辨证要点，临床常见惊惧不能眠，烦躁不安，情志抑郁，口苦，呕逆，头晕目眩，舌苔黄腻，脉弦滑。

9. 膀胱湿热证 是指湿热之邪蕴结膀胱之中，导致膀胱的排尿功能出现异常的证候。膀胱湿热，以尿频、尿急、尿痛和尿黄为辨证要点，临床常见尿频，尿急，尿痛，小便有灼烧感，小便黄浑浊，或见尿血，舌红苔黄腻，脉滑数。

第四节 六经辨证

PPT

实例分析

实例 有一次，两个患者同时来找张仲景看病，都说头痛、发热、咳嗽、鼻塞。张仲景经过问诊后，知道二人都淋了一场大雨，确认是外感风寒表证，就给他们各开了剂量相同的麻黄汤。

第二天，一个患者的家属早早就跑过来找张仲景，说患者服了药以后，头痛得比昨天更厉害了，仲景听后很疑惑，于是他赶紧跑到另一位患者家里去探望。但是另一位患者却说服药以后出了一身汗，病就好了，仲景听后觉得很奇怪，为什么同样的病，服同样的药，疗效却截然不同呢？他仔细回想昨天诊治的情景，想起给第一个位患者切脉的时候，发现他手腕上有汗，脉也虚弱，而第二位患者却无汗，仲景终于意识到自己在诊断时忽略了这个差别。

问题　为什么外感风寒无汗用麻黄汤有效，而外感风寒有汗用麻黄汤就无效呢？

六经辨证，是将外感病发生、发展过程中所表现的不同证候，以阴阳为总纲，归纳为三阳病（太阳病、阳明病、少阳病）、三阴病（太阴病、少阴病、厥阴病）两大类，分别从邪正斗争关系、病变部位、病势进退缓急等方面阐述外感病各阶段的病变特点，并指导治疗的一种辨证方法。

手足三阴三阳经脉分别内联脏腑，所以，六经病证是人体感受外邪后脏腑、经络、气血病理变化的反映。从病变的层次看，太阳病为表，阳明病为里，少阳病为半表半里，三阴病均属于里证。从病变的性质和邪正关系看，三阳病多为热证、实证；三阴病多为寒证、虚证。

由于脏腑、经络之间相互联系，六经病证可以相互传变。病邪自外侵入，逐渐向里发展，由某一经病证转变为另一经病证，称为"传经"。顺序相传者，即太阳→阳明→少阳→太阴→少阴→厥阴，称为"循经传"；隔一经或两经以上相传者，称为"越经传"；相互表里的两经相传者，称为"表里传"；伤寒病初起不从三阳经传入，而病邪径直入于三阴经者，称为"直中"。

一、太阳病辨证

太阳为六经之首，统摄营卫，主一身之表，固护于外，故为诸经之藩篱。外邪侵袭人体，太阳首当其冲，所以太阳病是外感病的初起阶段，病位尚浅。常见的太阳病证包括太阳中风证和太阳伤寒证。

1. 太阳中风证　是指风邪侵袭肌表，导致营卫不和，卫强营弱所表现的证候。辨证要点：发热、恶风、汗出、脉浮缓（表6-68）。

表6-68　太阳中风证的病因、病机、临床表现

病因	主要病机	临床表现
风邪侵袭肌表	风邪袭表，营卫不和	发热恶风，汗出，头项强痛，鼻鸣干呕，舌淡，苔薄白，脉浮缓

2. 太阳伤寒证（表实证）　是指风寒袭表，卫阳被遏，营阴郁滞所致的证候。辨证要点：恶寒、发热、无汗而喘、脉浮紧（表6-69）。

表6-69　太阳伤寒证的病因、病机、临床表现

病因	主要病机	临床表现
风寒侵袭肌表	风寒束表，卫阳被遏，营阴阻滞	恶寒发热，头项强痛，身痛，无汗而喘，舌淡，苔薄白，脉浮紧

二、阳明病辨证

阳明病是外感过程中，阳热亢盛，胃肠燥热所表现的证候，是正邪相争最剧烈的

阶段，其特点是阳热炽盛，性质属里实热证。阳明病的发生可为太阳病入里所致，或外邪直犯阳明病，或为少阳病转变而致。

阳明病特点：正盛邪实，正邪剧争。根据阳明病所表现的证候及病机不同，可分为阳明经证和阳明腑证两大类。

1. 阳明经证（热证） 是指邪热弥漫全身，充斥阳明之经，肠中尚无燥屎内结的证候。辨证要点：大热、大汗、大渴，无燥屎内结症状（表6-70）。

表6-70 阳明经证的病因、病机、临床表现

病因	主要病机	临床表现
1. 太阳病失治、误治 2. 本经自发为病	阳明热炽，无形热邪弥漫内外	身大热，汗大出，口大渴引饮，或心烦躁扰，气粗似喘，面赤，舌红苔黄燥，脉洪大

2. 阳明腑证（实证） 是指邪热传里与肠中糟粕相搏，燥屎内结的证候。辨证要点：腹满疼痛，大便秘结，苔黄燥，脉沉实（表6-71）。

表6-71 阳明腑证的病因、病机、临床表现

病因	主要病机	临床表现
阳明里热与燥屎相结	腑气不通，耗伤津液	大便秘结不通，腹胀满硬痛拒按，日晡潮热，手足漐然汗出，甚则神昏谵语、狂乱不得眠，舌红苔黄燥，甚或焦黑，脉沉实，或滑数

三、少阳病辨证

少阳病是指邪犯少阳胆腑，正邪交争，导致枢机不运，经气不利所表现的证候。从其病位上看，处于半表半里之间，故又称半表半里证。辨证要点：寒热往来，胸胁苦满，脉弦（表6-72）。

表6-72 少阳病的病因、病机、临床表现

病因	主要病机	临床表现
1. 由他经传来 2. 本经自发为病	邪热结于肝胆，邪正相争	寒热往来，口苦咽干，目眩，胸胁苦满，不欲饮食，心烦喜呕，舌苔白或薄黄，脉弦

四、太阴病辨证

太阴病是指脾阳虚弱，邪从寒化，寒湿内停所表现的虚寒证候。辨证要点：出现腹满自利、口不渴等虚寒征象（表6-73）。

表6-73 太阴病证的病因、病机、临床表现

病因	主要病机	临床表现
寒湿之邪直接侵犯脾胃，三阳病治疗失当，损伤脾阳	中阳不振，脾胃虚寒	腹满而吐，食不下，自利，口不渴，时腹自痛，四肢欠温，舌淡苔白或滑，脉沉缓而弱

太阴病与阳明病的关系：太阴与阳明同居中焦，互为表里，生理上相互为用，病理上相互影响，两经病证在一定条件下常易相互转化。当阳明为病而清、下太过时，可损伤脾阳，此时可转为太阴病证；而太阴病证滥用温燥，或寒湿郁久化热，也可转为阳明病证。因此有"实则阳明（热），虚则太阴（寒）"一说，辨证时应注意病情寒热虚实的变化。

五、少阴病辨证

1. 少阴寒化证（心肾阳虚）　是指少阴（心肾）阳气虚衰，病邪入内从阴化寒，阴寒独盛所表现的全身性虚寒证候。辨证要点：无热恶寒，肢厥，下利，脉微（表 6 - 74）。

表 6 - 74　少阴寒化证的病因、病机、临床表现

病因	主要病机	临床表现
1. 阳经病证失治、误治，损伤阳气 2. 素体阳虚，寒邪直中	心肾阳虚，阴寒内盛	恶寒蜷卧，四肢厥冷，但欲寐，口不渴或渴喜热饮，下利清谷，欲吐不吐，舌淡苔白，脉沉微，或反不恶寒，甚至面赤，脉微细

2. 少阴热化证（阴虚阳亢）　是指少阴（心肾）阴虚阳亢，病邪入里从阳化热表现出的虚热证候。辨证要点：心烦不得眠及阴虚证候（表 6 - 75）。

表 6 - 75　少阴热化证的病因、病机、临床表现

病因	主要病机	临床表现
1. 素体阴虚 2. 阳热之邪内陷	阴虚阳亢，水火不济	心烦不得眠，口燥咽干或痛，小便黄，舌尖红，脉细数

六、厥阴病辨证

厥阴病是伤寒病发展传变的最后阶段，表现为阴阳对峙、寒热交错、厥热胜复的证候，又称蛔厥证、上热下寒证、寒热错杂证。辨证要点：消渴，心中痛热，饥不欲食，舌有红点，脉微或浮（表 6 - 76）。

表 6 - 76　厥阴病证的病因、病机、临床表现

病因	主要病机	临床表现
1. 他经邪陷 2. 外邪直中厥阴	厥阴失调，上热下寒，蛔虫上扰	消渴，气上撞心，心中痛热，饥不欲食，食则吐蛔，舌有红点，脉微或伏

📖 第五节　卫气营血辨证

PPT

🔖 实例分析

实例　据《清史稿》记载，康熙至乾隆年间，全国多地多次出现"瘟疫（温病）"

流行，给当时医生的治疗带来了严峻的考验和挑战。这时，江南大地上出现了一位著名的医生——叶天士，据传他先后拜了十七位名医为师，能医治各种各样的疾病，经他诊治的患者，几乎都能痊愈，因此，人们都叫他"活神仙"。面对肆意横行的"瘟疫"，叶天士在继承前人学术思想的基础上，结合自己的临证经验，开创了治疗温病的新途径，他将温病病变的发展，分为卫、气、营、血四个阶段，并且将卫气营血辨证作为温病辨证的纲领，阐发温病的论治规律，为中医学的发展做出了重大的贡献。

问题　叶天士治疗温病过程中使用的是什么辨证方式？什么是卫气营血辨证？ 微课2

卫气营血辨证，是指将外感温热病在其发生发展过程中所表现的不同证候，按照一定规律进行分析、归纳，概括为气分证、卫分证、营分证、血分证四个不同的证候，用以阐明病位深浅、病情轻重、病理表现、病邪传变的辨证方法。

卫气营血证候是对温热病的概括，也表示温热病发展过程中由浅入深、由轻转重的四个不同阶段，并可说明其传变规律。就其病变部位而言，卫分证主表，邪在肺与皮毛，多见于温热病的初期阶段；气分证主里，病在胸、膈、胃、肠、胆等脏腑，见于温热病的热盛阶段；营分证是邪热入于心营的病重阶段，病在心与心包络；血分证为温热病的最深重阶段，见于温热病的末期，邪热已深入肝、肾，重则耗血、动血。

卫气营血证候的传变有顺传和逆传两种形式。①顺传：由浅入深，由表入里，由轻到重，病多从卫分开始，按照卫→气→营→血的次序传变，标志着邪气步步深入，病情逐渐加重，为疾病发展的一般规律。②逆传：是指邪入卫分后，不经过气分阶段而直接深入营血。

温病也可不按上述规律传变。如发病之初无卫分证，而径见气分证或营分证；卫分证未罢，又兼气分证，而致"卫气同病"；气分证尚存，又出现营分证或血分证，称"气营两燔"或"气血两燔"。因此，温热病证候的传变形式是比较复杂的。在临床辨证时，应根据疾病的不同情况，具体分析，灵活运用（图6-2）。

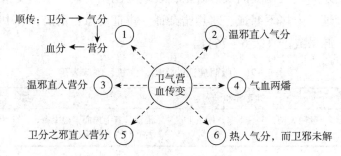

图6-2　卫气营血证候的传变形式示意

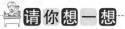

临床上，有哪些疾病可以依据卫气营血辨证的方法来进行辨证论治？

一、卫分证

卫分证是指温热病邪侵袭肌表，肺卫气功能失调所表现的证候。辨证要点：发热，微恶寒，口微渴，舌边尖红，脉浮数（表6-77）。

表6-77 卫分证的病因、病机、临床表现

病因	主要病机	临床表现
温热邪气内侵肺卫	温邪袭表，肺卫失宣	发热重，恶寒轻，咳嗽微渴，咽喉肿痛，头痛，舌边尖红，苔薄白，脉浮数

二、气分证

气分证是指温热病邪入里，侵犯脏腑，正盛邪实，正邪剧争，阳热亢盛的里热证。根据邪热侵犯肺、胸膈、胃肠、胆等脏腑的不同，兼有不同的表现。辨证要点：发热，不恶寒反恶热，舌红苔黄，脉数（表6-78）。

表6-78 气分证的病因、病机、临床表现

病因	主要病机	临床表现	
		主要表现	兼症
1. 卫证不解，邪传入里 2. 温热邪气，直入气分	病邪入脏腑，正盛邪实，正邪剧争，阳热亢盛	发热，不恶寒，反恶热，口渴，汗出，尿赤，舌红，苔黄，脉数有力	咳喘胸痛，咳痰黄稠
			心烦懊恼，坐卧不安
			潮热，腹胀痛拒按，或时有谵语、狂乱，大便秘结或下利稀水，苔黄燥，甚则焦黑起刺，脉沉实
			口苦、胁痛、干呕、脉弦数等

三、营分证

营分证是指温热病邪内陷，营阴受损，心神被扰所表现的证候。辨证要点：身热夜甚，心烦不寐或神昏，舌质红绛，脉细数（表6-79）。

表6-79 营分证的病因、病机、临床表现

病因	主要病机	临床表现
1. 温邪由气分传入营分 2. 温邪由卫入营（逆传心包） 3. 外邪直入营分	邪热入营，灼伤营阴，侵扰心神	身热夜甚，口渴不甚，心烦不寐，或神昏谵语，斑疹隐隐，舌红绛，脉细数

四、血分证

血分证是指温热病邪深入血分，耗血、伤阴、动血、动风所表现的证候。血分证是温热病病变发展的最后阶段，也是病变深重的阶段。病变涉及心、肝、肾三脏，病变可有热盛动血、热盛动风、热伤阴血等多种证型。辨证要点：昏狂谵妄，斑疹，急

性多部位、多窍道出血，舌深绛，脉细数（表6-80）。

本证因具体病机不同又有不同的兼症，血分实热者多以心肝血热神乱为主，虚热者则多以肝肾阴亏为主。血分证严重者可发生亡阴、亡阳。

表6-80　血分证的病因、病机、临床表现

病因	主要病机	临床表现
1. 营分邪热不解，传入血分 2. 气分热炽，劫营伤血，直入血分 3. 素体阴亏，已有伏热内蕴，温热病邪直入血分	1. 热入血分，迫血妄行 2. 邪热燔灼肝经而动风 3. 耗血动血，心神扰乱	身热夜甚，躁扰不安，或神昏谵语，或项强抽搐，角弓反张，甚或如狂发狂，斑疹透露，色紫或黑，吐血，衄血，尿血，便血，舌深绛，脉细数或弦数

你知道吗

卫气营血辨证的现代认识

某中医研究所将体温在37.5℃以上的中医外感热病患者进行了统计分类研究，他们认为卫分阶段的病理学变化，相当于急性传染病的前驱期，或症状明显期之早期（尤其是呼吸系统感染性疾病和传染病的初期），以上呼吸道炎症及体表神经-血管反应为主，局部病理表现为充血水肿。气分证属于急性传染病的症状明显期，以出血、毒血症状及高热所致的体液、电解质代谢紊乱为主，实质脏器混浊肿胀及功能紊乱，可见于各种传染病的特异性病变，即某一组织或脏器的某部分病变显著，这些改变往往是可逆的。营分阶段为极盛期，除各种传染病的特殊病变进一步加重外，还以显著的中枢神经系统变性、坏死，凝血功能紊乱及血管壁的中毒性损害进一步发展为特征。血分阶段为衰竭期，多种重要组织器官如中枢神经系统、心、肺、肝、肾等损害更为严重，机体反应性与抵抗性降低，出现弥散性血管内凝血，暴发性病例往往伴有急性肾上腺皮质功能不全及广泛出血。

研究资料表明，温病卫气营血传变规律与西医学中急性传染病的发展规律是相通的。总体来说，邪在卫、气分时，以脏器组织的功能和代谢改变为主，病理方面以充血、水肿和实质细胞变性为主；邪在营、血分则以某些实质脏器或组织的变性为主，同时伴有相应的功能紊乱与失调。

目标检测

一、单项选择题

1. 下列哪项不属于八纲辨证中的辨证纲领（　　　）

　　A. 表里辨证　　　　　　B. 寒热辨证　　　　　　C. 虚实辨证

　　D. 阴阳辨证　　　　　　E. 气血津液辨证

2. 下列哪项属于阴虚证的症状（　　　）

　　A. 四肢冰凉，畏寒怕冷　　　　　　B. 五心发热，盗汗和颧红

　　C. 大便稀溏，小便清长　　　　　　D. 舌淡胖嫩，苔白滑

　　E. 四肢厥冷

3. 下列哪项属于阳虚证的症状（　　　）

　　A. 畏寒，四肢不温　　　　　　　　B. 五心烦热，潮热，盗汗

　　C. 恶热喜凉，口渴　　　　　　　　D. 壮热烦渴，神昏谵语

　　E. 四肢厥冷

4. 下列哪项一般不能归属于阳证（　　　）

　　A. 面红目赤　　　　　　B. 心烦不宁　　　　　　C. 疼痛喜按

　　D. 发热口苦　　　　　　E. 脉数有力

5. 少气懒言，神疲乏力，自汗，活动时诸症加剧，舌淡苔白，脉虚无力，证属
　　（　　　）

　　A. 血虚证　　　　　　　B. 气虚证　　　　　　　C. 气血两虚证

　　D. 阳虚证　　　　　　　E. 气滞证

6. 患者胸胁胀闷，窜痛，胁下痞块，性情急躁，刺痛拒按，舌紫暗，脉涩，辨证
　　为（　　　）

　　A. 气虚血瘀证　　　　　B. 气滞血瘀证　　　　　C. 血寒证

　　D. 血瘀证　　　　　　　E. 气血两虚证

7. 患者头晕目眩，少气倦怠，腹泻，脱肛，舌淡苔白，脉弱，辨证属（　　　）

　　A. 气虚证　　　　　　　B. 气血两虚证　　　　　C. 气陷证

　　D. 气滞证　　　　　　　E. 血虚证

8. 临床表现为口燥咽干，唇燥而裂，皮肤干枯无泽，小便短少，大便干结，舌红
　　少津，脉细数，辨证是（　　　）

　　A. 血虚证　　　　　　　B. 温燥证　　　　　　　C. 阴虚证

　　D. 津液不足证　　　　　E. 阳虚证

9. 精神抑郁，表情淡漠，神识痴呆，举止失常，舌苔白腻者，最宜诊断为（　　　）

　　A. 痰迷心窍证　　　　　B. 风痰上扰证　　　　　C. 肝气郁结证

　　D. 痰火扰心证　　　　　E. 热扰心神证

10. 鉴别心气虚证和心阳虚证的最主要依据是（　　　）

　　A. 有无心悸怔忡　　　　B. 有无面白神疲　　　　C. 有无形寒肢冷

　　D. 是否舌淡脉弱　　　　E. 有无自汗乏力

11. 肺气虚证咳喘的特点是（　　　）

　　A. 咳喘痰多，色白清稀　　　　　　B. 咳喘胸闷，喉中痰鸣

　　C. 咳喘痰少，不易咳　　　　　　　D. 咳喘痰多，痰黏易咳

　　E. 咳喘无力，声低气短

12. 下列哪项是肺阴虚证与燥邪犯肺证的鉴别点（　　　）

A. 痰量多少　　　　　B. 有无五心烦热　　　　C. 舌色的红淡

D. 咳痰难易　　　　　E. 有无口干咽燥

13. 月经淋漓不尽，面色不华，神疲乏力，气短，舌淡脉弱，最易诊断为（　　　）

A. 阴虚火旺证　　　　B. 脾肺气虚证　　　　C. 心火下移证

D. 肾阳虚证　　　　　E. 脾不统血证

14. 寒滞肝脉证的临床诊断要点是（　　　）

A. 头晕目眩，胸胁胀闷　　　　　B. 少腹冷痛，睾丸坠胀

C. 形寒肢冷，舌苔薄白　　　　　D. 阴囊湿疹，外阴瘙痒

E. 脘腹冷痛，得温则减

15. 下列何证可见小儿生长发育迟缓（　　　）

A. 肾阴不足证　　　　B. 肾精不足证　　　　C. 肾阳虚证

D. 脾肾亏虚证　　　　E. 肾气不足证

16. 除下列哪项外均是少阳病的临床表现（　　　）

A. 寒热往来　　　　　B. 神情默默　　　　　C. 大便燥结

D. 发热恶寒　　　　　E. 干呕吐涎沫

17. 除下列哪项外，均是营分证候的临床表现（　　　）

A. 身热夜甚　　　　　B. 口渴不甚　　　　　C. 斑疹透露

D. 心烦不寐　　　　　E. 五心烦热

二、思考题

1. 什么是八纲辨证？

2. 心血虚证与心阴虚证的临床表现有何异同？

3. 比较寒湿困脾证与脾阳虚证的异同点。

书网融合……

　　微课1　　　　微课2　　　　划重点　　　　自测题

第七章　理解防治原则

学习目标

知识要求

1. **掌握**　中医预防和治疗的基本原则。
2. **熟悉**　中医预防和治则的概念。
3. **了解**　中医预防疾病的常用方法；中医基本治则指导下的常用治疗方法。

能力要求

　　能够运用中医预防和治疗的基本原则分析临床常见的预防和治疗方法。

第一节　预防

PPT

实例分析

　　实例　据《清史稿》记载，康熙至乾隆年间，全国多地多次出现"瘟疫"流行，给当时医生的治疗带来了严峻的考验和挑战。这时，江南大地上出现了一位著名的医生——叶天士，据传他先后拜了17位名医为师，能医治各种各样的疾病，经他诊治的病人，几乎都能痊愈，因此，人们都叫他"活神仙"。面对肆意横行的"瘟疫"，叶天士在继承前人学术思想的基础上，结合自己的临证经验，开创了治疗温病的新途径，他将温病病变的发展，分为卫、气、营、血四个阶段，并且将卫气营血辨证做为温病辨证的纲领，阐发温病的论治规律，为祖国医学的发展作出了重大的贡献。

　　问题　叶天士治疗温病过程中运用的是什么辨证方式？什么是卫气营血辨证？

　　预防，就是采取一定的措施，防止疾病的发生和发展。《黄帝内经》称为"治未病"，可见古人早已认识到预防疾病，防患于未然的重要意义。"治未病"包括未病先防和既病防变两方面。

一、未病先防

（一）未病先防的概念

　　未病先防是指在人体发生疾病之前，采取各种措施，做好预防工作，以防止疾病的发生。这是中医学预防疾病思想最突出的体现。未病先防旨在提高抗病能力，防止病邪侵袭。

（二）未病先防的方法

1. 调养身体，提高人体抗病能力

（1）调摄精神　精神情志活动是脏腑功能活动的体现，中医认为调养精神是养生的第一要务。要求人们做到"恬淡虚无"，即具有较为高尚的情操，无私寡欲，心情舒畅，精神愉快，则人体的气机调畅，气血和平，正气旺盛，就可以减少疾病的发生。

（2）锻炼身体　"生命在于运动"。人体通过运动，可使气机调畅，气血流通，关节疏利，增强体质，提高抗病力。运动不仅可以减少疾病的发生，促进健康长寿，而且对某些慢性病也有一定的治疗作用。

（3）生活起居应有规律　生活起居的规律性，包括以下方面。

1）饮食有节　中医摄生方法要求人们饮食要有节制，不可过饱或过饥，饮食五味不可偏嗜，并应控制肥甘厚味的摄入，以免伤人。

2）起居有常　是指起居要有一定的规律。中医非常重视起居作息的规律性，并要求人们要适应四时时令的变化，安排适宜的作息时间，以达到预防疾病，增进健康和长寿的目的。

3）适应自然规律　自然界的四时气候变化，必然影响人体，使之发生相应的生理和病理反应。只有掌握其规律，适应其变化，才能避免邪气的侵害，减少疾病的发生。如果不能适应自然界的变化，就会引起疾病的发生，甚至危及生命。

（4）药物预防及人工免疫　我国很早就有用药物预防疾病的记载。在 16 世纪，我国就发明了人痘接种法预防天花，是人工免疫的先驱，为后世预防接种免疫学的发展开辟了道路。近年来随着中医药的发展，试用中药预防多种疾病收到了很好的效果。如板蓝根、大青叶预防流行性感冒、腮腺炎，马齿苋预防细菌性痢疾等，都是简便易行、用之有效的方法。

2. 防止病邪侵袭　病邪是导致疾病发生的重要条件，故未病先防除了增强体质、提高正气的抗邪能力外，还要注意防止病邪的侵害。如注意卫生，防止环境、水源和食物污染，对六淫、疫疠等应避其毒气，至于外伤和虫、兽伤，则要在日常生活和劳动中，留心防范等。

二、既病防变

（一）既病防变的概念

既病防变是指在疾病发生以后，应早期诊断、早期治疗，以防止疾病的发展与传变。

（二）既病防变的方法

1. 早期诊断　疾病初期，病情轻浅，正气未衰，所以易治。若不及时治疗，病邪就会由表及里，病情加重，正气受到严重耗损，以至病情危重。因此既病之后，就要争取及早诊治，防止疾病由小到大，由轻到重，由局部到整体，应防微杜渐，这是防治疾病的重要原则。如头目眩晕、拇指和示指麻木、口眼和肌肉不自主跳动为中风预兆，必须重视防治，以免酿成大患。

2. 防止传变 传变，亦称传化，是指脏腑组织病变的转移变化。在疾病防治工作中，只有掌握疾病发生发展规律及其传变途径，做到早期诊断，及时适当地采取防治措施，或实施预见性治疗，才能防止疾病的传变。例如，在温热病发展过程中，由于热邪伤阴，胃阴受损的患者，病情进一步发展，则易耗伤肾阴。据此清代医家叶天士在甘寒以养胃阴的方药中，加入咸寒以养肾阴的药物，从而防止肾阴耗伤。

你知道吗

中医关于养生的基本理论

衰老，老而衰之意，是指随着年龄的增长，机体各脏腑组织器官功能全面地逐渐降低的过程。老年未必均衰，衰亦未必均老，故有"老当益壮""未老先衰"之说。中医认为人体衰老的发生机理包括阴阳失调、脏腑虚衰和精气衰竭三方面。

养生，又名摄生、道生、保生等，保养身体之意。换言之，养生是指根据生命发展规律进行的一种健身益寿活动，目的是保养身体，减少疾病，增进健康，延年益寿等。中医养生流派有静神、动形、固精、调气、食养及药饵之分。养生内容广泛，方法众多，而以调饮食、慎起居、适寒温、和喜怒为其基本养生观点。

1. 顺应自然 包括顺应四时调摄和昼夜晨昏调养。生活起居，要顺应四时昼夜的变化，动静和宜，衣着适当，饮食调配合理，体现春夏养阳、秋冬养阴等原则。

2. 形神共养 是指不仅要注意形体的保养，还要注意精神的摄生，使形体强健，精神充沛，身体和精神得到协调发展，才能保持健康长寿。静以养神，动以养形，动静结合，刚柔相济，以动静适宜为度。形神共养，动静互涵，才符合生命运动的客观规律，有益于强身防病。

3. 保精护肾 是指利用各种手段和方法来调养肾精，使精气充足，体健神旺，从而达到延年益寿的目的。精是构成人体和促进人体生长发育的基本物质，精气神是人身"三宝"，精是气形神的基础，为健康长寿的根本。五脏之中，肾为先天，主藏精，故保精重在保养肾精。保养肾精之法甚多，除节欲保精外，尚有运动保健、导引补肾、按摩益肾、食疗补肾和药物调养等。

4. 调养脾胃 脾胃为后天之本，气血生化之源，因此，中医养生学十分重视调养脾胃，通过饮食调节、药物调节、精神调节、针灸按摩、起居劳逸等调摄，达到健运脾胃，调养后天，延年益寿的目的。

第二节　治则

PPT

实例分析

实例　老李腹泻已有数月，自行服用了多种止泻的药，不但没有任何效果，而且腹泻还越来越重。每次泻出黄臭的粪水，肛门有烧灼感，有时排出小粪块，腹部愈发膨隆，摸起来发硬，按着会感觉疼痛。不得已，他到医院找中医看病。医生诊断之后给老李开了药，但老李把药拿回家一看却大惊失色，原来医生给他开的都是泻药，而且药力还都很强。

老李打电话咨询了那位医生，医生给老李解释：这种腹泻，是肠道内有陈旧性未消化、未排泄干净的粪块、瘀滞引起的。这些陈旧的物质，留滞在肠道中，就像下水道中的积淀物一样，阻碍水流，却又不断地使水向外溢出。所以治疗这样的腹泻，必须像疏通管道那样，除掉肠道里的废物。

老李这才放心大胆地按照要求服下了这些泻药。服药后从肠道里排出大量稠痰一样的黏浊物质，长时间的顽疾就这样痊愈了。

问题　老李明明是腹泻，为什么医生还要用泻药来治疗？这符合一般的治疗原则吗？

治则是治疗疾病时必须遵循的法则，是在整体观念和辨证论治理论指导下，根据四诊（望、闻、问、切）所获得的客观资料，在对疾病进行全面分析、综合与判断的基础上，制定的对临床立法、处方、遣药具有普遍指导意义的治疗规律。

治则是用以指导治疗方法的总则，而治法是在治则指导下制定的治疗疾病的具体方法，它从属于一定治疗原则。例如，各种疾病从邪正关系来说，不外乎邪正斗争、消长、盛衰的变化。因此，在治疗上，扶正祛邪就成为治疗的基本原则。在这一总的原则指导下，根据具体情况采取益气、养血、滋阴、补阳等方法，就是扶正的具体方法，而发汗、吐下等方法，则是祛邪的具体方法。中医基本治则主要包括以下方面。

一、扶正祛邪

扶正就是使用扶助正气的药物，或其他疗法，并配合适当的营养和功能锻炼等辅助方法，增强体质，提高机体的抗病力，从而驱逐邪气，以达到战胜疾病，恢复健康的目的。祛邪就是利用驱除邪气的药物，或其他疗法，以祛除病邪，达到邪去正复，恢复健康的目的。

扶正和祛邪是相互联系的两个方面，扶正是为了祛邪，通过增强正气，驱邪外出，从而恢复健康。祛邪是为了扶正，消除致病因素的损害而达到保护正气，恢复健康的目的。因此，扶正与祛邪是相辅相成的两个方面。因此运用扶正祛邪的治则时，要认真仔细分析正邪力量的对比情况，分清主次，决定扶正或祛邪，或决定扶正祛邪的先后。

1. 扶正 适用于以正虚为主，而邪不盛实的虚证。如气虚、阳虚证，宜采取补气、壮阳法治疗；阴虚、血虚证，宜采取滋阴、养血法治疗。

2. 祛邪 适用于以邪实为主，而正未虚衰的实证。临床上常用的汗法、吐法、下法、清热、利湿、消导、行气、活血等法，都是在这一原则指导下，根据邪气的不同情况制定的。

3. 攻补兼施 即扶正与祛邪并用。适用于正虚邪实，但二者均不甚重的病证。具体运用时必须区别正虚邪实的主次关系，灵活运用。如气虚感冒，则应以补气为主兼解表。

扶正祛邪法的应用见图7-1。

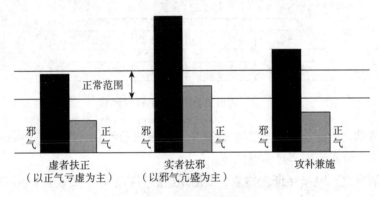

图7-1 扶正祛邪示意

二、标本先后

一般而言，从疾病的现象和本质来说，本质为本，现象为标。针对临床病证中标本主次的不同，采取"急则治标，缓则治本"的法则，以达到治病求本的目的，这就是标本先后的基本治则。

1. 缓则治本 一般适用于慢性疾病，或病势向愈，正气已虚，邪尚未尽之际。如很多内伤病病程已很长，且脏腑之气血已衰，必待脏腑精气充足，人体正气才能逐渐恢复。因此，治宜缓图，不可速胜。

2. 急则治标 一般适用于卒病且病情非常严重，或疾病在发展过程中，出现危及生命的某些证候时。如大失血病变，出血为标，出血之因为本，但其势危急，故常以止血治标为首务，待血止后再治出血之因以图本。

3. 标本同治 即标本兼顾，适用于标病和本病俱急之时。如脾虚气滞患者，脾虚为本，气滞为标，既用人参等健脾益气以治本，又配伍木香等理气行滞以治标。根据病情的需要，标本同治，不但并行不悖，更可相得益彰。

综上所述，一般病势发展缓慢的，当从本治；发病急剧的，首先治标；标本俱急的，又当标本同治。要善于抓住主要矛盾，借以确定治疗的先后缓急。

三、正治反治

所谓正治，就是逆其证候性质而治的一种治疗法则，又称逆治。所谓反治，是顺从疾病假象而治的一种治疗法则，即采用方药或措施的性质顺从疾病的假象，与疾病的假象相一致，又称从治。究其实质，是

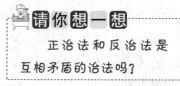

请你想一想

正治法和反治法是互相矛盾的治法吗？

在治病求本法则指导下，针对疾病的本质而进行治疗的方法，故仍然是治病求本。

1. 正治法 适用于疾病的本质和现象相一致的病证。由于疾病的性质有寒热虚实之别，所以正治法就有寒者热之，热者寒之，虚者补之，实者泻之之分（图7-2）。

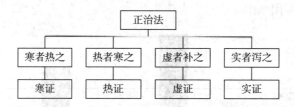

图7-2 正治法与所对应的证候示意

（1）寒者热之 是指寒性病变出现寒象，用温热药治疗，即以热治寒。如表寒证用辛温解表法，里寒证用辛热温里法等。

（2）热者寒之 是指热证现热象，要用寒凉的药物治疗。如表热证用辛凉解表法，里热证用苦寒清热法。

（3）虚者补之 是指虚证见虚象，用补益的药物补其虚。如阳虚证用壮阳法，阴虚证用滋阴法。

（4）实者泻之 是指实证见实象，则用泻法，泻其邪。如食积之证用消导法，水饮停聚证用逐水法，血瘀证用活血化瘀法，虫积证用驱虫法等。

2. 反治法 适用于疾病的现象与本质不完全一致的病证。用于临床，一般有以下几种（图7-3）。

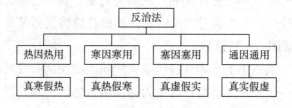

图7-3 反治法与所对应的证候示意

（1）热因热用 是指用热性药物治疗具有假热症状的病证之法。适用于真寒假热证，治疗时针对疾病的本质，用热性药物治其真寒，真寒一去，假热也就随之消失。

（2）寒因寒用 是指用寒性药物治疗具有假寒症状的病证之法。适用于真热假寒证。

（3）塞因塞用　是指用补益的药物治疗具有闭塞不通症状的病证之法。适用于因虚而致闭塞不通的真虚假实证。

（4）通因通用　是指用通利的药物治疗具有实性通泄症状的病证之法。适用于真实假虚之候，如食积腹泻，治以消导泻下。

正治与反治，都是针对疾病的本质而治，同属于治病求本的范畴。病变本质与临床表现相符者，采用正治；病变本质与临床表现的属性不完全一致者，则适于用反治。由于在临床上，大多数疾病的本质与其征象的属性是相一致的，因而正治是最常用的一种治疗法则。

四、调整阴阳

所谓调整阴阳，是针对机体阴阳偏盛偏衰的变化，采取损其有余、补其不足的原则，使阴阳恢复相对的平衡状态。从根本上讲，人体患病是阴阳间协调平衡遭到破坏，出现了偏盛偏衰的结果，故调整阴阳，"以平为期"是中医治疗疾病的根本法则（图7-4）。

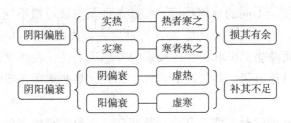

图7-4　调整阴阳的方法示意

1. 损其有余　又称损其偏盛，是指阴或阳的一方偏盛有余的病证，应当用"实则泻之"的方法来治疗。如"阳盛则热"所致的实热证，应用清泻阳热，"治热以寒"的法则治疗。"阴盛则寒"所致的实寒证，应当温散阴寒，"治寒以热"，用"寒者热之"的法则治疗。

2. 补其不足　是指对于阴阳偏衰的病证，采用"虚则补之"的方法予以治疗。病有阴虚、阳虚、阴阳两虚之分，其治则有滋阴、补阳、阴阳双补之别。

由于阴阳是辨证的总纲，疾病的各种病理变化都可用阴阳失调加以概括，因此从广义来讲，解表攻里、升清降浊、补虚泻实、调理气血等治疗方法，都属于调整阴阳的范围。

五、因时、因地、因人制宜 🅔微课

疾病的发生、发展与转归，受多方面因素的影响，如气候变化、地理环境、个体的体质差异等，因此治疗疾病时，必须把这些因素考虑进去，根据具体情况具体分析，区别对待，以采取适宜的治疗方法。

根据不同季节气候的特点，来考虑治疗用药的原则，称为因时制宜。根据不同地理环境特点，来考虑治疗用药的原则，称为因地制宜。根据患者年龄、性别、体质、生活习惯等不同特点，来考虑治疗用药的原则，称为因人制宜。三者合称为三因制宜

（图 7 - 5）。

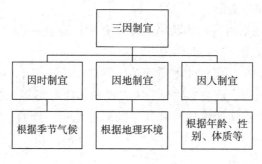

图 7 - 5　三因制宜示意

1. 因时制宜　一年四季，有寒热温凉的变迁，所以治病时，要考虑当时的气候条件。例如，春夏季节，气候由温渐热，阳气升发，人体腠理疏松开泄，即使外感风寒，也应注意慎用麻黄、桂枝等发汗力强的辛温发散之品，以免开泄太过，耗伤气阴。

2. 因地制宜　由于不同的地理环境，气候条件及生活习惯不同，人的生理活动和病变特点也有区别，所以治疗用药亦应有所差异。如我国西北地区，地势高而寒冷，东南地区，地势低而温热，用麻黄、桂枝治疗外感风寒证，在西北严寒地区，药量可以稍重，而在东南温热地区，药量就应稍轻。此外，某些地区还有地方病，治疗时也应加以注意。

3. 因人制宜　在治疗时不能孤立地看待疾病，而要注意患者的整体情况，综合考虑患者的年龄、性别、体质等因素。如老年人气血衰少，邪实须攻者亦应注意配方用药，以免损伤正气；小儿生机旺盛，但脏腑娇嫩，故治疗小儿当慎用峻剂和补剂，一般用药剂量亦须根据年龄加以区别。又如，男女性别不同，各有其生理特点，特别是针对妇女经期、妊娠、产后等情况，治疗用药尤须加以考虑。在体质方面，由于每个人的先天禀赋和后天调养不同，个体素质不仅有强弱之分，而且还有偏寒偏热以及素有某种慢性疾病等不同情况，所以虽患同一疾病，治疗用药亦当有所区别。

因时、因地、因人制宜的治疗原则，充分体现了中医治疗疾病的整体观念和辨证论治在实际应用中的原则性和灵活性。必须全面地看问题，具体情况具体分析。

你知道吗

中医治疗八法

中医治疗八法，是在中医治则的指导下，中医学家们在长期的诊断分析、治病救人过程中总结出来的。八法内容极其丰富，现在很多中医使用的治病方法就是从这八法演变而来，所以说八法是我国传统中医的一块宝藏。治病八法具体内容如下。

1. 清法　是治疗里热证的一种方法，用的是寒凉的药物，一般具有清热解毒的作用。清法根据里热证的不同而衍生很多治疗方法，如清气分热、清营凉血、气血两清、清热解毒等，这些方法在治疗温热病时效果最佳。清法经常与生津、益气的药物配用，因为里热病容易伤津耗液、伤气；清法还经常与滋阴等方法并用，以起到更好的效果。

2. 补法　是对身体进行补养的治疗方法，一般是补充体内气血阴阳、脏腑的虚损。补法以补虚为主，还能起到扶正祛邪的作用。经常采用的补法为补气、补血、补阳、补阴、气血双补和阴阳双补等。

3. 汗法　是通过身体排汗而把外感六淫之邪排出体外的治疗方法，除此之外，还可以治疗麻疹初起、疹点隐隐不透、疮病初起、水肿等病证。因为汗法有辛温和辛凉的区分，而疾病和患者的体质也有所不同，汗法经常与其他的方法并用。

4. 和法　是一种使用比较广泛的治疗方法，通过运用和解或调和的方法，达到治疗疾病的目的。和解主要用于治疗处于半表半里的疾病；调和是指调节人体的生理功能，所以能够治疗的疾病种类比较多，如肝脾不和、气血阴阳不和、肠胃不和、营卫不和等。

5. 消法　主要治疗体内气、血、食、水、痰、虫等聚集而成的癥结，并通过提高人体的消化能力来治疗这些病证。由于消法主要治疗处于经络、脏腑、肌肉之间的积块，而这些疾病的来势比较缓慢，所以用消法治疗疾病需要有耐心和毅力。

6. 下法　是采用主要具有润下、泻下、攻逐作用的药物，使积聚于肠内的宿食、癥结、瘀血、实热和水饮等通过大便或小便得以排出的治疗方法。人们一般把下法和消法配合使用，因为二者所运用的原理比较相似，配合使用又能起到比较好的效果。

7. 吐法　是通过呕吐使积聚在胃脘、胸膈、咽喉等部位的毒物和痰等物质得以排出的治疗方法。一般给患者服用催吐药或使用刺激让患者呕吐。吐法并不是一种使用特别广泛的方法，因为它对胃有一定损伤，所以用时要慎重。

8. 温法　是治疗里寒证的一种方法，主要作用是祛寒邪，使阳气恢复。经常使用的是一些温热药物。温法根据寒病发生的部位不同而分为三种，即温经散寒、温中祛寒和回阳救逆。

目标检测

一、单项选择题

1. 下列哪项不属于"未病先防"的范畴（　　　）
   A. 体育锻炼　　　　　　　B. 营养均衡　　　　　　　C. 打预防针
   D. 康复训练　　　　　　　E. 饮食有节

2. "见肝之病，知肝传脾，当先实脾"，这属于（　　　）
   A. 未病先防　　　　　　　B. 早期诊断　　　　　　　C. 防止传变
   D. 病后防复　　　　　　　E. 三因制宜

3. 生活起居有规律，下列哪项不属于这个范畴（　　　）
   A. 饮食有节　　　　　　　B. 起居有常　　　　　　　C. 保持乐观情绪
   D. 适应自然规律　　　　　E. 顺应天气变化增减衣物

4. 在流感暴发季节，服用板蓝根预防流感，这符合哪项原则（　　　）
   A. 未病先防　　　　　　　B. 早期诊断　　　　　　　C. 防止传变

D. 调养身体　　　　　　　E. 中医养生

5. 下列哪项不属于"既病防变"的范畴（　　　）

A. 注射天花疫苗　　　　　　　　　　　　B. 出现中风预兆，积极诊治

C. 治疗温热病方中，添加养阴生津的药物　　D. 肝病患者，积极调养脾胃

E. 中风之后，及时抢救

6. "邪气盛"的患者适宜下列哪种治则（　　　）

A. 扶正　　　　　　　B. 祛邪　　　　　　　　C. 扶正与祛邪并用

D. 先祛邪后扶正　　　E. 先扶正后祛邪

7. 根据不同季节、气候的特点来考虑治疗用药的原则是下列哪项的内涵（　　　）

A. 三因制宜　　　　　B. 因时制宜　　　　　　C. 因地制宜

D. 因人制宜　　　　　E. 调整阴阳

8. 用寒凉药物治疗热性病是什么治则（　　　）

A. 寒者热之　　　　　B. 热者寒之　　　　　　C. 实者泻之

D. 虚者补之　　　　　E. 扶正祛邪

9. 阳热之体慎用温热药是什么治则（　　　）

A. 热者寒之　　　　　B. 缓则治其本　　　　　C. 先祛邪后扶正

D. 寒者热之　　　　　E. 因人制宜

10. 下列哪项不属于正治法（　　　）

A. 虚则补之　　　　　B. 寒因寒用　　　　　　C. 热者寒之

D. 实则泻之　　　　　E. 寒者热之

11. 下列哪项不是反治法（　　　）

A. 热因热用　　　　　B. 寒因寒用　　　　　　C. 塞因塞用

D. 通因通用　　　　　E. 异病同治

12. 用于发汗时，南方用麻黄的量比北方要小，这是遵循下列哪项治则（　　　）

A. 急则治标　　　　　B. 缓则治本　　　　　　C. 寒者热之

D. 因地制宜　　　　　E. 因人制宜

二、思考题

1. 中医预防疾病的原则主要包括哪些？

2. 中医治疗疾病的原则主要包括哪几个方面？

3. 何谓"三因制宜"？

书网融合……

微课

划重点

自测题

第八章 学会常见病症的辨证

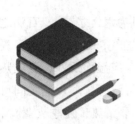

学习目标

知识要求

1. **掌握** 14 种常见病各证型的辨证要点。
2. **熟悉** 各常见病各证型之间的鉴别要点。
3. **了解** 各常见病的概念和病因病机。

能力要求

能对 14 种常见病证进行正确的中医辨证分型。

第一节 感冒

PPT

实例分析

实例 小王是公司白领，最近工作任务突然变得繁重，精神紧张，经常加班到深夜，某日晚上 11 点下班后出公司大楼才发现天气突变，刮起了寒风，他在大风中穿着单衣等了 30 分钟才坐上公交车，回到家中便出现鼻痒，猛打喷嚏。第二天早晨感觉头痛，浑身发冷，鼻塞流清涕不止。小王意识到自己感冒了，但为不影响工作，决定不去医院，他在家中翻开药箱，找了一盒治感冒的银翘片（功效为疏风解表、清热解毒）自行服用，并注意多饮水，多休息。结果连续两天症状不见好转，并且头痛鼻塞愈发严重，最后不得不请假到医院就诊。

问题 小王是由于什么原因感冒的？为什么银翘片不能缓解反而加重了小王的病情呢？

感冒是感受触冒风邪或时行病毒，引起肺卫功能失调，出现鼻塞、流涕、喷嚏、头痛、恶寒、发热、全身不适等主要临床表现的一种外感疾病。病情有轻、重之分，轻者一般称为伤风，重者称为重伤风。在一段时间流行者称为时行感冒。

感冒为常见多发病，一年四季均可发病，以冬春季为多。其发病之广，个体重复发病率之高，是其他任何疾病都无法与之相比的。轻症感冒为自限性疾病，多数患者预后良好，重症感冒却能影响工作和生活，甚至可危及小儿、年老体弱者的生命，尤其是时行感冒暴发时，迅速流行，感染者众多，症状严重，甚至导致死亡，造成严重后果。此外，感冒也是咳嗽、心悸、水肿、痹证等多种疾病发生和加重的因素，故感冒不可轻视，须积极防治。

中医学中普通感冒相当于西医学中普通感冒、上呼吸道感染轻症；时行感冒相当于西医学中流行性感冒。实践证明，中医药对普通感冒和时行感冒均有良好疗效，西医学中感冒可参考本节辨证论治。

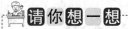请你想一想

当你感冒时，都出现了哪些症状？每次感冒时症状都一样么？

一、病因病机

六淫病邪风、寒、暑、湿、燥、火均可为感冒的病因，因风为六气之首，"百病之长"，受风为感冒的主因。由于气候突变，温差增大，感受当令之气，如春季受风，夏季受热，秋季受燥，冬季受寒等病邪可致感冒；或气候反常，春应温而反寒，夏应热而反凉，秋应凉而反热，冬应寒而反温，人感"非时之气"也可致感冒。六淫之间可单独致感冒，但常互相兼夹为病，以风邪为首，冬季夹寒，春季夹热，夏季夹暑湿，秋季夹燥，梅雨季节夹湿邪等。由于临床上以冬、春两季发病率较高，故以夹寒、夹热为多见而成风寒、风热之证。

以风为首的六淫病邪或时邪病毒，或从口鼻而入，或从皮毛而入。因肺为脏腑之华盖，其位最高，开窍于鼻，职司呼吸，外主皮毛，其性娇气，不耐邪侵，故外邪从口鼻、皮毛入侵，肺卫首当其冲。感冒的病位在肺卫，其基本病机是外邪影响肺卫功能，导致卫表不和，肺失宣肃（图8–1）。卫表不和，故见恶寒、发热、头痛、身痛、全身不适等症；肺失宣肃，故见鼻塞、流涕、喷嚏、喉痒、咽痛等症。

由于四时六气之不同，人体素质之差异，在临床上有风寒、风热和暑热等不同证候，在病程中还可见寒与热的转化或错杂。感受时行病毒者，病邪从表入里，传变迅速，病情急且重。

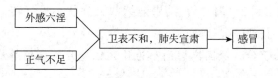

图8–1　感冒的病因病机示意

二、常见证型

感冒临床证型很多，但常见的基本证候类型包括以下四种（表8–1至表8–4），时行感冒在本节不做辨证讨论。

1. 风寒感冒　辨证见表8–1。

表8–1　风寒感冒辨证

常见症状	恶寒重，发热轻，无汗，头痛，鼻流清涕，喷嚏，咳嗽，咽部不红，舌淡红，苔薄白，脉浮紧
病位病性	属表实寒证
辨证要点	恶寒重，无汗，鼻流清涕，咽部不红

2. 风热感冒　辨证见表8-2。

表8-2　风热感冒辨证

常见症状	发热重，恶风，有汗或少汗，头痛，鼻流浊涕，喷嚏，咳嗽，咽红肿痛，口干渴，舌质红，苔薄黄，脉浮数
病位病性	属表实热证
辨证要点	发热重，咽红肿痛，鼻流浊涕

3. 暑湿感冒　辨证见表8-3。

表8-3　暑湿感冒辨证

常见症状	发热，无汗或汗出热不解，头身困重，胸脘满闷，泛恶欲呕，食欲不振，或腹泻，小便短黄，舌质红，苔黄腻，脉数
病位病性	属表实证
辨证要点	发于夏季，身重困倦，胸闷呕恶，食欲不振

4. 体虚感冒　辨证见表8-4。

表8-4　体虚感冒辨证

常见症状	反复感冒，病程较长，发热，恶风寒，无汗或有汗，头昏或头痛，肢体酸软或疼痛，鼻塞或流涕；少气懒言，神疲乏力或自汗，舌淡苔白，脉浮而无力
病位病性	属表虚证
辨证要点	反复发病，神疲乏力，少气懒言，自汗

三、各证型鉴别要点

感冒各证型的鉴别要点见表8-5。

表8-5　感冒各证型的鉴别要点

证型	寒热	汗	特征症状	舌脉
风寒感冒	恶寒重	无汗	鼻流清涕	舌淡红，苔薄白，脉浮紧
风热感冒	发热重	有汗或少汗	咽红肿痛	舌质红，苔薄黄，脉浮数
暑湿感冒	发热重	无汗或汗出热不解	胸闷呕恶	舌红，苔黄腻，脉浮数
体虚感冒	恶风寒	无汗或微汗	神疲乏力，少气懒言	舌淡苔白，脉浮而无力

你知道吗

流感小知识

流行性感冒简称流感，中医称为时行感冒，是流感病毒引起的急性呼吸道感染，也是一种传染性强、传播速度快的疾病。其主要通过空气中的飞沫、人与人之间的接触或与被污染物品的接触传播。一般秋冬季节是其高发期。典型的临床症状是急发高热、全身疼痛、显著乏力和轻度呼吸道症状。流感病毒致病力强，极易变异，易引起流感暴发和流行，严重者可出现急性支气管炎、肺炎、心肌炎、脑炎等并发症。

感冒和流感在临床表现上的不同主要体现在全身症状和局部症状的轻重程度。一般情况下，感冒局部症状（鼻塞流涕、咽喉肿痛等）严重而全身症状（发热、周身酸痛）较轻；而流感则刚好相反，恶寒发热、周身酸痛等全身症状表现非常突出，甚至部分患者只有全身症状而没有局部症状。

PPT

第二节　咳嗽

实例分析

实例　月月今年 10 岁，上小学四年级，班级组织秋游回来后就发热了，在家测量体温达 38.6℃，流黄稠鼻涕，咳嗽。目前，她已经不发热，流鼻涕的症状也有所缓解，但咳嗽仍然频剧，咳嗽时感觉喉咙里有痰，但很难咳出，偶尔吐出的痰质地黏稠且颜色发黄。

问题　月月目前主诉的症状有哪些？你能根据描述推测出她的病因吗？

咳嗽是指外感或内伤等因素，导致肺失宣肃，肺气上逆，冲击气道，以发出咳声或伴咳痰为临床特征的一种病证。咳嗽是内科中最常见的疾病之一，以秋冬季节最为常见，发病率甚高。

咳嗽既是独立性的病证，又是肺系多种病证的一个症状。本节讨论以咳嗽为主要临床表现的一类病证。中医药治疗咳嗽积累了丰富的经验，具有较大优势。西医学中咽炎、支气管炎、上呼吸道感染等，以咳嗽为主要临床表现者，可参考本节进行辨证论治。

> **请你想一想**
>
> 一年之中哪些季节咳嗽的发病率比较高？结合病因学说进行分析。

一、病因病机

本病有外感和内伤两大类。外感咳嗽多为肺的卫外功能不强，感受六淫外邪而致病。临床表现有风寒、风热、风燥等不同证候，其中以风邪夹寒者较多。内伤咳嗽为脏腑功能失调所引起，有因情志所伤，肝气失于条达，气郁化火，气火上窜犯肺；或因平素嗜烟好酒，过食辛甘辣肥厚，脾失健运，痰浊内生，上渍于肺；或久病伤肺，肺阴不足，阴虚火旺，失于濡润引起咳嗽（图 8-2）。

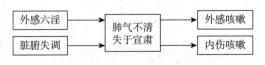

图 8-2　咳嗽的病因病机示意

无论外感或内伤所致的咳嗽，均累及肺。肺气不清，失于宣肃，上逆作声而引起咳嗽为其主要病机。外感咳嗽与内伤咳嗽常可相互影响，外感咳嗽迁延失治，邪伤肺气，常致咳嗽经久不愈，由实转虚。内伤咳嗽也易因感受外邪而引发或加重。由此可见，咳嗽虽有外感、内伤之分，但有时两者又可互为因果。

二、常见证型 📱微课1

根据咳嗽主要病因的不同，可分为外感咳嗽和内伤咳嗽两大类，外感引起的咳嗽、咳痰大多伴有发热、头痛、恶寒等，起病较急，病程较短；内伤所致咳嗽，一般无外感症状，起病慢，病程长，常伴有脏腑功能失调的表现。咳嗽临床证型繁多，但常见的基本证候类型包括以下六种，其中前三种属于外感咳嗽，后三种属于内伤咳嗽。

1. 风寒袭肺　辨证见表8-6。

表8-6　风寒袭肺辨证

常见症状	咽痒咳嗽声重，气急，咳痰稀薄色白，常伴鼻塞，流清涕，头痛，肢体酸楚，恶寒发热，无汗等表证，舌苔薄白，脉浮或浮紧
病位病性	属表实寒证
辨证要点	咳嗽气急，痰液稀白

2. 风热犯肺　辨证见表8-7。

表8-7　风热犯肺辨证

常见症状	咳嗽频剧，气粗或咳声嘎哑，喉燥咽痛，咳痰不爽，痰黏稠或稠黄，咳时汗出，常伴鼻流黄涕，口渴，头痛，肢体酸楚，恶风，身热等表证，舌苔薄黄，脉浮数或浮滑
病位病性	属表实热证
辨证要点	咳嗽频剧，痰液黄稠

3. 风燥伤肺　辨证见表8-8。

表8-8　风燥伤肺辨证

常见症状	喉痒干咳，连声作呛，无痰或痰少而黏连成丝，不易咳出，或痰中带有血丝，咽喉干痛，口鼻干燥，初起或伴鼻塞、头痛、微寒、身热等表证，舌质红干而少津，苔薄白或薄黄，脉浮数
病位病性	属表实证
辨证要点	干咳无痰或痰少而黏，口鼻干燥

4. 痰湿蕴肺　辨证见表8-9。

表8-9　痰湿蕴肺辨证

常见症状	咳嗽反复发作，咳声重浊，胸闷气憋，尤以晨起咳甚，痰多，痰黏腻或稠厚成块，色白或带灰色，痰出则憋减咳轻。常伴脘闷，食少，腹胀，大便时溏，舌苔白腻，脉濡滑
病位病性	属里实证
辨证要点	反复发作，晨起咳甚，痰多而黏腻

5. 痰热郁肺 辨证见表 8－10。

表 8－10 痰热郁肺辨证

常见症状	咳嗽气息粗促，或喉中有痰声，痰多质黏厚或稠黄，咳吐不爽，或有腥臭味，或咳血痰，胸胁胀满，咳时引痛，面赤，或有身热，口干而黏，欲饮水，舌质红，舌苔薄黄腻，脉滑数
病位病性	属里实热证
辨证要点	咳嗽气粗，痰多而稠黄腥臭

6. 阴虚燥咳 辨证见表 8－11。

表 8－11 阴虚燥咳辨证

常见症状	干咳无痰，或痰少而黏，或痰中带血，不易咳出，口渴咽干，喉痒，声音嘶哑，午后潮热或手足心热，舌红，少苔，脉细数
病位病性	属阴虚证
辨证要点	干咳无痰，或痰少而黏，午后潮热或手足心热

三、各证型鉴别要点

咳嗽各证型的鉴别要点见表 8－12。

表 8－12 咳嗽各证型的鉴别要点

证型	咳嗽	痰液性状	伴随症状	舌脉
风寒袭肺	气急声重	稀白	恶寒无汗	舌苔薄白，脉浮或浮紧
风热犯肺	频繁剧烈	黄稠	发热、鼻流黄涕	舌苔薄黄，脉浮数或浮滑
风燥伤肺	干咳呛咳	少而黏，难以咳出	鼻干咽燥	舌质红干而少津，苔薄白或薄黄，脉浮数
痰湿蕴肺	咳声重浊，晨起咳甚	多而黏腻	胸闷气憋，痰出咳轻	舌苔白腻，脉濡滑
痰热郁肺	咳嗽气粗	多而黄稠腥臭，或有血痰	身热面赤、胸胁胀满	舌质红，舌苔薄黄腻，脉滑数
阴虚燥咳	干咳	少而黏，或痰中带血	午后潮热或手足心热	舌红，少苔，脉细数

你知道吗

什么是"百日咳"？

"百日咳"虽以咳嗽为主要症状，但不属于中医学中咳嗽范畴。"百日咳"是百日咳杆菌引起的小儿急性呼吸道传染病。临床特征为咳嗽逐渐加重、呈阵发性痉挛性，咳末有鸡鸣样吸气吼声，所以民间又称"鹭鸶咳"。本病轻重和病程长短差别很大，未经治疗的患者，病程可延续 2～3 月，故名"百日咳"。新生儿、婴幼儿及重症者易并发肺炎及脑病，甚至发生窒息危及生命。

本病遍及世界各地，一般呈散发状，全年均可发病，以冬春季节为多，可延至春末夏初。传染性很强，传染期为潜伏期开始到发病后 6 周，尤以潜伏期末到病后卡他期2~3周内传染性最强。患者及无症状带菌者是传染源，通过飞沫传播。人群对本病普遍易感，约2/3的病例是8岁以下小儿，尤以5岁以下者多。

目前针对本病常用百白破三联疫苗进行预防，对出生3~6个月的婴儿进行基础免疫，发挥了一定的作用但效果尚不够理想。若发生本病，如能早期给予恰当的治疗和护理，可使病程缩短，并发症减轻，一般预后良好。

第三节 中暑

PPT

实例分析

实例 蔡某正在读大学。正值盛夏，天气酷热难耐，他外出回到家便吃了一大桶冰激凌，晚上又开足空调睡了一夜。第二天早晨就感觉浑身无力，身上也没汗还有点怕冷，自己量了下体温37.8℃，非常难受，整天昏昏沉沉，老想睡觉，胸口憋闷，想吐但没有吐出东西来。

问题 蔡同学不适的症状有哪些？蔡同学是患了风寒感冒吗？

中暑是夏季伤于暑邪所致，临床以高热汗出或肤燥无汗、烦躁、口渴，或呕恶腹痛、头痛，甚至神昏抽搐为主要表现的时行热性病。本病有明显的季节性，只发生于夏季酷暑之时，属常见病。根据病情有轻、重之分，轻者称伤暑，重者卒然昏倒称暑厥，兼见抽搐者称暑风，脉微虚脱者称暑脱。本节主要介绍伤暑，根据不同临床表现又可分为阴暑和阳暑。中暑是一个中西医学同时使用的病名，西医学的中暑可参考本节进行辨证论治。

请你想一想

新生军训的过程中有没有同学中暑？中暑的同学都有哪些症状？当时都采取了哪些措施照顾中暑的同学？

一、病因病机

中医学认为，夏季感受暑热病邪是引起中暑的外因。本病的发生多有夏季高温，通风不良环境下体力劳动、长途行走、田间作业史；或夏季解暑方式不当，如过度使用空调、多饮冷饮、冷水沐浴等。正气不足则是导致外邪侵袭而发病的内因。夏季暑气当令，温度高、湿度大，人体若正气不足或劳累过度耗伤津气，暑热之邪便可侵入人体而发病（图8-3）。一般情况下，老年人、产妇、体弱者、新生儿容易中暑，室外作业者也容易中暑。

暑为阳邪，其性炎热，因此症见高热汗出，烦渴多饮；或内蕴暑热，外受寒湿，郁于肌表，热不外泄，导致汗出不畅、恶寒头痛。暑多夹湿，阻遏中焦气机造成胸闷呕恶。暑邪伤津耗气，易致乏力倦怠。若不及时治疗，暑热内陷心包，蒙蔽心窍则引发神昏，引动肝风则导致抽搐，气阴大伤则引发虚脱等重症表现。

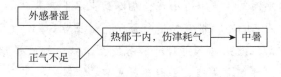

图 8-3　中暑的病因病机示意

二、常见证型

中暑有轻症和重症之分，轻症常见阴暑和阳暑两种证型，重症常见暑厥、暑风和暑脱三种证型。本节仅讨论中暑轻症的辨证。

1. 阳暑　辨证见表 8-13。

表 8-13　阳暑辨证

常见症状	壮热，心烦，头痛，头晕，口渴多饮，汗多，体倦，面赤气粗，舌质红，苔黄少津，脉洪大
病位病性	属实热证
辨证要点	"四大"：大热、大汗出、口大渴、脉洪大

2. 阴暑　辨证见表 8-14。

表 8-14　阴暑辨证

常见症状	身热无汗或汗出不畅，头昏身重，胸闷心烦，恶心呕吐，口渴不欲饮，乏力，微有恶寒，肢冷，舌淡，苔黄薄腻，脉濡数
病位病性	属表寒里热证
辨证要点	身热无汗或汗出不畅，胸闷呕恶，微有恶寒，肢冷

三、各证型鉴别要点

阳暑与阴暑的鉴别要点见表 8-15。

表 8-15　阴暑与阳暑的鉴别要点

证型	发热	汗出	特征症状	舌脉
阳暑	壮热	大汗	大热、大汗出、口大渴、脉洪大	舌质红，苔黄少津，脉洪大
阴暑	身热	无汗或汗出热不畅	恶寒肢冷	舌淡，苔黄薄腻，脉濡数

你知道吗

什么是"热射病"？

热射病是指高温引起人体体温调节功能失调，体内热量不能发散，使得热量积聚在脏器及肌肉组织，进而引发神经器官受损的严重临床综合征。热射病属重症中暑，在高温条件下进行体力活动或非体力活动都可能引发这种严重中暑，患者出现局部肌肉痉挛、高热、无汗、口干、昏迷、血压升高、咳嗽、哮喘、呼吸困难，甚至呼吸衰竭等现象，如得不到及时救治，病死率较高。

当发生中暑时，轻者要迅速到阴凉通风处仰卧休息，解开衣扣、腰带以利于呼吸。如果患者的体温持续上升，有条件时可以在浴盆中用温水浸泡下半身，并用湿毛巾擦浴上半身。如果患者出现意识不清或痉挛，应取昏迷体位。在通知急救中心的同时，注意保证呼吸道畅通。

第四节 伤食

PPT

实例分析

实例 小木今年5岁，一天爸爸妈妈带他去吃自助餐，见到那么多没见过的诱人食物，小木胃口大开，足足吃了一小时才在爸爸妈妈的强烈要求下离开。结果回家的路上就开始不停打嗝，喊肚子痛，不让触碰，还有点恶心，第二天就吃不下饭了，一点食欲都没有，大便臭秽难闻，大便后感觉肚子胀痛稍有好转，但不太明显，于是赶紧到儿童医院就诊。

问题 小木不适的症状有哪些？小木的疾病是什么原因引起的？

伤食是饮食失调或脾虚不运导致饮食不化，临床以脘腹胀闷，食欲不振，或饮食停滞，食后胀甚，嗳气反酸，恶心呕吐，腹胀腹泻，舌苔浊腻为主要表现的一种疾病。病情重者可出现厌食、乏力、消瘦等症状，又称宿食病，民间俗称停食或食积。

> **请你想一想**
>
> 你有和小木一样的经历吗？聚餐后有无出现不适？

本病是临床常见疾病，发病率高，尤以儿童及体弱多病者多见，西医学中功能性消化不良可参考本病进行辨证论治。

一、病因病机

中医学认为，引起伤食的原因很多，患者常有饮食过饱或饮食不慎史，如暴饮暴食、饮食不节、过食寒凉等，或脾胃不健，感受风寒，复又饮食失调，使食积胃肠，运化不及所致（图8-4）。本病起病较急，病程短。

本病分实证、虚证及虚实夹杂证。实证为感受外邪或饮食不节，暴饮暴食，使肠胃功能失调，脾胃的运化功能减退所致；虚证由于先天不足，脾胃虚弱，饮食停滞不消，或疾病迁延日久，损伤脾胃而引起食积不化；虚实夹杂证是素有脾胃虚弱，复又饮食停滞或情志不遂所致，为正虚兼邪实之证。

食积胃肠而不化，导致食欲不振，口淡乏味；食积中焦，气机阻滞，故脘腹胀闷，食后胀甚；若气逆于上则嗳气反酸，恶心呕吐；宿食不消易致泻下酸臭。若病情加重，脾胃受损，胃气大伤则引起厌食、乏力、消瘦等表现。

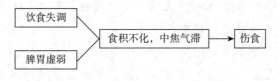

图 8-4　伤食的病因病机示意

二、常见证型

本节仅讨论常见伤食实证的辨证。

1. 食滞胃肠　辨证见表 8-16。

表 8-16　食滞胃肠辨证

常见症状	脘腹胀痛拒按，嗳腐吐馊，恶心厌食，腹痛肠鸣，大便臭秽如败卵，舌苔厚浊，脉弦滑
病位病性	属里实证
辨证要点	脘腹胀痛拒按，嗳腐吐馊

2. 脾虚食积　辨证见表 8-17。

表 8-17　脾虚食积辨证

常见症状	脘腹胀满不舒，恶心呕吐，纳差，厌食，神疲倦怠，气短懒言，大便稀溏，夹有不消化之物，舌淡苔白腻，脉细
病位病性	属里虚夹实证
辨证要点	脘腹胀满不舒，神疲倦怠，气短懒言

三、各证型鉴别要点

食滞胃肠与脾虚食积的鉴别要点见表 8-18。

表 8-18　食滞胃肠与脾虚食积的鉴别要点

证型	呕吐	大便	特征症状	舌脉
食滞胃肠	馊臭	臭秽	腹胀拒按，嗳腐吞酸	舌苔厚浊，脉弦滑
脾虚食积	清稀	稀溏	乏力懒言，完谷不化	舌淡苔白腻，脉细

你知道吗

给你支招：预防伤食十大法则

为预防伤食，在饮食中应避免油腻及刺激性食物，戒烟、戒酒，养成良好的生活习惯，避免暴饮暴食及睡前进食过量；可采取少食多餐的方法；加强体育锻炼；要特别注意保持愉快的心情和良好的心境。具体可细分为十大健康法则。

1. 进餐时应保持轻松的心情，不要匆促进食，也不要囫囵吞食，更不要站立或边走边进食。

2. 不要泡饭或和水进食，饭前或饭后不要马上大量饮用液体。

3. 进餐时不要讨论问题或争吵。这些讨论应在饭后一小时之后进行。

4. 不要在进餐时饮酒，进餐后不要马上吸烟。

5. 不要穿着束紧腰部的衣裤就餐。

6. 进餐应定时。

7. 避免暴饮暴食，尤其是辛辣和富含脂肪的饮食。

8. 有条件可在两餐之间喝一杯牛奶，避免胃酸过多。

9. 少食过甜过咸食品，过多进甜食会刺激胃酸分泌。

10. 进食避免过冷或过烫。

第五节 胃痞

PPT

实例分析

实例 小李今年高三，由于即将高考，学习非常紧张，每天精神也处于紧绷状态。近期他每天感觉胃部胀满，有时连及两侧胁部，口内还经常泛酸水。小李说自己的这个情况属于老毛病，自己脾气一向不好，一急躁或紧张就胃胀恶心，像有东西堵在胃里一样，也不疼，按下去也不硬，叹口气感觉会舒服一些。过段时间心情舒畅后就能自然好转，所以从没去过医院。

问题 小李胃部不适的症状主要有哪些？这种情况属于"胃痞"吗？

胃痞是饮食不节、情志失调、脾胃虚弱等导致中焦气机不利，升降失常的病证。心下胃脘痞塞，胸膈满闷，触之无形，按之柔软，压之不痛为主要表现。多为慢性起病，时轻时重，反复发作，缠绵难愈。本病是临床的常见病、多发病。发病随年龄增长而增高，以中老年多见。往往因饮食不调、情志不和、起居不慎等多种因素诱发。西医学中功能性消化不良、慢性萎缩性胃炎可参考本病进行辨证论治。

请你想一想

当胃部感觉有物堵塞时，是因为胃里有实质性的肿块吗？ 这种感觉是否与"梅核气"的感觉相似？

一、病因病机

胃痞，又称痞满，感受外邪、内伤饮食、情志失和等以致食积、痰湿、气滞或脾胃虚弱导致中焦气机阻滞，脾胃升降失职是引起痞满的主要病因和病机。一般认为其病位主要在胃，与肝、脾关系密切（图8-5）。

外邪侵袭肌表，治疗不得其法而表邪入里，或滥施攻里泻下，脾胃受损，外邪乘虚内陷入里，结于胃脘，阻塞中焦气机导致痞满。

内伤饮食多因嗜食辛辣，长期酗酒，过食生冷，暴饮暴食等，损伤脾胃，造成脾胃不和、通降失司、食谷不化，阻滞胃脘，气机壅塞，痞塞不通而发生痞满。

肝气犯胃者多因情志不调，忧思恼怒过度，气郁伤肝，肝失条达疏泄则横逆犯胃，胃失和降导致气机阻滞而发生痞满。

脾胃素虚者多为长期饮食不节，饥饱失调，或劳倦内伤，或久病（尤其是胃病），或年老体弱所致。若平素脾胃不健，中阳不运，精微不化，则致升降失司，气机阻滞而发生痞满。

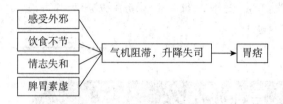

图 8-5　胃痞的病因病机示意

二、常见证型

本节仅讨论胃痞常见证型的辨证。

1. 邪热内陷　辨证见表 8-19。

表 8-19　邪热内陷辨证

常见症状	胃脘痞满，灼热急迫，按之满甚，心中烦热，咽干口燥，渴喜饮冷，身热汗出，大便干结，小便短赤，舌红苔黄，脉滑数
病位病性	里实热证
辨证要点	胃脘痞满，灼热急迫，心中烦热

2. 食滞胃肠　辨证见表 8-20。

表 8-20　食滞胃肠辨证

常见症状	脘腹痞闷而胀，进食尤甚，拒按，嗳腐吞酸，恶心呕吐，大便不调，矢气频作且臭秽，大便泻出臭污如败卵，舌苔厚腻，脉滑实
病位病性	属里实证
辨证要点	脘腹胀痛拒按，进食尤甚，嗳腐吞酸，大便不调

3. 肝胃不和　辨证见表 8-21。

表 8-21　肝胃不和辨证

常见症状	脘腹胀痛或连及两胁，心烦易怒，善太息，呕恶嗳气，泛酸，每因精神紧张、情志不畅而加重或诱发，舌质淡红，苔薄白，脉弦
病位病性	属里实证
辨证要点	胸胁胀满，每因精神紧张、情志不畅而加重或诱发

4. 脾胃虚弱 辨证见表 8 – 22。

表 8 – 22 脾胃虚弱辨证

常见症状	胃脘痞胀，似胀非胀，莫可言状，纳后尤著，时轻时重，喜温喜按，纳呆便溏，神疲乏力，少气懒言，舌淡苔薄白，脉细弱
病位病性	属里虚夹实证
辨证要点	脘腹胀满不舒，喜温喜按，神疲乏力，少气懒言

三、各证型鉴别要点

邪热内陷、食滞胃肠、肝胃不和及脾胃虚弱的鉴别要点见表 8 – 23。

表 8 – 23 胃痞各证型的鉴别要点

证型	脘腹痞满	诱发因素	特征症状	舌脉
邪热内陷	按之满甚	外邪乘虚内陷入里	灼热急迫，心中烦热	舌红苔黄，脉滑数
食滞胃肠	拒按	进食	矢气频作，大便臭秽	舌苔厚腻，脉滑实
肝胃不和	连及两胁	精神紧张、情志不畅	心烦易怒，善太息	舌质淡红，苔薄白，脉弦
脾胃虚弱	时轻时重，喜温喜按	无	神疲乏力，少气懒言	舌淡苔薄白，脉细弱

第六节 胃痛

PPT

实例分析

实例 徐老师今年 35 岁，性情一向比较急躁，昨日因课堂上有学生严重违纪，批评学生时与学生发生争执，顿时感觉上腹部疼痛发作，疼痛厉害时连及两胁部，一天基本没有进食，胸口发闷，但叹口气就会觉得舒服多了。据徐老师说，自己胃痛已有数年，在医院做过胃镜检查，检查结果为浅表性胃炎。

问题 生气为什么会导致胃痛？你认为徐老师胃痛是属于哪种证型？

胃痛，又称胃脘痛，是以上腹胃脘部近心窝处发生疼痛为主要表现的一种病证。其中以胀痛、隐痛、刺痛尤为常见，有呈持续性者，也有时作时止者，常伴有食欲不振、恶心呕吐、吞酸嘈杂等症状。

西医学中急慢性胃炎、消化性溃疡、胃痉挛、胃下垂、胃黏膜脱垂、十二指肠炎、功能性消化不良等疾病，以上腹部胃脘疼痛为主要临床表现时，均可参照本节内容进行辨证论治。

请你想一想

生活中你有胃痛的经历么？你胃痛时的症状有哪些？

一、病因病机

胃痛的病因非常广泛，主要有外邪犯胃、饮食伤胃、情志不畅、脾胃虚弱、胃阴亏虚等原因，致使胃气郁滞，胃失和降，不通则痛。本病早期主要为外邪、饮食、情志所致，多为实证；后期常由于脾胃虚弱、胃阴亏虚，往往虚实夹杂。本病的病位在胃，与肝、脾关系密切。

外邪犯胃者多因外感寒邪，或脘腹受凉，或服药苦寒太过，导致寒邪内客于胃；饮食伤胃者多因饮食不节，暴饮暴食，或过食辛辣刺激，肥甘厚味，恣饮酒浆，导致饮食停滞；情志不畅，忧思恼怒，可致肝失疏泄，肝郁气滞，横逆犯胃；脾胃虚弱者多因素体不足，或劳倦过度，或饮食所伤，或久病脾胃受损；胃阴亏虚者多因过食辛辣煎炸之物，或气郁化火而耗伤胃阴，胃失濡养（图8－6）。

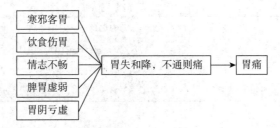

图8－6　胃痛的病因病机示意

二、常见证型 e 微课2

本节仅讨论胃痛常见证型的辨证（表8－24～表8－28）。

1. 寒邪客胃　辨证见表8－24。

表8－24　寒邪客胃辨证

常见症状	胃痛暴作，甚则拘急作痛，得温痛减，遇寒痛增，口淡不渴，或喜热饮，苔薄白，脉弦紧
病位病性	属里实寒证
辨证要点	胃痛暴作，得热痛减，喜热饮

2. 饮食伤胃　辨证见表8－25。

表8－25　饮食伤胃辨证

常见症状	胃脘疼痛，胀满拒按，进食尤甚，嗳腐吞酸，或呕吐不消化食物，其味腐臭，吐后痛减，不思饮食，大便不爽，舌苔厚腻，脉滑
病位病性	属里实证
辨证要点	胃脘胀痛拒按，进食尤甚，嗳腐吞酸，大便不爽

3. 肝气犯胃　辨证见表 8 – 26。

表 8 – 26　肝气犯胃辨证

常见症状	胃脘胀痛，痛连胸胁，胸闷嗳气，善叹息，大便不畅，遇烦恼郁怒则痛作或痛甚，苔薄白，脉弦
病位病性	属里实证
辨证要点	脘痛连胁，遇烦恼郁怒则痛作或痛甚

4. 脾胃虚弱　辨证见表 8 – 27。

表 8 – 27　脾胃虚弱辨证

常见症状	胃痛隐隐，绵绵不休，喜温喜按，劳累或食冷或受凉后疼痛发作或加重，食少，神疲乏力，手足不温，大便溏薄，舌淡苔白，脉虚弱
病位病性	属里虚寒证
辨证要点	胃痛隐隐，喜温喜按，神疲乏力，手足不温

5. 胃阴亏虚　辨证见表 8 – 28。

表 8 – 28　胃阴亏虚辨证

常见症状	胃脘隐隐作痛，饥不欲食，咽干口燥，五心烦热，大便干结，舌红少津，脉细数
病位病性	属阴虚证
辨证要点	胃脘隐隐作痛，饥不欲食，咽干口燥，五心烦热

三、各证型鉴别要点

胃痛各证型的鉴别要点见表 8 – 29。

表 8 – 29　胃痛各证型的鉴别要点

证型	胃痛特点	伴随症状	舌脉
寒邪客胃	冷痛暴作，得热痛减，遇寒痛增	口淡不渴，或喜热饮	苔薄白，脉弦紧
饮食伤胃	胀痛拒按	嗳腐吞酸，大便不爽	舌苔厚腻，脉滑
肝气犯胃	胀痛，痛连胸胁，遇烦恼郁怒则痛作或痛甚	胸闷嗳气，善叹息	苔薄白，脉弦
脾胃虚弱	隐痛喜温喜按	神疲乏力，手足不温	舌淡苔白，脉虚弱
胃阴亏虚	胃脘隐隐作痛，饥不欲食	咽干口燥，五心烦热，大便干结	舌红少津，脉细数

第七节　泄泻

PPT

实例分析

实例　李阿姨，57 岁，慢性腹泻 10 余年，经常发作，时轻时重，曾在某医院诊断为"慢性肠炎"。半月前因劳累又发作，大便时溏时泻，稍进寒凉或油腻食物，大便次数即明显增加，夹不消化食物。李大妈身形消瘦，面色萎黄，纳谷不香，食后脘痞腹胀。

问题　李阿姨的腹泻属于急性腹泻还是慢性腹泻？她除了腹泻还有哪些伴随症状？

泄泻是以大便次数增多，粪质稀溏或完谷不化，甚至泻出如水样为临床特征的病证。起病或缓或急，常有反复发作史。急性泄泻，发病急，病程短，大便次数显著增多，小便减少。慢性泄泻，发病缓，病程较长，可由急性泄泻演变而来，便泻次数较少。

泄泻是一种常见的脾胃肠病证，一年四季均可发生，但以夏秋两季较为多见。西医学中急慢性肠炎、肠结核、过敏性结肠炎、慢性胰腺炎、肠易激综合征、肠道肿瘤、吸收不良综合征等病出现泄泻的表现时，均可参照本节内容进行辨证论治。

请你想一想

你有没有腹泻的经历？是什么原因引起的？

一、病因病机

泄泻的病因是多方面的，主要有感受外邪，饮食所伤，情志失调，脾胃虚弱，肾阳亏虚等。病位在肠，关键病变脏腑为脾，与肝、肾密切相关。脾失健运，清气不升，化生内湿，清气向下，则生泄泻。其他脏腑只有影响脾胃的运化功能，才能导致泄泻。

感受外邪者以寒、暑、湿、热较为常见，其中又以感受湿邪者最多，产生寒湿或湿热泄泻。湿邪易困脾土，导致升降失职，清浊不分，水谷混杂而下引起泄泻；饮食所伤者多因饮食过多，或恣食辛辣肥甘，或过食生冷，或饮食不洁，致脾胃运化失职，升降失调；情志失调者多因长期忧郁恼怒，精神紧张，致使肝气郁结，横逆犯脾；脾胃虚弱者多为长期饮食不节，饥饱失调，或劳倦内伤，或久病体虚所致；肾阳亏虚者多因年老体弱，肾气不足，或久病之后，肾阳受损，或房室无度等引起脾失温煦，运化失职，水谷不化，从而引起泄泻（图8-7）。

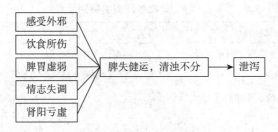

图8-7 泄泻的病因病机示意

二、常见证型

泄泻临床可分为急性泄泻和慢性泄泻两大类。急性泄泻主要包括寒湿泄泻、湿热泄泻和伤食泄泻，慢性泄泻主要包括脾虚泄泻、肾虚泄泻和肝郁泄泻。

1. 寒湿泄泻 辨证见表8-30。

表8-30 寒湿泄泻辨证

常见症状	泄泻清稀，甚则如水样，腹痛肠鸣，脘闷食少，恶寒发热，头痛，肢体酸痛，苔白腻，脉濡缓
病位病性	属里实寒兼表寒证
辨证要点	泄泻清稀，甚则如水样，腹痛肠鸣，恶寒发热，头痛

2. 湿热泄泻　辨证见表8-31。

表8-31　湿热泄泻辨证

常见症状	泻下急迫，泻而不爽，粪色黄褐，气味臭秽，腹痛，身热烦渴，小便短赤，舌质红，苔黄腻，脉滑数或濡数
病位病性	属里实热证
辨证要点	泻下急迫，泻而不爽，气味臭秽，身热烦渴，小便短赤

3. 伤食泄泻　辨证见表8-32。

表8-32　伤食泄泻辨证

常见症状	泻下稀便，臭如败卵，伴有不消化食物，脘腹胀满，腹痛肠鸣，泻后痛减，嗳腐酸臭，不思饮食，苔垢浊或厚腻，脉滑
病位病性	属里实证
辨证要点	泻下稀便，臭如败卵，不思饮食，嗳腐吞酸

4. 脾虚泄泻　辨证见表8-33。

表8-33　脾虚泄泻辨证

常见症状	大便时泻时溏，迁延反复，稍进油腻食物或饮食稍多，大便次数即明显增多，伴有不消化食物，食少，食后脘闷不适，面色萎黄，神疲倦怠，舌淡苔薄白，脉细弱
病位病性	属里虚寒证
辨证要点	大便时泻时溏，迁延反复，食后脘闷不适，面色萎黄，神疲倦怠

5. 肾虚泄泻　辨证见表8-34。

表8-34　肾虚泄泻辨证

常见症状	黎明之前脐腹作痛，肠鸣即泻，完谷不化，泻后即安，小腹冷痛，形寒肢冷，腰膝酸软，舌淡苔白，脉沉细
病位病性	属里虚寒证
辨证要点	黎明之前脐腹作痛，肠鸣即泻，泻后即安，形寒肢冷，腰膝酸软

6. 肝郁泄泻　辨证见表8-35。

表8-35　肝郁泄泻辨证

常见症状	素有胸胁胀闷，嗳气食少，抑郁恼怒或情绪紧张时发生腹痛泄泻，腹中雷鸣，攻窜作痛，矢气频作，舌淡红，脉弦
病位病性	属里实证
辨证要点	抑郁恼怒或情绪紧张时发生腹痛泄泻，腹中雷鸣，胸胁胀闷，嗳气食少

三、各证型鉴别要点

泄泻各证型的鉴别要点见表8-36。

表 8-36　泄泻各证型的鉴别要点

证型	大便特点	伴随症状	舌脉
寒湿泄泻	清稀，甚则如水样	恶寒发热头痛	苔白腻，脉濡缓
湿热泄泻	泻下急迫，泻而不爽，气味臭秽	身热烦渴，小便短赤	舌红苔黄腻，脉滑数或濡数
伤食泄泻	臭如败卵，伴有不消化食物	嗳腐吞酸，不思饮食	苔垢浊或厚腻，脉滑
脾虚泄泻	时泻时溏，迁延反复	面色萎黄，神疲乏力	舌淡苔薄白，脉细弱
肾虚泄泻	黎明之前腹痛肠鸣即泻，完谷不化，泻后即安	腰膝酸软，形寒肢冷	舌淡苔白，脉沉细
肝郁泄泻	腹中雷鸣泄泻，攻窜作痛	胸胁胀闷，嗳气食少	舌淡红，脉弦

你知道吗

什么是痢疾？

痢疾是痢疾杆菌感染导致的一种急性传染性消化道疾病。痢疾常见的临床表现有恶心、呕吐、发热及腹泻。痢疾导致的腹泻以腹痛、里急后重、痢下赤白黏液为主要表现。泄泻亦有腹痛症，但多与肠鸣腹胀同时出现，其痛便后即减；而痢疾之腹痛与里急后重同时出现，其痛便后不减。

预防细菌性痢疾，控制传染源，切断传播途径，增强易感人群的抵抗力，早期发现患者及带菌者，及时隔离以及彻底治疗是重要措施。

第八节　便秘

PPT

实例分析

实例　王师傅是四川人，虽然来北京工作多年，仍酷爱麻辣食物，每顿都无辣不欢，但长期如此的饮食习惯导致王师傅非常容易"上火"，轻则脸上出一些小疖肿，重则经常便秘，大便干硬难以排出，每次如厕需要很长时间，同时伴有特别明显的腹胀和口臭。

问题　王师傅的便秘与"上火"有关系吗？

便秘是指大肠传导功能失常导致的以大便排出困难、排便时间或排便间隔时间延长为临床特征的一种大肠病证。便秘既是一种独立病证，也是一个在多种急慢性疾病过程中经常出现的症状，本节仅讨论前者。本病主要临床特征为大便排出困难，排便时间和（或）排便间隔时间延长，粪质多干硬，常伴腹胀腹痛、头晕头胀、嗳气食少、心烦失眠等症，日久还可引起痔疮。

本病多发于中老年和女性，起病缓慢，多属慢性病变过程。中医对本病证有丰富的治疗经验和良好的疗效。西医学中功能性便秘属于本病范畴，肠易激综合征、肠炎恢复期、直肠及肛门疾病等所致之便秘，均可参照本节内容进行辨证论治。

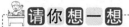

请你想一想

你有没有便秘的经历？ 你知道哪些可以预防便秘的诀窍？

一、病因病机

便秘的病因是多方面的，其中主要的有外感寒热之邪，内伤饮食情志，病后体虚致气血阴阳不足等。这些病因导致邪滞大肠，腑气闭塞不通或肠失温润，推动无力，使得大肠传导功能失常而引起便秘。本病病位在大肠，并与脾、胃、肺、肝、肾密切相关。

便秘总以虚实为纲，冷秘、热秘属实，阴阳气血不足所致的便秘则属虚。虚实之间可以转化，可由虚转实，可因虚致实，虚实并见。热秘多因素体阳盛，或热病之后，或过食辛辣厚味，或过服热药等导致肠胃积热，耗伤津液，肠道干涩失润，燥屎内结而形成；冷秘多因恣食生冷，或外感寒邪直中肠胃，或过服寒凉等导致阴寒内盛，凝滞胃肠而形成；虚秘中气虚阳衰者多因饮食劳倦，或素体虚弱，或年老久病等导致大肠失于温煦、传送无力而形成；阴亏血少者多因素体阴虚，或病后产后，或失血夺汗，或过食辛香燥热等导致阴亏血虚，大肠不荣而形成（图8-8）。

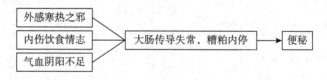

图8-8 便秘的病因病机示意

二、常见证型

便秘临床可分为实证和虚证两大类，实秘主要包括冷秘和热秘；虚秘主要包括气虚秘、血虚秘、阴虚秘、阳虚秘。以下仅讨论临床常见的这六种证型的辨证。

1. 热秘 辨证见表8-37。

表8-37 热秘辨证

常见症状	大便干结，腹胀腹痛，面红身热，口干口臭，心烦不安，小便短赤，舌红苔黄燥，脉滑数
病位病性	属里实热证
辨证要点	大便干结，腹胀腹痛，口干口臭，小便短赤

2. 冷秘 辨证见表8-38。

表8-38 冷秘辨证

常见症状	大便艰涩，腹痛拘急，胀满拒按，胁下偏痛，手足不温，呃逆呕吐，舌苔白腻，脉弦紧
病位病性	属里实寒证
辨证要点	大便艰涩，腹痛拘急，胀满拒按，手足不温

3. 气虚秘 辨证见表8-39。

表8-39 气虚秘辨证

常见症状	需用力才能排出大便，排便时常汗出短气，便后乏力，平素体质虚弱，面白神疲，肢倦懒言，舌淡苔白，脉弱
病位病性	属里虚证
辨证要点	排便用力，便后乏力，神疲，肢倦懒言

4. 血虚秘 辨证见表8-40。

表8-40 血虚秘辨证

常见症状	大便干结，排出困难，面色无华，心悸气短，健忘，口唇色淡，舌淡，脉细
病位病性	属里虚证
辨证要点	大便干结，面色无华，口唇色淡

5. 阴虚秘 辨证见表8-41。

表8-41 阴虚秘辨证

常见症状	大便干结，如羊屎状，形体消瘦，心烦失眠，潮热盗汗，腰酸膝软，舌红少苔，脉细数
病位病性	属里虚热证
辨证要点	大便干结，如羊屎状，潮热盗汗

6. 阳虚秘 辨证见表8-42。

表8-42 阳虚秘辨证

常见症状	大便或干或不干，皆排出困难，小便清长，面色㿠白，四肢不温，腹中冷痛，得热痛减，腰膝冷痛，舌淡苔白，脉沉迟
病位病性	属里虚寒证
辨证要点	大便排出困难，四肢不温，腹中冷痛

三、各证型鉴别要点

便秘各证型的鉴别要点见表8-43。

表8-43 便秘各证型的鉴别要点

证型	大便特点	伴随症状	舌脉
热秘	干结粗硬	腹胀腹痛，口干口臭	舌红苔黄燥，脉滑数
冷秘	干结	腹痛拘急，胀满拒按	舌苔白腻，脉弦紧
气虚秘	大便或干或不干，排便用力	便后乏力，神疲，肢倦懒言	舌淡苔白，脉弱
血虚秘	干结	面色无华，口唇色淡	舌淡，脉细
阴虚秘	大便坚如羊屎	形体消瘦，潮热盗汗	舌红少苔，脉细数
阳虚秘	大便或干或不干，排出困难	四肢不温，腹中冷痛	舌淡苔白，脉沉迟

你知道吗

防止便秘的诀窍

1. 每日充足的水分摄入　每日饮水700～1000ml，排便效果较好。最好每日清晨饮一杯温开水（250ml左右）或淡盐开水。

2. 摄入足量的纤维素　纤维素有亲水性，能吸收水分，使食物残渣膨胀并形成润滑凝胶，能助肠蠕动而促进排便。

3. 培养定时排便的习惯　可制定按时排便表，尽可能调整在每日早餐后排便。一旦有便意就应入厕排便，任何情况下都不要克制和忍耐。

4. 每日保证一定的运动量　运动可促进肠供血及肠蠕动，有利于排便。长期卧床的患者容易发生便秘，可自行做床上运动，如仰卧起坐、平卧抬腿及抬高臀部等。

5. 物理按摩法有助排便　为促进肠蠕动，可进行腹部及背部热敷、热水浸浴、腹部按摩、直肠黏膜按摩、穴位按压等。

6. 其他　必要时还可酌情服用适量缓泻剂、软化大便制剂以及采用食疗方法等来协助通便。

第九节　头痛

PPT

实例分析

实例　小高是一名高中二年级的学生。放暑假了，小高约了几个平时要好的同学顶着烈日到黄河岸边游玩，看着滚滚流淌的黄河水，同学们欢呼雀跃，并纷纷拍照留念。正当大家玩得高兴时，小高突然默默无语地坐在地上，面目发红、满头大汗，同学们急忙问他怎么了，是不是哪里不舒服。小高告诉大家，不知怎么了突然感觉头痛得厉害，像要裂开了一样，浑身发热，不想被风吹，还想喝水。这下大家慌了，以为小高得了什么大病，赶忙把他送到了附近的医院。

问题　小高的主要症状是什么？他发病这么急，感受的是哪种邪气？

头痛是指外感六淫或内伤杂病引起的以头部疼痛为主要临床特征的疾病。本病是临床常见的自觉症状，可单独出现，亦可见于多种急慢性疾病过程中。

西医学中头痛可见于内、外、神经、精神、五官等各科疾病中，如血管性头痛、紧张性头痛、三叉神经痛、外伤后头痛、部分颅内疾病、神经症等，均可参照本节内容辨证施治。

一、病因病机

由于引起头痛的病因不同，头痛可分为外感头痛和内伤头痛两大类。

（一）外感头痛

外感头痛多因起居不慎，感受风、寒、湿、热等外邪，邪气上犯于头，清阳之气受阻，气血不畅，经脉不通而发。外邪中以风邪为主，因风为百病之长，常夹寒、湿、热邪侵犯人体，而且风属阳邪，容易侵犯人体的阳位。风邪夹寒邪入侵时，寒邪凝滞经络，使气血不通引起的头痛，称为风寒头痛；风邪夹热邪入侵时，风热上炎，侵扰清窍，使气血逆乱引起的头痛，称为风热头痛；风邪夹湿邪入侵时，湿邪阻碍气机，使清气不升，浊气不降引起的头痛，称为风湿头痛。

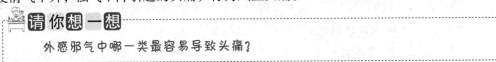

请你想一想

外感邪气中哪一类最容易导致头痛？

（二）内伤头痛

内伤头痛主要与肝、脾、肾三脏功能失调有密切的关系。如情志失常，导致肝的疏泄调畅功能减弱，络脉拘急而发为头痛，或肝郁化火，上扰清窍而发为头痛；或饮食不节损伤脾胃，导致脾的运化功能减弱，气血生化不足，不能充养脑髓而引起头痛；或年老体弱、房劳过度，导致肾精耗损，脑髓空虚，亦可导致头痛。

外感头痛未及时根治，日久耗伤正气可转为内伤头痛；内伤头痛之人再次感邪，也可并发外感头痛。头痛的病因病机示意见图 8 - 9。

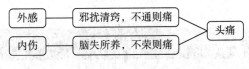

图 8 - 9　头痛的病因病机示意

二、常见证型

外感头痛包括风寒头痛、风热头痛、风湿头痛，内伤头痛包括肝阳头痛、血虚头痛、肾虚头痛、痰浊头痛、瘀血头痛。

1. 风寒头痛　辨证见表 8 - 44。

表 8 - 44　风寒头痛辨证

常见症状	头痛时作，痛连项背，常有拘急收紧感，遇风加重，恶风畏寒，常喜裹头，口不渴，舌苔薄白，脉浮紧
病性病位	属风寒表证
辨证要点	头痛时作，常有拘急收紧感，遇风加重，恶风畏寒

2. 风热头痛　辨证见表 8 - 45。

表 8 - 45　风热头痛辨证

常见症状	头痛而胀，甚则头痛如裂，发热或恶风，口渴欲饮，面红目赤，大便不畅，小便黄赤，舌尖红，苔薄黄，脉浮数
病性病位	属风热表证
辨证要点	头痛而胀，发热或恶风，口渴欲饮，面红目赤

3. 风湿头痛 辨证见表8-46。

表8-46 风湿头痛辨证

常见症状	头痛如裹，肢体困重，胸闷纳呆，小便不利，大便或溏，舌淡苔白腻，脉濡
病性病位	属风湿表证
辨证要点	头痛如裹，肢体困重，胸闷纳呆

4. 肝阳头痛 辨证见表8-47。

表8-47 肝阳头痛辨证

常见症状	头昏胀痛，两侧为重，心烦易怒，失眠多梦，面红目赤，口苦胁痛，或兼耳鸣，舌红苔黄，脉弦数
病性病位	属虚实夹杂证
辨证要点	头昏胀痛，两侧为重，心烦易怒，面红目赤

5. 血虚头痛 辨证见表8-48。

表8-48 血虚头痛辨证

常见症状	头部隐痛，缠绵不休，眩晕，心悸失眠，面色无华，神疲乏力，舌质淡，苔薄白，脉细弱
病性病位	属里虚证
辨证要点	头部隐痛，缠绵不休，心悸失眠，面色无华

6. 肾虚头痛 辨证见表8-49。

表8-49 肾虚头痛辨证

常见症状	头部空痛，眩晕耳鸣，腰膝酸软，神疲乏力，遗精带下，少寐健忘，舌红少苔，脉沉细无力
病性病位	属里虚证
辨证要点	头部空痛，眩晕耳鸣，腰膝酸软

7. 痰浊头痛 辨证见表8-50。

表8-50 痰浊头痛辨证

常见症状	头部昏蒙疼痛，胸脘满闷，纳呆，呕吐痰涎，倦怠乏力，舌体胖大有齿痕，舌苔白腻，脉弦滑
病性病位	属里实证
辨证要点	头部昏蒙疼痛，胸脘满闷，呕吐痰涎

8. 瘀血头痛 辨证见表8-51。

表8-51 瘀血头痛辨证

常见症状	头痛经久不愈，痛如锥刺，入夜尤甚，痛处固定不移，或头部有外伤史，舌紫，或有瘀点、瘀斑，苔薄白，脉细或细涩
病性病位	属里实证
辨证要点	头痛如锥刺，入夜尤甚，痛处固定不移

请你想一想

实证导致的头痛和虚证导致的头痛有哪些差别？二者的治疗方案一样吗？

三、各证型鉴别要点

1. 外感头痛各证型鉴别要点　见表 8 – 52。

表 8 – 52　外感头痛各证型鉴别要点

证型	头痛的特点	伴随症状	舌象脉象
风寒头痛	头痛头胀，连及项背	遇风加重，恶风畏寒，常喜裹头	舌苔薄白，脉浮紧
风热头痛	头部胀痛，甚者头胀如裂	发热恶风，面红目赤	舌尖红，苔薄黄，脉浮数
风湿头痛	头痛如裹	肢体困重，胸闷纳呆	舌淡苔白腻，脉濡

2. 内伤头痛各证型鉴别要点　见表 8 – 53。

表 8 – 53　内伤头痛各证型鉴别要点

证型	头痛的特点	伴随症状	舌象脉象
肝阳头痛	头昏胀痛，两侧为重	心烦易怒，面红目赤	舌红苔黄，脉弦数
血虚头痛	头部隐痛，缠绵不休	心悸失眠，面色无华	舌质淡，苔薄白，脉细弱
肾虚头痛	头部空痛	眩晕耳鸣，腰膝酸软	舌红少苔，脉沉细无力
痰浊头痛	头部昏蒙疼痛	胸脘满闷，呕吐痰涎	舌体胖大有齿痕，舌苔白腻，脉弦滑
瘀血头痛	头部刺痛，入夜尤甚	头部常有外伤史	舌紫，或有瘀点、瘀斑，苔薄白，脉细或细涩

3. 外感头痛与内伤头痛的鉴别　见表 8 – 54。

表 8 – 54　外感头痛与内伤头痛的鉴别

证型	发病特点	病因	病性	主症
外感头痛	起病较急 疼痛较剧	感受风、寒、湿、热	实证	头部、掣痛、跳痛、灼痛、胀痛、重痛，痛无休止
内伤头痛	起病缓慢 疼痛较轻	肾虚、血虚	虚证	头部隐痛、空痛、昏痛，痛势悠悠，遇劳加重，时作时止
		肝阳、痰浊、瘀血	虚实夹杂或实证	头昏胀痛、昏蒙重痛或刺痛、钝痛，痛处固定

第十节　眩晕

PPT

实例分析

实例　学生小李在一家医院的中药房实习，他在给患者拿药时发现，有几张处方的临床诊断一栏都写着眩晕，但医生开出的药在功能、主治及价格上却各不相同，这件事让他百思不解。

问题　你能否解决小李的疑问，告诉他眩晕有哪些不同的证型吗？

眩是指眼花或眼前发黑；晕是指头晕，甚至感觉自身或外界景物旋转。二者常并见，故统称眩晕。轻者闭目即止，重者如坐车船，旋转不定，不能站立，或伴有恶心、呕吐、汗出，甚则昏倒等症状。

眩晕多发于中老年人，可能单独出现，也可能在其他疾病中兼见。本病可能反复发作，影响正常的工作和生活，严重时可能发展为中风而危及生命。临床上用中医药防治眩晕有较好的疗效。

西医学中高血压、低血压、低血糖、贫血、梅尼埃病、脑动脉硬化、椎–基底动脉供血不足、神经衰弱等病，临床表现以眩晕为主要症状者，均可参照本节有关内容辨证论治。

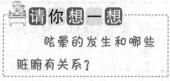

请你想一想
眩晕的发生和哪些脏腑有关系？

一、病因病机

眩晕病因虽有多种，但其基本病理变化可分为虚实两种。虚者为髓海不足，或气血亏虚，清窍失养；实者为风、火、痰、瘀等上扰清窍。本病的发生常与饮食不节、劳逸过度、年老体弱、情志不畅等因素有直接关系，多属肝、脾、肾的病变，与肝的关系最为密切。

肝主疏泄，如果忧郁、恼怒太过，能够影响肝的疏泄功能，使气机不畅，气郁化火，肝阳上亢，上扰清窍而发生眩晕；肾主藏精，可以生髓，脑为髓海，如果年老体弱或久病伤肾，使肾精不足，髓海空虚，无以充盈于脑可引发眩晕；长期患病、失血过多或脾胃虚弱都能够使气血不足，气虚则清阳不升，血虚则清窍失养，故而发为眩晕；脾主运化水湿，劳逸过度、饮酒过多或过食肥腻食物都能够损伤脾的运化功能，使水湿内停，积聚成痰，阻滞气机，清阳不升，头窍失养而发生眩晕；也有跌仆坠损，头脑外伤，瘀血停滞，阻滞经脉，导致气血不能上荣于头目，故眩晕时作（图8–10）。

本病病性以虚证为多，气虚血亏、髓海空虚、肝肾不足所致的眩晕多属虚证；痰浊中阻、瘀血阻络、肝阳上亢所致的眩晕多属实证或本虚标实证。在病变过程中，各个证候之间又可相互兼夹或转化。

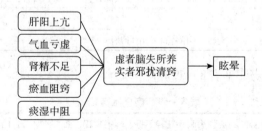

图8–10 眩晕的病因病机示意

二、常见证型

临床常见的眩晕类型，具体如下。

1. 肝阳上亢证 辨证见表8–55。

表 8-55 肝阳上亢证辨证

常见症状	眩晕耳鸣，头目胀痛，遇劳累、恼怒而加重，甚则仆倒，肢麻震颤，颜面潮红，急躁易怒，口苦，失眠多梦，舌红苔黄，脉弦
病位病性	属虚实夹杂证
辨证要点	眩晕耳鸣，头目胀痛，遇劳累、恼怒加重，颜面潮红，急躁易怒

2. 气血亏虚证　辨证见表 8-56。

表 8-56 气血亏虚证辨证

常见症状	眩晕动则加剧，劳累即发，面色无华，神疲乏力，少气懒言，唇甲色淡，心悸失眠，纳少腹胀，舌淡苔薄白，脉细弱
病位病性	属里虚证
辨证要点	眩晕动则加剧，劳累即发，面色无华，神疲乏力，唇甲色淡

3. 肾精不足证　辨证见表 8-57。

表 8-57 肾精不足证辨证

常见症状	眩晕日久不愈，精神萎靡，腰膝酸软，耳鸣齿摇，失眠多梦，健忘，两目干涩，视力减退。偏阴虚者，伴颧红咽干，五心烦热，舌红苔少，脉弦细数；偏阳虚者，伴面色㿠白，畏寒肢冷，舌质淡，脉沉细无力
病位病性	属里虚证
辨证要点	眩晕日久不愈，精神萎靡，腰膝酸软

🧑‍⚕️**请你想一想**

你能辨识出患者是因为肾阴虚还是肾阳虚导致的眩晕吗？

4. 痰湿中阻证　辨证见表 8-58。

表 8-58 痰湿中阻证辨证

常见症状	眩晕，头重昏蒙，视物旋转，胸闷恶心，呕吐痰涎，食少多寐，舌苔白腻，脉濡滑
病位病性	属里实证
辨证要点	眩晕，头重昏蒙，视物旋转，胸闷恶心，呕吐痰涎

5. 瘀血阻窍证　辨证见表 8-59。

表 8-59 瘀血阻窍证辨证

常见症状	眩晕头痛，兼见健忘，心悸失眠，精神不振，耳鸣耳聋，面唇紫暗，舌暗有瘀点或瘀斑，脉涩
病位病性	属里实证
辨证要点	眩晕头痛，健忘，心悸失眠，面唇紫暗

三、各证型鉴别要点

眩晕各证型的鉴别要点见表 8-60。

表8-60　眩晕各证型的鉴别要点

证型	眩晕特点	伴随症状	舌象脉象
肝阳上亢证	眩晕耳鸣，遇劳累恼怒加重	急躁易怒，颜面潮红	舌红苔黄，脉弦或数
气血亏虚证	眩晕动则加剧，劳累即发	面色无华，神疲乏力	舌淡苔薄白，脉细弱
肾精不足证	眩晕日久不愈	精神萎靡，腰膝酸软	舌质淡，脉沉细
痰湿中阻证	眩晕，头重昏蒙	呕吐痰涎，食少多寐	舌苔白腻，脉濡滑
瘀血阻窍证	眩晕头痛	心悸失眠，面唇紫暗	舌暗有瘀点或瘀斑，脉涩

你知道吗

眩晕的预防调护

　　想要预防眩晕，要坚持适当的体育锻炼，增强体质；保持心情舒畅，情绪稳定，防止七情内伤；保证充足的睡眠，注意劳逸结合，避免过度劳累；饮食以清淡易消化为宜，多食蔬菜、水果，防止暴饮暴食，过食肥甘厚腻之品，忌烟酒、油腻、辛辣之品。

　　有眩晕史的患者，应避免突然、剧烈的体位改变和头颈部运动，避免高空作业。眩晕发作时应卧床休息，闭目养神，少做或不做旋转、弯腰等动作，以免诱发或加重病情。重症患者要密切注意血压、呼吸、神志、脉搏等情况，以便及时处理。

📖 第十一节　不寐

PPT

🔍 实例分析

　　实例　李奶奶一直以来身体虚弱，最近几个月胃口不好，吃得少却肚子胀，总是头晕没力气，今天她去医院看病，告诉医生最近还睡不着，就算睡着了也很容易被惊醒，感到十分痛苦。

　　问题　李奶奶为什么会睡不着？她需要补益哪些脏腑呢？

　　不寐，又称失眠，是指入睡困难或睡后易醒不能再睡，或睡而不甜，时睡时醒，重者彻夜不眠的病证。

　　不寐是用症状命名的一种常见疾病，也可以见于其他疾病过程中。虽然不属于危重疾病，但患病之后非常痛苦，影响人们正常的工作、生活和学习，还能加重或诱发其他疾病。不寐以无法入睡为主要症状，表现为持续的、严重的睡眠质量下降，如果因为一时性的情志影响或生活环境的改变，引起暂时性无法入睡，不属于病态，老年人少睡早醒也属于生理状态。不寐分为虚证和实证两类，虚证多属阴血不足，心失所养；实证多为邪热扰心。本节所讲述的不寐不包括其他病证引起者。

> 👩‍⚕️ **请你想一想**
> 什么样的病证容易兼发不寐？

西医学中神经症、更年期综合征等，以不寐为主要症状时，可以参照本节内容辨证治疗。

一、病因病机

不寐的发生与饮食不节、劳倦思虑过度、长期患病、年老体弱、情志不畅等因素有直接的关系。因为心主藏神，所以不寐的病变部位主要在心，与肝、脾、肾三脏有着密切的联系。

不寐虚证多是由于饮食不节、劳倦思虑过度，损伤脾胃，使气血生化不足，不能营养心神，则心神不宁；久病体弱、劳倦过度，耗伤肾阴，使心肾不交，虚火扰神，则心神不安；受到惊吓，长期精神紧张，使心虚胆怯，则神不守舍。

不寐实证多是由于情志不畅，肝失疏泄，郁滞化火，扰动心神，则神不安宁；暴饮暴食、过食辛辣肥腻，使脾胃损伤，脾不运化，湿聚生痰化热，上乱心神，则心神不安（图8-11）。

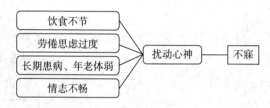

图8-11　不寐的病因病机示意

二、常见证型

不寐可以分为虚证和实证两大类。虚证有心脾两虚证、心肾不交证、心胆气虚证，实证有肝火扰心证、痰热扰心证。

1. 心脾两虚证　辨证见表8-61。

表8-61　心脾两虚证辨证

常见症状	不易入睡，多梦易醒，心悸健忘，头晕目眩，食少腹胀，四肢倦怠，面色少华，舌淡苔薄白，脉细无力
病性病位	病性属血虚、气虚，病位在心、脾
辨证要点	不易入睡，多梦易醒，心悸健忘，食少腹胀

2. 心肾不交证　辨证见表8-62。

表8-62　心肾不交证辨证

常见症状	心烦不寐，入睡困难，心悸多梦，健忘，头晕耳鸣，腰膝酸软，潮热盗汗，五心烦热，口燥咽干，舌红少苔，脉细数
病性病位	病性属阴虚，病位在心、肾
辨证要点	心烦不寐，入睡困难，心悸多梦，健忘，腰膝酸软，五心烦热

请你想一想

水火不济指的是什么证？ 为何这样称呼？

3. 心胆气虚证 辨证见表8－63。

表8－63 心胆气虚证辨证

常见症状	虚烦不寐，多梦易惊醒，遇事易惊，胆怯心悸，气短自汗，倦怠乏力，舌淡苔薄白，脉弦细
病性病位	病性属气虚，病位在心、胆
辨证要点	虚烦不寐，多梦易惊醒，胆怯心悸，气短自汗，倦怠乏力

4. 肝火扰心证 辨证见表8－64。

表8－64 肝火扰心证辨证

常见症状	不寐多梦，甚则彻夜不眠，急躁易怒，头晕目眩，头部胀痛，目赤耳鸣，口干口苦，不思饮食，大便干，小便黄，舌红苔黄，脉弦数
病性病位	病性属火，病位在心、肝
辨证要点	不寐多梦，甚则彻夜不眠，急躁易怒，目赤耳鸣，口干口苦

5. 痰热扰心证 辨证见表8－65。

表8－65 痰热扰心证辨证

常见症状	心烦不寐，痰多胸闷，胃脘痞满，口苦恶心，头重目眩，舌红，苔黄腻，脉滑数
病性病位	病性属痰、热，病位在心
辨证要点	心烦不寐，痰多胸闷，口苦恶心

三、各证型鉴别要点

不寐各证型的鉴别要点见表8－66。

表8－66 不寐各证型鉴别要点

证型	不寐的特点	伴随症状	舌象脉象
心脾两虚证	不易入睡，多梦易醒	食少腹胀，心悸健忘	舌淡苔薄白，脉细无力
心肾不交证	心烦不寐，入睡困难	心悸多梦，健忘，腰膝酸软，五心烦热	舌红少苔，脉细数
心胆气虚证	虚烦不寐，多梦易惊醒	胆怯心悸，气短自汗，倦怠乏力	舌淡苔薄白，脉弦细
肝火扰心证	不寐多梦，甚则彻夜不眠	急躁易怒，目赤耳鸣，口干口苦	舌红苔黄，脉弦数
痰热扰心证	心烦不寐	痰多胸闷，口苦恶心	舌红，苔黄腻，脉滑数

你知道吗

不寐高发的女性更年期综合征是什么？

女性更年期是指月经完全停止前数月至绝经后若干年的一段时间，常发生于45～55岁。女性更年期综合征是由于雌激素水平下降，自主神经功能紊乱，导致月经异常、失眠、心悸、乏力、抑郁多虑、面色潮红、情绪不稳定、易激惹、注意力不集中等症状的发生。大多数女性由于雌激素水平下降比较缓慢，身体的自我调节和代偿能力比较强，能够适应这种变化，仅表现有轻微的症状。中医学认为更年期综合征是肾气不足，天癸衰竭，以致阴阳平衡失调造成的。因此在治疗时，以补肾气，调整阴阳为主要原则。

第十二节　痹证

PPT

实例分析

实例　小王在一所职业院校上学，但他家在西北的一个山区，小王平时体质较差，经常感冒，所以平时都穿得很保暖。有次学期中，他家里给他打电话说家中有急事让他回家一趟。他来不及加衣服就急忙买了车票坐车回家，因为住得偏远，下了车还要走一段距离。走着走着，突然狂风大作，天降暴雨，小王也没带伞和雨衣，只能淋着雨走回家。到家后小王浑身直打哆嗦，接连打了好几个喷嚏，不幸感冒了，几天后回到学校，小王除了四肢关节稍有疼痛外，其他感冒症状基本痊愈。但从此以后，小王落下了关节疼痛的病根，疼痛部位还来回窜，一会这个关节痛一会那个关节痛，还有酸酸的感觉，腿脚活动也不利索，每到天气转冷或刮风下雨时关节疼痛就加重，他说自己现在好像"晴雨表"。

问题　小王同学的关节疼痛是什么邪气引起的？疼痛的特点又是什么？

痹，是痹阻不通之意。痹证是指正气不足，卫外不固，外感风、寒、湿、热之邪，使经络痹阻，气血运行不畅，引起的以肢体关节肌肉疼痛、活动不便为主要症状的病证。

风为百病之长，常夹寒、湿、热邪侵犯人体，由于感受风、寒、湿、热之邪的偏重不同，发病时的症状也各不相同。临床上把感受风邪为主引起的痹证称为行痹；以寒邪为主的称为痛痹；以湿邪为主的称为着痹；以湿热之邪为主的称为热痹。痹证以长期居住在潮湿、寒冷环境中的人群患病率最高，常在气候变化时症状加重。采用中医中药治疗效果很好。

西医学中风湿性关节炎、类风湿关节炎、强直性脊柱炎、骨性关节炎、痛风等疾病出现中医痹证的症状时，可以参照痹证辨证治疗。

> **请你想一想**
> 不同邪气引发的痹证在症状上有什么不同？

一、病因病机

痹证的发生与体质因素、气候条件、生活环境有密切关系。正气不足，卫外不固是痹证发生的内在基础，感受外邪是痹证发生的外在条件。

由于平时正气不足，卫外不固，又长期居住在潮湿寒冷的环境中，缺乏防潮保暖措施，或暴雨浇淋、野外露宿、长期冷水中工作、出汗后用冷水沐浴等原因，以致风邪夹寒、湿、热邪乘虚侵犯人体，并且停留在关节肌肉，使经络痹阻，气血运行不畅，最终导致痹证的发生（图 8 – 12）。

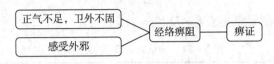

图 8 – 12 痹证的病因病机示意

二、常见证型

根据患者所感受的风、寒、湿、热之邪的偏重，临床上主要把痹证分为以下四个证型。

1. 行痹 辨证见表 8 – 67。

表 8 – 67 行痹辨证

常见症状	关节肌肉酸痛，游走不定，屈伸不利，可见于多个关节，初期常伴有发热恶寒等表证，舌苔薄白，脉浮缓
病性病位	病性属风、寒、湿，以风邪为主，病位在筋、骨
辨证要点	关节肌肉酸痛，游走不定，屈伸不利，恶风寒

2. 痛痹 辨证见表 8 – 68。

表 8 – 68 痛痹辨证

常见症状	关节疼痛剧烈，部位固定，关节屈伸不利，局部有冷感，遇寒则痛剧，遇温则痛减，舌质淡，苔薄白，脉弦紧
病性病位	病性属风、寒、湿，以寒邪为主，病位在筋、骨
辨证要点	关节剧痛，屈伸不利，部位固定，遇寒加剧，得温则减

3. 着痹 辨证见表 8 – 69。

表 8 – 69 着痹辨证

常见症状	关节肌肉酸楚、重着、疼痛，关节活动不利，肌肤麻木不仁，甚至关节肿胀，舌质淡，苔白腻，脉濡缓
病性病位	病性属风、寒、湿，以湿邪为主，病位在筋、骨
辨证要点	关节肌肉酸楚、重着、疼痛，关节活动不利，肌肤麻木不仁

4. 热痹 辨证见表 8 – 70。

表 8 – 70 热痹辨证

常见症状	关节红肿，灼热疼痛，痛不可触，得冷则舒，关节屈伸不利，常伴有发热恶风，口渴烦躁，舌质红，苔黄腻，脉滑数
病性病位	病性属风、湿、热，以湿热之邪为主，病位在筋、骨
辨证要点	关节红肿，灼热疼痛，关节活动不利，得冷则舒，发热恶风

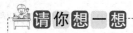**请你想一想**

> 行痹、痛痹、着痹、热痹的名称因何而来？

三、各证型鉴别要点

痹证各证型的鉴别要点见表8-71。

表8-71 痹证各证型的鉴别要点

证型	关节疼痛的特点	主要感受的外邪	伴随症状	舌象脉象
行痹	关节肌肉酸痛，游走不定	风邪	初期常伴有发热恶寒等表证	舌苔薄白，脉浮缓
痛痹	关节疼痛剧烈，部位固定，遇温则痛减，遇寒则痛剧	寒邪	局部有冷感	舌质淡，苔薄白，脉弦紧
着痹	关节肌肉酸楚、重着、疼痛	湿邪	肌肤麻木不仁，甚至关节肿胀	舌质淡，苔白腻，脉濡缓
热痹	关节红肿，灼热疼痛，痛不可触，得冷则舒	湿热之邪	发热恶风，口渴烦躁	舌质红，苔黄腻，脉滑数

你知道吗

什么是类风湿关节炎？

类风湿关节炎是一种病因尚未明了的慢性全身性炎症性疾病，以慢性、对称性、多滑膜关节炎和关节外病变为主要临床表现，属于自身免疫性疾病。该病好发于手、腕、足等小关节，反复发作。早期有关节红、肿、热、痛和功能障碍，晚期关节可出现不同程度的僵硬畸形，并伴有肌肉萎缩，极易致残。

第十三节　实火证

PPT

实例分析

实例　小田今年高三，他的妈妈十分紧张，每天都在关心小田的学习，可是由于沉迷游戏，小田最近成绩下滑得厉害。这天，小田去网吧通宵打游戏，结果被妈妈抓了个正着，小田妈妈在网吧发现小田的时候，就感觉头胀痛得厉害，脸和眼都变红了，在愤怒地教育了一番小田后，小田妈妈回去还是失眠了好多天，让小田十分内疚。

问题　小田妈妈是生病了吗？如果生病了，该如何辨证？

实火证又称实热证，是指人体内阳热炽盛引起的以热象为表现的一类证候。火邪与热邪属同一性质的病邪，都为阳盛所化，所以往往火热并称。热为火之渐，火为热之极，严重的热邪就是火邪，两者只是程度上的不同，致病特点是一样的。

热证是由于阳气偏盛或阴液不足，阳气相对偏盛所产生的一系列温热表现。当阳气偏盛而阴液未虚时，则形成实热证；当阴液不足，阳气相对偏盛时，则形成虚热证。所以热证分为实热证和虚热证两种情况。实热证又可分为表实热证和里实热证两种情况。如果热邪外袭肌表，卫气抗邪于外则形成表实热证；如果表热传里、表寒化热入里、火邪直中脏腑营血、机体阳气亢盛则形成里实热证。

火为阳邪，其性炎上，易伤津耗液，所以火热之邪伤人常见的临床症状为发热，恶热，烦躁不安，口渴喜冷饮，面红目赤，痰涕黄稠，大便干结或便秘，小便短黄，舌质红或绛，舌苔黄或灰黑而干燥，脉数有力。火邪还具有生风动血、易致疮疡的性质特点，所以除了以上常见症状之外，还可见到各种出血、疮疡，甚至热极生风、火热扰乱心神的危重证候。

一、病因病机

实火证的病因多为外界阳热之邪侵袭，过食辛辣温热食物或过服温热药物，寒湿等邪郁而化热，情志过极化火，体内阳热之气过盛等。阳热侵袭，阳气偏盛，则发热、恶热、喜冷；热盛伤津，则口渴喜冷饮，大便干结或便秘，小便短黄；火性炎上，上扰心神，则面红目赤，烦躁不安；火邪煎熬津液，则痰涕黄稠；火易迫血妄行，灼伤脉络，则致各种出血（图8-13）。

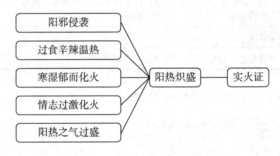

图8-13　实火证的病因病机示意

二、常见证型

实火证可表现为多个脏腑的火热证候，常见的有心火亢盛证、肺热炽盛证、胃热炽盛证、肝火旺盛证等，分别表现出脏腑的各自证候特点。

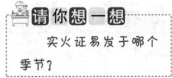

请你想一想
实火证易发于哪个季节？

1. 心火亢盛证　辨证见表8-72。

表8-72　心火亢盛证辨证

常见症状	心烦失眠，目赤口渴，身热，口舌糜烂疼痛，便秘尿黄，舌尖红绛，苔黄，脉数；或见尿黄量少，尿时灼热涩痛；或见衄血、吐血，甚则狂躁谵语，神志不清
病性病位	病性属火，病位在心
辨证要点	心烦失眠，目赤口渴，身热，口舌糜烂疼痛，便秘尿黄

2. 肺热炽盛证 辨证见表 8 - 73。

表 8 - 73 肺热炽盛证辨证

常见症状	身热较甚，口渴，咳嗽，痰稠色黄，气喘息粗，甚则鼻翼煽动，烦躁不安，口鼻气热，或咽喉红肿疼痛，大便秘结，小便短赤，舌质红，苔黄，脉洪数
病性病位	病性属火，病位在肺
辨证要点	身热较甚，口渴，咳嗽，痰稠色黄，气喘息粗，咽喉红肿疼痛，大便秘结

3. 胃热炽盛证 辨证见表 8 - 74。

表 8 - 74 胃热炽盛证辨证

常见症状	胃脘灼痛、拒按，消谷善饥，渴喜冷饮，口臭便秘，牙龈肿痛、溃烂出血，小便短黄，舌质红，苔黄，脉滑数
病性病位	病性属火，病位在胃
辨证要点	胃脘灼痛，消谷善饥，渴喜冷饮，口臭便秘

4. 肝火旺盛证 辨证见表 8 - 75。

表 8 - 75 肝火旺盛证辨证

常见症状	眩晕，头胀痛如劈，急躁易怒，面红目赤，口干口苦，耳鸣如潮，失眠多梦，胁肋灼痛，大便秘结，小便量少色黄，或有衄血，舌质红，苔黄，脉弦数
病性病位	病性属火，病位在肝
辨证要点	头胀痛如劈，急躁易怒，面红目赤，口干口苦，耳鸣如潮

请你想一想

你是否出现过实火证？常出现在哪个脏腑？

三、各证型鉴别要点

实火证各证型的鉴别要点见表 8 - 76。

表 8 - 76 实火证各证型的鉴别要点

证型	常见症状	特有症状	舌象脉象
心火亢盛证	发热，恶热，烦躁不安，口渴喜冷饮，面红目赤，痰涕黄稠，大便干结或便秘，小便短黄，舌质红或绛，舌苔黄或灰黑而干燥，脉数有力	心烦失眠，口舌糜烂疼痛，甚则狂躁谵语，神志不清	舌尖红绛，苔黄，脉数
肺热炽盛证		咳嗽，痰稠色黄，气喘息粗，咽喉红肿疼痛	舌质红，苔黄，脉洪数
胃热炽盛证		胃脘灼痛、拒按，消谷善饥，口臭便秘，牙龈肿痛、溃烂出血	舌质红，苔黄，脉滑数
肝火旺盛证		头胀痛如劈，急躁易怒，胁肋灼痛，耳鸣如潮	舌质红，苔黄，脉弦数

你知道吗

实火重症——肺痈

肺痈是肺叶生疮形成脓疡的一种病证，临床上以咳嗽、胸痛、发热和吐痰腥臭甚则咳吐脓血为特征。

肺痈属肺热炽盛的范畴，病因多为风热犯肺或痰热素盛，以致热伤肺津，蒸液成痰，热壅血瘀，肉腐血败，成痈化脓。临床辨证一般按病程的阶段分为初期（表证期）、成痈期、溃脓期、恢复期。治疗以清热散结，解毒排脓为主。在未成脓时应使用清肺消痈的药物以求消散；已成脓者当以解毒排脓为主要措施；脓毒清除后，再给予补虚养肺之品。

第十四节 虚证

PPT

实例分析

实例 2周前，韩阿姨被大货车撞倒，导致右大腿鲜血直流不能站立，后被救护车紧急送到了医院，所幸的是没有生命危险。经过影像检查她被诊断为"右大腿开放性骨折"，当即进行了成功的手术治疗，现在骨折情况恢复良好。但最近韩阿姨老是感觉心悸，晚上经常失眠，有时头晕，而且面色苍白，浑身无力，这样又过了半个月，韩阿姨发现她的月经没按时来，于是韩阿姨赶快前往医院就诊。

问题 韩阿姨手术后的状况是实证的表现还是虚证的表现？ 微课3

虚证是疾病过程中，人体正气不足，邪气也不盛，邪正斗争比较和缓的病证。

人体的正气包括阴、阳、气、精、血、津液等，故阳虚、阴虚、气虚、血虚、津液亏虚、精髓亏虚等都属于虚证的范畴。根据正气虚损的程度不同，临床又有不足、亏损、虚弱、虚衰、亡脱之类的模糊定量描述。

虚证可以为先天禀赋不足所导致，但主要是由于后天失调和疾病耗损所产生。常见的病因主要有先天禀赋不足；或饮食失调，气血生化不足；或思虑、悲忧太过，耗伤精血；或房室不节，损伤肾精；或久病失治、误治损伤正气；或汗、吐、泻太过，失血等。久病、病势缓、耗损过多、平素体质虚弱者多为虚证。

虚证的种类很多，各种虚证以及各个脏腑虚证的临床表现各不相同，所以很难用一组症状全面概述。以下分为四部分内容，分别介绍气虚证、血虚证、阴虚证、阳虚证。

一、气虚证

气虚证是指元气不足，气的五大功能减退，或脏腑组织的功能活动减退所表现的虚弱证候。

气是构成人体和维持人体生命活动的最基本物质之一。它来源于父母的先天之精气、水谷之精气和自然界的清气，通过脏腑生理功能的综合作用将三者结合起来而生成。气对人体具有推动、温煦、防御、固摄、气化作用。元气亏虚除了可以导致气的五大功能减退之外，还会累及脏腑组织，导致整个脏腑功能活动减退，最终出现神疲乏力，少气懒言，声音低微，呼吸气短，头晕目眩，自汗，活动后各症加重，舌质淡嫩，脉虚等气虚证的标志症状。所以，脏腑组织功能活动的强弱与气的盛衰有着密切的联系，气盛则功能活动旺盛，气衰则功能活动减退。"气为血之帅"，因此气虚还能引发血病。临床上常见的气虚证有心气虚证、肺气虚证、脾气虚证、肾气虚证等证型，各脏腑气虚证还可以兼并出现。

（一）病因病机

气虚证发生的病因一般为久病、重病或劳累过度，使元气耗损；先天禀赋不足，后天饮食失养，使元气生成不足；年老体弱，脏腑功能减退，使元气自然衰竭等。元气不足，不能激发和推动各脏腑的功能活动，脏腑功能活动减退，则见神疲乏力，少气懒言，声低气怯；气虚不能向上营养头目，则头晕目眩；卫气虚弱，不能卫护体表，则自汗；劳累后更加耗气，所以劳累后症状加重（图8-14）。

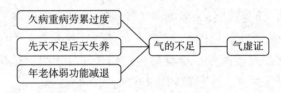

图8-14　气虚证的病因病机示意

（二）常见证型

临床上常见的气虚证有心气虚证、肺气虚证、脾气虚证、肾气虚证等证型，它们除了都有气虚证的标志症状以外，还具有各自脏腑功能活动减退的特有症状。在辨证时只有把气虚证的标志症状与脏腑功能活动减退的特有症状结合起来作为辨证要点，才能准确确定病变的部位和病变的性质，最后得出正确的辨证结论。

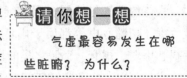

请你想一想
气虚最容易发生在哪些脏腑？为什么？

1. 心气虚证　辨证见表8-77。

表8-77　心气虚证辨证

常见症状	心悸怔忡，胸闷气短，神疲乏力，活动后加重，面色淡白，或自汗，舌质淡，苔白，脉虚
病性病位	病性属气虚，病位在心
辨证要点	心悸怔忡，胸闷气短，神疲乏力，活动后加重

2. 肺气虚证　辨证见表8-78。

表 8 - 78 肺气虚证辨证

常见症状	咳喘无力，少气不足以息，动则更甚，咳痰色白清稀，神疲体倦，语声低怯，自汗畏风，易于感冒，面色淡白，舌淡苔白，脉虚弱
病性病位	病性属气虚，病位在肺
辨证要点	咳喘无力，少气不足以息，动则更甚，咳痰色白清稀，易于感冒

3. 脾气虚证 辨证见表 8 - 79。

表 8 - 79 脾气虚证辨证

常见症状	纳少腹胀，食入即饱或食后腹胀加重，大便溏薄，少气懒言，肢体倦怠，面色萎黄，舌淡苔白，脉缓弱
病性病位	病性属气虚，病位在脾
辨证要点	纳少腹胀，大便溏薄，少气懒言，肢体倦怠

4. 肾气虚证 辨证见表 8 - 80。

表 8 - 80 肾气虚证辨证

常见症状	腰膝酸软，小便频数，尿后滴沥不尽，遗尿，小便失禁，夜尿频多，耳鸣耳聋，神疲乏力，男子滑精，女子带下量多清稀，舌淡苔白，脉沉弱
病性病位	病性属气虚，病位在肾
辨证要点	腰膝酸软，尿后滴沥不尽，遗尿，小便失禁，神疲乏力

（三）各证型鉴别要点

气虚证各证型的鉴别要点见表 8 - 81。

表 8 - 81 气虚证各证型的鉴别要点

证型	标志症状	特有症状	舌象脉象
心气虚证	神疲乏力，少气懒言，声音低微，呼吸气短，头晕目眩，自汗，活动后各症加重	心悸怔忡，胸闷气短	舌淡苔白，脉虚
肺气虚证		咳喘无力，少气不足以息，咳痰色白清稀	舌淡苔白，脉虚弱
脾气虚证		纳少腹胀，大便溏薄	舌淡苔白，脉缓弱
肾气虚证		腰膝酸软，尿后滴沥不尽，遗尿，小便失禁	舌淡苔白，脉沉弱

你知道吗

气虚证的养生保健方法

1. 饮食保健 常用的补气食物有山药、大枣、蜂蜜、小米、粳米、糯米、扁豆、香菇、豆腐、马铃薯、红薯、牛肉、兔肉、猪肚、鸡肉、鸡蛋、鲢鱼、黄鱼、泥鳅等。这些食物都有很好的健脾益气作用。亦可选用补气药膳调养身体，如人参大枣粥。

配方：人参 3g，大枣 5 枚，大米 60g。

制作：大枣去核，与人参、大米同煮为粥，可经常食用。

功效：补中益气，适用于脾胃虚弱诸证。

2. 药物保健　常用的补气药有人参、黄芪、西洋参、太子参、党参、茯苓、白术、山药、炙甘草、灵芝、五味子、大枣等。平时也可适当服用一些有补气功效的中成药。

3. 运动、导引保健　可根据自己的体能，选用一些传统的健身方法，如太极拳、太极剑等。

二、血虚证

血虚证是指血液不足，不能濡养脏腑、经络、五体、五官等所表现的虚弱证候。

血是构成人体和维持人体生命活动的最基本物质之一。血一方面依靠水谷精微化生的营气与津液结合注入脉中而生成，另一方面则依靠肾精的转化而生成。血对人体除了具有营养和滋润作用以外，还是神志活动的物质基础，在血的营养下各脏腑组织才能发挥正常的生理功能，人体的生命活动才能正常进行。如果血液不足，各脏腑组织的生理功能和人体的生命活动就会受到不同程度的影响，最终出现面色淡白或萎黄，口唇、眼睑、爪甲色淡白，头晕目眩，心悸怔忡，失眠多梦，健忘，手足发麻，妇女经血量少、色淡、延期甚或经闭，舌质淡，脉细无力等血虚证的标志症状。因为"血为气之母"，所以血虚还能引发气病。

> 请你想一想
>
> "血为气之母，气为血之帅"是什么意思？气虚和血虚在症状上有什么区别？

（一）病因病机

血虚证的病因多为先天禀赋不足，失血过多，补充不及或脾胃虚弱，进食营养不足，肠道寄生虫，使生化无源；或久病重病，思虑过度，耗伤阴血；或瘀血阻滞脉络，新血生化障碍等。血液亏少，不能濡养头目，上荣舌、面，则面色淡白或萎黄，口唇、眼睑色淡白，头晕目眩；血液亏少不能营养心神，心神不宁，则心悸怔忡，失眠多梦，健忘；血液亏少不能濡养经脉、肌肤，则手足发麻，爪甲色淡；血液亏少，任脉、冲脉失去充养，则妇女经血量少、色淡、延期甚或经闭（图8-15）。

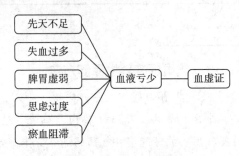

图8-15　血虚证的病因病机示意

（二）常见证型

心主血脉，肝主藏血，所以临床上常见的血虚证有心血虚证和肝血虚证。它们除了都有血虚证的标志症状外，还具有各自脏腑功能活动减退的特有症状。在辨证时只有把血虚证的标志症状与脏腑功能活动减退的特有症状结合起来作为辨证要点，才能准确确定病变的部位和病变的性质，最后得出正确的辨证结论。

1. 心血虚证 辨证见表8-82。

表8-82 心血虚证辨证

常见症状	心悸头晕，失眠多梦，健忘，面色淡白或萎黄，口唇色淡，舌淡白，脉细弱
病性病位	病性属血虚，病位在心
辨证要点	心悸健忘，失眠多梦，面色淡白或萎黄

2. 肝血虚证 辨证见表8-83。

表8-83 肝血虚证辨证

常见症状	头晕目眩，面白无华，爪甲不荣，视物模糊或夜盲，或见肢体麻木，关节拘急不利，手足震颤，或见妇女月经量少、色淡，甚则闭经，舌淡，脉细
病性病位	病性属血虚，病位在肝
辨证要点	头晕目眩，视物模糊或夜盲，肢体麻木，面白无华，爪甲不荣

（三）各证型鉴别要点

血虚证各证型的鉴别要点见表8-84。

表8-84 血虚证各证型的鉴别要点

证型	标志症状	特有症状	舌象脉象
心血虚证	面色淡白或萎黄，口唇、眼睑色淡白，头晕目眩，妇女经血量少、色淡，延期甚或经闭	心悸健忘，失眠多梦	舌淡白，脉细弱
肝血虚证		头晕目眩，视物模糊或夜盲，肢体麻木，爪甲不荣	舌淡，脉细

你知道吗

血虚证的养生保健方法

1. 饮食保健 常用于补血的食物有红枣、黑米、黑豆、黑芝麻、莲子、龙眼肉、荔枝、桑椹、菠菜、红萝卜、紫菜、黑木耳、乌骨鸡、羊肉、动物的肝脏及血、猪蹄、驴肉、鹌鹑蛋、甲鱼、海参等。也可以选用适合自己的药膳调养，如当归生姜羊肉汤。

配方：当归20g，生姜20g，羊肉500g，植物油、精盐、黄酒、柑橘皮适量。

制作：羊肉切成块，洗净，滤干。再用食油、黄酒、生姜焖烧5分钟后盛入砂锅内，加水，再加入当归和其他佐料，煮开慢炖，直至羊肉酥烂。食时弃当归，吃肉喝汤。

功效：温中补血，调经止痛。对于血虚身寒，腹痛连胁，月经后期，食之甚效。热盛者不宜服用。

2. 药物保健 有补血作用的中药很多，常用的补血中药有当归、阿胶、龙眼肉、何首乌、白芍、熟地黄、紫河车等。

3. 起居调摄 平时生活要规律，适当参加运动锻炼。中医认为"久视伤血"，养成良好的看书学习和工作习惯，不可劳心过度。血虚之人，常有精神不振，失眠健忘，注意力不集中的状态，因此，要做到劳逸结合，怡养情志，振奋精神。

三、阴虚证

阴虚证即虚热证，是指体内的津液、精血等阴液亏少，对人体的滋润和濡养作用减退，出现阴不制阳，阳热相对过盛所表现的虚热证候。

阴阳之间相互对立、相互制约，维持了阴和阳之间的动态平衡，人体的生命活动才能健康有序。如果阴和阳之间的对立制约关系失调，使阴和阳之间的动态平衡遭到破坏，导致阴阳偏盛或偏衰，则导致疾病的发生。阴或阳任何一方偏衰，无力抑制另一方，都会使另一方相对过盛，如阴虚则阳亢，发生虚热证，这就是中医常说的"阴虚则热"。

阴液亏少，则人体失去滋润和濡养，同时由于阴不制阳，则阳热之气相对偏亢而生内热。所以，阴虚证的标志症状为形体消瘦，五心烦热，两颧潮红，潮热盗汗，咽干口燥，小便短黄，大便干结，舌红少苔少津，脉细数等。阴液不足可见于多个脏腑，如心阴、肺阴、胃阴、肝阴和肾阴皆可发生亏虚的病变，一般以肝肾阴液不足最为常见。由于肾阴为诸阴之本，所以肾阴不足在阴偏衰的病机中占有极其重要的地位。阴虚证有病程长、病势缓的特点。

阴虚则热与阳胜则热不仅在病机上有区别，而且在临床表现方面也有不同：前者是虚而有热；后者是以热为主，虚象并不明显，所以在临床上要仔细辨证，加以区别。

请你想一想

列举5个属阴的事物，总结一下它们有什么共同的特点。

（一）病因病机

阴虚证的病因多为热病伤阴，杂病日久，阴液耗伤，五志过极，房事不节，久而伤阴，过服温燥之品使阴液暗耗等。阴精亏损，滋润和濡养作用减弱，则形体消瘦；阴虚阳亢，虚热内生，迫津外泄，则五心烦热，潮热盗汗；虚火上扰，则两颧潮红；阴液亏虚，不能滋润于上，则咽干口燥；不能滋润于肠，则大便干结；虚热内生，灼伤津液，则小便短黄（图8-16）。

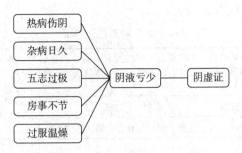

图 8 - 16 阴虚证的病因病机示意

(二) 常见证型

临床常见的阴虚证具体如下。

1. 心阴虚证 辨证见表 8 - 85。

表 8 - 85 心阴虚证辨证

常见症状	心烦心悸, 失眠多梦, 五心烦热, 潮热盗汗, 两颧发红, 舌红少津, 脉细数
病性病位	病性属阴虚, 病位在心
辨证要点	心烦心悸, 失眠多梦, 五心烦热, 潮热盗汗

2. 肺阴虚证 辨证见表 8 - 86。

表 8 - 86 肺阴虚证辨证

常见症状	干咳无痰或痰少而黏, 不易咳出, 口燥咽干, 形体消瘦, 五心烦热, 午后潮热, 颧红盗汗, 或痰中带血, 声音嘶哑, 舌红少津, 脉细数
病性病位	病性属阴虚, 病位在肺
辨证要点	干咳无痰或痰少而黏, 形体消瘦, 口燥咽干, 午后潮热, 颧红盗汗

3. 胃阴虚证 辨证见表 8 - 87。

表 8 - 87 胃阴虚证辨证

常见症状	胃脘隐痛, 时感灼热, 饥不欲食, 或胃脘嘈杂, 或脘痞不适, 干呕恶逆, 口燥咽干, 大便干结, 小便短少, 舌红少津, 脉细数
病性病位	病性属阴虚, 病位在胃
辨证要点	胃脘隐痛, 时感灼热, 饥不欲食, 口燥咽干, 大便干结

4. 肝阴虚证 辨证见表 8 - 88。

表 8 - 88 肝阴虚证辨证

常见症状	头晕目眩, 两目干涩, 视力减退, 面部烘热, 或两颧潮红, 胁肋隐隐灼痛, 或手足蠕动, 口燥咽干, 五心烦热, 潮热盗汗, 舌红少津, 脉弦细数
病性病位	病性属阴虚, 病位在肝
辨证要点	头晕目眩, 两目干涩, 胁肋隐隐灼痛, 五心烦热, 潮热盗汗

5. 肾阴虚证 辨证见表 8 - 89。

表 8 - 89 肾阴虚证辨证

常见症状	腰膝酸软疼痛，眩晕耳鸣，失眠健忘，齿摇发脱，男子阳强易举、遗精、早泄，女子经少或经闭，或见崩漏，五心烦热，潮热盗汗，口燥咽干，形体消瘦，或骨蒸发热，午后颧红，小便短黄，舌红少津，脉细数
病性病位	病性属阴虚，病位在肾
辨证要点	腰膝酸软疼痛，眩晕耳鸣，遗精、经少，五心烦热，潮热盗汗

（三）各证型鉴别要点

阴虚证各证型的鉴别要点见表 8 - 90。

表 8 - 90 阴虚证各证型的鉴别要点

证型	标志症状	特有症状	舌象脉象
心阴虚证	形体消瘦、五心烦热、两颧潮红、潮热盗汗、咽干口燥、小便短黄、大便干结	心烦心悸，失眠多梦	舌红少津，脉细数
肺阴虚证		干咳无痰或痰少而黏	舌红少津，脉细数
胃阴虚证		胃脘隐痛，时感灼热，饥不欲食	舌红少津，脉细数
肝阴虚证		头晕目眩，两目干涩，胁肋隐隐灼痛	舌红少津，脉弦细数
肾阴虚证		腰膝酸软疼痛，眩晕耳鸣，遗精、经少	舌红少津，脉细数

你知道吗

阴虚证的养生保健方法

1. 饮食保健 阴虚体质的饮食调理原则是滋阴潜阳。常选择的食物有糯米、绿豆、豆腐、甘蔗、桃子、银耳、鳖、海参、螃蟹、牛奶、牡蛎、海蜇、鸭肉等，这些食物性味多属甘凉，皆有滋补机体阴精的功效。

2. 药物保健 常用于补阴的药物有麦冬、天冬、石斛、沙参、玉竹、黄精、枸杞子、山茱萸、女贞子、墨旱莲、玄参、桑椹、决明子等，可根据具体的身体情况选用。长生保命丹属于常用养阴方。

配方：枸杞子、地骨皮、甘菊、牛膝、石菖蒲、远志、生地黄各60g。

制作：把上药研成细末，炼蜜为丸，如梧桐子大小，每服50丸，温酒送下，日服二次。

功效：养阴安神，聪耳明目，乌发养颜，延年益寿。用于肝肾阴虚，未老先衰，心虚健忘，肝血不足，头晕耳鸣，须发早白等。

3. 起居与锻炼 阴虚者，畏热喜凉，寒冬易过，夏热难熬，尤其要注意"秋冬养阴"的调养原则。其运动锻炼应重点调养肝肾之功，如可经常打太极拳、八段锦等。

四、阳虚证

阳虚证即虚寒证，是指体内的阳气亏虚，对人体的温煦和推动作用减退，出现阳不制阴，阴寒相对过盛所表现的虚寒证候。阳虚则阴盛，这就是中医常说的"阳虚则寒"。

　　阳气亏损，则人体失去温煦和推动，同时由于阳不制阴，则阴寒之气相对偏盛而生内寒。所以，阳虚证的标志症状为畏寒肢冷，蜷卧嗜睡，口淡不渴，或渴喜热饮，神倦乏力，少气懒言，自汗，小便清长，或尿少水肿，大便溏薄，面色白，舌淡胖，苔白滑，脉沉迟无力。阳气不足可见于多个脏腑，如心阳、脾阳、胃阳、肾阳等皆可出现虚衰的病变，但一般以肾阳虚衰最为重要。由于肾阳为诸阳之本，所以肾阳虚衰在阳气偏衰的病机中占有极其重要的地位。阳虚证有病程长、病势缓的特点。

　　阳虚则寒与阴胜则寒不仅在病机上有区别，而且在临床表现方面也有不同：前者是虚而有寒；后者是以寒为主，虚象并不明显，所以在临床上要仔细辨证，加以区别。

> **请你想一想**
> 列举 5 个属阳的事物，总结一下它们有什么共同的特点。

（一）病因病机

　　阳虚证的病因多为久居寒凉之地，损伤阳气；气虚进一步发展，久病体弱，阳气渐耗；高龄之人命门火衰，阳气匮乏；过服寒凉之品损伤体内阳气等。阳气亏损失于温煦，虚寒内生，则畏寒肢冷，蜷卧；阳虚多伴有气虚，则见神倦乏力，少气懒言，自汗；阳气亏损，蒸腾、气化作用减弱，水湿内盛，则口淡不渴或渴喜热饮，小便清长，或尿少水肿，大便溏薄，嗜睡；阳气亏损，气血运行迟缓不能上荣于面，则面色淡白（图 8 - 17）。

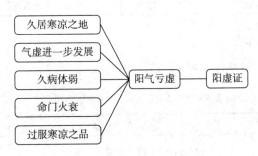

久居寒凉之地
气虚进一步发展
久病体弱 → 阳气亏虚 — 阳虚证
命门火衰
过服寒凉之品

图 8 - 17　阳虚证的病因病机示意

（二）常见证型

临床常见的阳虚证具体如下。

1. 心阳虚证　辨证见表 8 - 91。

表 8 - 91　心阳虚证辨证

常见症状	心悸怔忡，心前区憋闷或疼痛，气短自汗，畏寒肢冷，面色淡白，或面唇青紫，舌质淡胖或紫暗，苔白滑，脉弱或结代
病性病位	病性属阳虚，病位在心
辨证要点	心悸怔忡，心前区憋闷或疼痛，畏寒肢冷，面色淡白

2. 脾阳虚证 辨证见表8-92。

表8-92 脾阳虚证辨证

常见症状	脘腹隐痛，喜温喜按，食少腹胀，形寒肢冷，大便稀薄，甚则完谷不化，面白少华，口淡不渴，或见肢体水肿，小便短少，白带清稀量多，舌体淡胖或有齿痕，苔白滑，脉沉迟无力
病性病位	病性属阳虚，病位在脾
辨证要点	脘腹隐痛，喜温喜按，食少腹胀，形寒肢冷，大便稀薄

3. 胃阳虚证 辨证见表8-93。

表8-93 胃阳虚证辨证

常见症状	胃脘绵绵冷痛，时发时止，喜温喜按，食后缓解，泛吐清水，或夹有不消化食物，食少脘痞，口淡不渴，倦怠乏力，畏寒肢冷，舌质淡嫩或淡胖，脉沉迟无力
病性病位	病性属阳虚，病位在胃
辨证要点	胃脘绵绵冷痛，喜温喜按，食后缓解，泛吐清水，畏寒肢冷

4. 肾阳虚证 辨证见表8-94。

表8-94 肾阳虚证辨证

常见症状	面色白或黧黑，腰膝酸冷疼痛，形寒肢冷，以下肢为甚，神疲乏力，男子阳痿、早泄、滑精、精冷、女子性欲低下、宫寒不孕，或久泻不止、完谷不化、五更泄泻，或小便频数清长、夜尿频多，舌质淡苔白，脉沉细无力，两尺脉为甚
病性病位	病性属阳虚，病位在肾
辨证要点	腰膝酸冷疼痛，夜尿频多，五更泄泻，性欲低下，形寒肢冷，以下肢为甚

（三）各证型鉴别要点

阳虚证各证型的鉴别要点见表8-95。

表8-95 阳虚证各证型的鉴别要点

证型	标志症状	特有症状	舌象脉象
心阳虚证	畏寒肢冷，蜷卧嗜睡，口淡不渴，或渴喜热饮，神倦乏力，少气懒言，自汗，小便清长，或尿少水肿，大便溏薄，面色淡白	心悸怔忡，心前区憋闷或疼痛	舌质淡胖或紫暗，苔白滑，脉弱或结代
脾阳虚证		脘腹隐痛，喜温喜按，食少腹胀	舌体淡胖或有齿痕，苔白滑，脉沉迟无力
胃阳虚证		胃脘绵绵冷痛，喜温喜按，食后缓解，泛吐清水	舌质淡嫩或淡胖，脉沉迟无力
肾阳虚证		腰膝酸冷疼痛，夜尿频多，五更泄泻，性欲低下	舌质淡苔白，脉沉细无力，两尺脉为甚

你知道吗

阳虚证的养生保健方法

1. 饮食保健 阳气虚弱者宜适当多进食一些温肾壮阳的食物。常用补阳的食物有羊肉、猪肚、鸡肉、带鱼、犬肉、麻雀肉、鹿肉、黄鳝、虾、刀豆、核桃、栗子、韭菜、茴香等。在饮食习惯上，即使在盛夏也不要过食寒凉之品。还可选用适合自己的药膳调养，如虫草炖老鸭。

配方：核桃30g、栗子60g、老雄鸭一只，黄酒、生姜、葱白、食盐等调料适量。

制作：将老雄鸭去掉内脏，加工冲洗干净，放入沸水锅中略烫后捞出，将核桃、栗子洗净后放入鸭腹内，用线扎好，放入大钵中，再加入黄酒、清水其他相关佐料，隔水炖蒸约两个小时即可。

功效：补肾益精，滋阴壮阳。适用于虚痨咳喘、腰膝酸痛、阳痿遗精、自汗盗汗、病后体虚等症。

2. 药物保健　补阳的中药很多，常用于保健的中药有鹿茸、海狗肾、冬虫夏草、肉苁蓉、补骨脂、杜仲、菟丝子、沙苑子、怀牛膝、芡实、覆盆子、仙茅、仙灵脾、丁香等。

3. 起居与锻炼　阳虚之体，适应寒暑变化的能力较差，在严冬时，应避寒就温，采取一些相应的保健措施。还可遵照"春夏养阳"的原则，在春夏季节，注意从饮食、药物等方面入手，借自然界阳气之助培补阳气，亦可坚持做空气浴或日光浴等。宜住坐北朝南房子，不要贪凉露宿或在温差变化大的屋中睡眠，以免感受风寒而患病。在运动方面，依体力强弱选择适合自己的项目，如散步、慢跑、太极拳、五禽戏、八段锦及球类运动。

目标检测

一、单项选择题

1. 恶寒重，发热轻，无汗，头痛，口不渴，鼻塞，流清涕，咳嗽，痰清稀，证属（　　）

 A. 风寒感冒　　　　　　B. 风热感冒　　　　　　C. 暑湿感冒

 D. 虚证感冒　　　　　　E. 时行感冒

2. 干咳少痰，口鼻咽干燥，无汗，口渴，兼见发热恶寒，证属（　　）

 A. 风寒咳嗽　　　　　　B. 风热咳嗽　　　　　　C. 风燥咳嗽

 D. 阴虚咳嗽　　　　　　E. 肺热咳嗽

3. 患者吹了一夜空调后，今日感身热，汗出不畅，恶心，时有眩晕，证属（　　）

 A. 风寒感冒　　　　　　B. 风热感冒　　　　　　C. 暑湿感冒

 D. 中暑阳暑　　　　　　E. 中暑阴暑

4. 平素口味一向不佳，形体消瘦，神疲乏力，昨日饮食稍多后感上腹饱胀，持续不减，时有吞酸，证属（　　）

 A. 食滞胃肠　　　　　　B. 脾虚食积　　　　　　C. 肝郁气滞

 D. 脾胃不和　　　　　　E. 肝胃不和

5. 寒邪犯胃引起胃痛，其主要表现的疼痛是（　　　）

 A. 冷痛拒按而喜温 B. 胀痛引两胁   C. 冷痛喜温喜按

 D. 刺痛固定不移 E. 腹痛隐隐

6. 稍有饮食不慎或稍进油腻食物引起的泄泻，属于下列哪种（　　　）

 A. 寒湿泄泻   B. 湿热泄泻   C. 伤食泄泻

 D. 脾胃虚弱   E. 肾阳虚衰

7. 大便干结，口干口臭，腹胀，心烦，舌红，苔黄，脉滑数，此属（　　　）

 A. 气秘   B. 冷秘   C. 热秘

 D. 阴虚秘   E. 阳虚秘

8. 头痛起病较急，痛剧或拘紧，痛连项背，遇风尤剧，恶风畏寒，口不渴，舌苔薄白，脉浮紧，辨证为（　　　）

 A. 风热头痛   B. 风寒头痛   C. 风湿头痛

 D. 瘀血头痛   E. 痰浊头痛

9. 下列哪项不是眩晕瘀血阻窍证的主要表现（　　　）

 A. 头痛固定   B. 唇舌紫暗   C. 舌有瘀斑

 D. 面色少华   E. 脉涩

10. 虚烦不寐，多梦易惊醒，胆怯心悸，伴有气短自汗，倦怠乏力，舌淡苔薄白，脉弦细，应辨证为（　　　）

 A. 心脾两虚   B. 心胆气虚   C. 阴虚火旺

 D. 心火炽盛   E. 肝火扰心

11. 关节肌肉酸痛，游走不定，屈伸不利，见于多个关节，伴有发热恶寒等表证，舌苔薄白，脉浮缓。其辨证为（　　　）

 A. 行痹   B. 痛痹   C. 着痹

 D. 热痹   E. 寒痹

12. 胃脘灼痛、拒按，消谷善饥，渴喜冷饮，口臭便秘，牙龈肿痛、溃烂出血，小便短黄，舌质红，苔黄，脉滑数。其辨证为（　　　）

 A. 心火亢盛证   B. 肺热炽盛证 C. 胃热炽盛证

 D. 肝火旺盛证   E. 肾火旺盛证

13. 腰膝酸软，小便频数，尿后滴沥不尽，遗尿，小便失禁，夜尿频多，耳鸣耳聋，神疲乏力，脉沉弱。其辨证为（　　　）

 A. 心气虚证   B. 肺气虚证   C. 脾气虚证

 D. 肾气虚证   E. 肝气虚证

二、思考题

下列病案分别属于哪种中医证型？为什么？

1. 高某，女，65 岁。3 日前沐浴感冒后，出现鼻塞流涕，头痛，汗出，汗出恶寒更甚，周身乏力，咳嗽声低，痰白，平素易感冒，舌质淡，苔薄白，脉浮。

2. 刘某，女，46 岁。胃痛反复发作 12 年，以胃脘隐痛为主，5 日前无明显诱因，又发胃脘隐痛，胃纳欠佳，似饥而不欲食，口燥咽干，五心烦热，口干不多饮，大便秘结。查体：舌红少苔或光剥无苔，脉细数。

3. 李某，男，57 岁。头晕 9 年，加重 2 个月。西医学检查有耳内平衡失调，诊断为梅尼埃病。近 2 个月来头昏头晕，不能久看书，稍久则头痛头晕加重，胃部不适有欲吐之感，并有摇晃欲倒，少气懒言，精神疲乏，食纳减退，体重亦减，常嗳气，矢气多，大便正常，有时脱肛，脉弦细无力，舌淡无苔。

4. 李某，女，43 岁。近 1 月来不易入睡，多梦易醒，伴心悸健忘，头晕目眩，食少腹胀，四肢倦怠，面色少华，舌淡苔薄白，脉细无力。

5. 朱某，男，40 岁。近 1 周来心烦失眠，目赤口渴，身热，口舌糜烂疼痛，便秘尿黄，舌尖红绛，苔黄，脉数；或见尿黄量少，尿时灼热涩痛。

6. 龚某，女，62 岁。咳嗽已有 3 年多，近 1 个月来加重，咳喘无力，少气不足以息，动则更甚，咳痰色白清稀，神疲体倦，语声低怯，自汗畏风，易于感冒，面色淡白，舌淡苔白，脉虚弱。

书网融合……

e 微课 1　　e 微课 2　　e 微课 3　　划重点　　自测题

参考答案

第一章

1. B   2. D   3. E   4. E   5. E   6. E   7. B   8. E

第二章

1. B   2. D   3. D   4. D   5. C   6. C   7. D   8. A   9. B   10. C   11. B   12. D   13. D
14. A   15. E   16. D   17. E   18. D   19. C   20. C

第三章

1. C   2. C   3. B   4. C   5. A   6. E   7. C   8. D   9. C   10. E   11. A   12. D   13. A
14. B   15. A   16. D   17. C   18. B   19. C   20. B

第四章

1. A   2. D   3. C   4. B   5. B   6. A   7. C   8. C   9. A   10. D   11. C   12. C   13. A
14. B   15. D   16. A

第五章

1. A   2. E   3. A   4. C   5. B   6. C   7. A   8. B   9. A   10. B   11. D   12. C   13. D
14. A   15. C   16. C

第六章

1. E   2. B   3. A   4. C   5. B   6. B   7. C   8. D   9. A   10. C   11. E   12. B   13. E
14. B   15. B   16. D   17. E

第七章

1. D   2. C   3. C   4. A   5. A   6. B   7. B   8. B   9. E   10. B   11. E   12. D

第八章

1. A   2. C   3. E   4. B   5. A   6. D   7. C   8. B   9. D   10. B   11. A   12. C   13. D

参考文献

[1] 王键，张光霁. 中医基础理论 [M]. 3 版. 上海：上海科学技术出版社，2018.

[2] 范俊德，徐迎涛. 中医学基础概要 [M]. 4 版. 北京：人民卫生出版社，2018.

[3] 郑洪新. 中医基础理论 [M]. 10 版. 北京：中国中医药出版社，2016.

[4] 李灿东. 中医诊断学 [M]. 10 版. 北京：中国中医药出版社，2016.

[5] 石磊，邓岩. 中医基础 [M]. 2 版. 北京：中国医药科技出版社，2016.

[6] 国家中医药管理局专业技术资格考试专家委员会. 2019 中医药专业技术资格考试大纲与细则　中药专业（初级士）[M]. 北京：中国中医药出版社，2018.

[7] 印会河. 中医基础理论 [M]. 上海：上海科学技术出版社，1984.

[8] 邓铁涛. 中医诊断学 [M]. 上海：上海科学技术出版社，1984.